急诊医学病例精粹

Emergency Medicine Pearls

注 意

医学在不断进步。虽然有关安全问题的注意事项必须遵守，但是由于新的研究和临床经验在不断拓宽我们的知识，在治疗和用药方面做出某些改变也许是必需或适宜的。建议读者核对所开每种药品生产厂商的最新产品信息，确认推荐剂量、服药方法、时间和禁忌证。决定患者服药剂量和最佳治疗方式的责任在于实施治疗的医师，即有赖于其个人经验和对每位患者的了解而定。出版商和著者对可能引起的人身或财产的任何损伤和(或)损失，不承担任何责任。

出版者

急诊医学病例精粹

Emergency Medicine Pearls

主　编　Jill M. Baren
　　　　Elizabeth R. Alpern
主　译　吴寿岭
副主译　崔刘福　洪　江
主　审　孙宝贵

北京大学医学出版社
Peking University Medical Press

Emergency Medicine Pearls, 1ST edition
Jill M. Baren, Elizabeth R. Alpern
ISBN-13: 978-1-56053-575-1
ISBN-10: 1-56053-575-X

Authorized Simplified Chinese translation from English language edition published by the Proprietor.
978-981-259-385-6
981-259-385-3

Elsevier (Singapore) Pte Ltd.
3 Killiney Road, #08-01 Winsland House I, Singapore 239519
Tel: (65) 6349-0200, Fax: (65) 6733-1817

First Published 2005
2005年初版

北京市版权局著作权合同登记号：图字：01-2005-5093

图书在版编目（CIP）数据

急诊医学病例精粹/（美）伯伦（Baren，J. M.），（美）阿尔伯恩（Alpern，E. R.）著；吴寿岭译．—北京：北京大学医学出版社，2005. 8（2008. 1 重印）
书名原文：Emergency Medicine Pearls
ISBN 978-7-81071-829-5

Ⅰ. 急…　Ⅱ. ①伯…②阿…③吴…　Ⅲ. 急诊—病案　Ⅳ. R459. 7

中国版本图书馆 CIP 数据核字（2005）第 055518 号

急诊医学病例精粹

主　　译：吴寿岭
出版发行：北京大学医学出版社（电话：010-82802230）
地　　址：（100083）北京市海淀区学院路 38 号　北京大学医学部院内
网　　址：http：//www. pumpress. com. cn
E - mail：booksale@bjmu. edu. cn
印　　刷：莱芜市圣龙印务有限责任公司
经　　销：新华书店
责任编辑：畅晓燕　**责任校对**：蓝　叶　**责任印制**：郭桂兰
开　　本：889mm×1194mm　1/32　**印张**：14. 25　**字数**：385 千字
版　　次：2005 年 10 月第 1 版　2008 年 1 月第 2 次印刷
书　　号：ISBN 978-7-81071-829-5
定　　价：44. 80 元

原 著 者 名 单

Stephanie B. Abbuhl，MD
Medical Director and Associate Professor，Department of Emergency Medicine，University of Pennsylvania School of Medicine，Philadelphia，Pennsylvania

Evaline A. Alessandrini，MD，MSCE
Assistant Professor，Departments of Pediatrics，Emergency Medicine，and Epidemiology，University of Pennsylvania School of Medicine，Philadelphia；Attending Physician，Division of Emergency Medicine，The Children's Hospital of Philadelphia，Philadelphia，Pennsylvania

Elizabeth R. Alpern，MD，MSCE
Assistant Professor，Department of Pediatrics，University of Pennsylvania School of Medicine，Philadelphia；Attending Physician，Division of Emergency Medicine，The Children's Hospital of Philadelphia，Philadelphia，Pennsylvania

Charlene H. An，MD
Resident，Department of Emergency Medicine，Hospital of the University of Pennsylvania，Philadelphia，Pennsylvania

Paul A. Andrulonis，MD
Attending Physician，Department of Emergency Medicine，Pennsylvania Hospital，Philadelphia；Clinical Assistant Professor，Department of Emergency Medicine，University of Pennsylvania School of Medicine，Philadelphia，Pennsylvania

Roger Allen Band，MD
Resident，Department of Emergency Medicine，Hospital of the University of Pennsylvania，Philadelphia，Pennsylvania

Jill M. Baren，MD
Assistant Professor，Departments of Emergency Medicine and

Pediatrics, University of Pennsylvania School of Medicine, Philadelphia; Attending Physician, Department of Pediatrics, Division of Emergency Medicine, The Children's Hospital of Philadelphia, and Department of Emergency Medicine, Hospital of the University of Pennsylvania, Philadelphia, Pennsylvania

Louis M. Bell, MD
Chief, Division of General Pediatrics, The Children's Hospital of Philadelphia, Philadelphia; Professor, Department of Pediatrics, University of Pennsylvania School of Medicine, Philadelphia, Pennsylvania

Hillary R. Bogner, MD, MSCE
Assistant Professor, Department of Family Practice and Community Medicine, University of Pennsylvania School of Medicine, Philadelphia; Attending Physician, Hospital of the University of Pennsylvania and Presbyterian Hospital, Philadelphia, Pennsylvania

Linda L. Brown, MD
Fellow, Division of Emergency Medicine, The Children's Hospital of Philadelphia, Philadelphia; Instructor, Department of Pediatrics, University of Pennsylvania School of Medicine, Philadelphia, Pennsylvania

Elizabeth A. Bushra, MD
Assistant Clinical Professor, Department of Emergency Medicine, University of Pennsylvania School of Medicine, Philadelphia, Pennsylvania

Joseph S. Bushra, MD
Assistant Professor, Department of Emergency Medicine, Temple University School of Medicine, Philadelphia, Pennsylvania

Diane P. Calello, MD
Fellow, Department of Pediatrics, Division of Emergency Medicine, The Children's Hospital of Philadelphia, Philadelphia,

Pennsylvania

Brendan G. Carr, MD, MA
Resident, Department of Emergency Medicine, Hospital of the University of Pennsylvania, Philadelphia, Pennsylvania

Esther H. Chen, MD
Instructor, Department of Emergency Medicine, University of Pennsylvania School of Medicine, Philadelphia, Pennsylvania

Robert Louis Cloutier, MD
Assistant Professor, Department of Emergency Medicine, Oregon Health and Science University, Portland; Adjunct Assistant Professor, Department of Pediatrics, Doernbecher Children's Hospital, Portland, Oregon

Lauren P. Daly, MD
Instructor, Department of Pediatrics, University of Pennsylvania School of Medicine, Philadelphia; Fellow, Division of Emergency Medicine, The Children's Hospital of Philadelphia, Philadelphia, Pennsylvania

Elizabeth M. Datner, MD
Assistant Professor, Department of Emergency Medicine, Hospital of the University of Pennsylvania, Philadelphia, Pennsylvania

Reza J. Daugherty, MD
Fellow, Division of Emergency Medicine, The Children's Hospital of Philadelphia, Philadelphia, Pennsylvania

Anthony J. Dean, MD
Assistant Professor, Department of Emergency Medicine, University of Pennsylvania School of Medicine, Philadelphia; Attending Physician, Department of Emergency Medicine, University of Pennsylvania Medical Center, Philadelphia, Pennsylvania

Francis Jerome DeRoos, MD
Program Director and Assistant Professor, Department of Emergency Medicine, Division of Clinical Toxicology, Hospital

of the University of Pennsylvania, Philadelphia, Pennsylvania

Edward T. Dickinson, MD
Assistant Professor and Director of EMS Field Operations, Department of Emergency Medicine, Hospital of the University of Pennsylvania, Philadelphia, Pennsylvania

Aaron Donoghue, MD
Fellow, Department of Critical Care Medicine, Division of Emergency Medicine, The Children's Hospital of Philadelphia, Philadelphia, Pennsylvania

Ugo A. Ezenkwele, MD, MPH
Clinical Instructor, Department of Emergency Medicine, New York University/Bellevue Hospital Center, New York, New York

Worth W. Everett, MD
Clinical Instructor, Department of Emergency Medicine, University of Pennsylvania School of Medicine, Philadelphia, Pennsylvania

M. Bradley Falk, MD
Resident, Department of Emergency Medicine, Hospital of the University of Pennsylvania, Philadelphia, Pennsylvania

Joel A. Fein, MD
Associate Professor, Department of Pediatrics, University of Pennsylvania School of Medicine, Philadelphia; Attending Physician, Division of Emergency Medicine, The Children's Hospital of Philadelphia, Philadelphia, Pennsylvania

Eron Friedlaender, MD
Instructor, Department of Pediatrics, University of Pennsylvania School of Medicine, Philadelphia; Attending Physician, Division of Emergency Medicine, The Children's Hospital of Philadelphia, Philadelphia, Pennsylvania

Howard A. Greller, MD
Fellow, Medical Toxicology, Division of Emergency Medicine, Bellevue/New York University Medical Center, New York,

New York

Kevin Hardy, MD
Assistant Professor, Department of Emergency Medicine, University of Pennsylvania School of Medicine, Philadelphia, Pennsylvania

Judd E. Hollander, MD
Professor, Department of Emergency Medicine, and Clinical Research Director, University of Pennsylvania School of Medicine, Philadelphia, Pennsylvania

Marilyn V. Howarth, MD
Assistant Professor, Department of Emergency Medicine, Division of Occupational Medicine, University of Pennsylvania School of Medicine, Philadelphia; Director, Occupational and Environmental Consultation Services, Hospital of the University of Pennsylvania, Philadelphia, Pennsylvania

Vivian Hwang, MD
Fellow and Clinical Instructor in Pediatrics, Division of Emergency Medicine, The Children's Hospital of Philadelphia, Philadelphia; Attending Physician, Department of Emergency Medicine, Hospital of the University of Pennsylvania, Philadelphia, Pennsylvania

Paul Ishimine, MD
Assistant Professor, Departments of Pediatrics and Medicine, University of California School of Medicine, San Diego; Attending Physician, Department of Emergency Medicine, Children's Hospital and Health Center, and UCSD Medical Center, San Diego, California

Cynthia Jacobstein, MD
Assistant Professor, Department of Pediatrics, University of Pennsylvania School of Medicine, Philadelphia; Attending Physician, Department of Pediatrics, Division of Emergency Medicine, The Children's Hospital of Philadelphia, Philadelphia, Pennsylvania

Russell J. Karten, MD
Clinical Assistant Professor, Department of Emergency Medicine, University of Pennsylvania School of Medicine, Philadelphia, Pennsylvania

Allyson A. Kreshak, MD
Resident, Department of Emergency Medicine, Hospital of the University of Pennsylvania, Philadelphia, Pennsylvania

Paul Y. Ko, MD
Resident, Department of Emergency Medicine, Hospital of the University of Pennsylvania, Philadelphia, Pennsylvania

Steven Larsen, MD
Associate Professor, Department of Emergency Medicine, University of Pennsylvania School of Medicine, Philadelphia, Pennsylvania

Jane M. Lavelle, MD
Associate Director, Department of Pediatrics, Division of Emergency Medicine, The Children's Hospital of Philadelphia, Philadelphia; Associate Professor, Department of Pediatrics, University of Pennsylvania School of Medicine, Philadelphia, Pennsylvania

Thomas Joseph Lydon, MD, PhD
Resident, Department of Emergency Medicine, Hospital of the University of Pennsylvania, Philadelphia, Pennsylvania

Rex Mathew, MD
Resident, Department of Emergency Medicine, Hospital of the University of Pennsylvania, Philadelphia, Pennsylvania

C. Crawford Mechem, MD
Associate Professor, Department of Emergency Medicine, University of Pennsylvania School of Medicine, Philadelphia; Director, Emergency Medical Services, Philadelphia Fire Department, Philadelphia, Pennsylvania

Sumeru G. Mehta, MD, MPH
Resident, Department of Emergency Medicine, Hospital of the

University of Pennsylvania, Philadelphia, Pennsylvania

Zachary F. Meisel, MD, MPH

Chief Resident, Department of Emergency Medicine, Hospital of the University of Pennsylvania, Philadelphia, Pennsylvania

Angela M. Mills, MD

Resident and Lecturer, Department of Emergency Medicine, University of Pennsylvania School of Medicine, Philadelphia, Pennsylvania

Cynthia J. Mollen, MD, MSCE

Assistant Professor, Department of Pediatrics, University of Pennsylvania School of Medicine, Philadelphia; Attending Physician, Division of Emergency Medicine, The Children's Hospital of Philadelphia, Philadelphia, Pennsylvania

Frances M. Nadel, MD

Assistant Professor, Department of Pediatrics, Division of Emergency Medicine, University of Pennsylvania School of Medicine, Philadelphia; Attending Physician, The Children's Hospital of Philadelphia, Philadelphia, Pennsylvania

Karen O'Connell, MD

Fellow, Department of Emergency Medicine, The Children's Hospital of Philadelphia, Philadelphia; Clinical Instructor, University of Pennsylvania School of Medicine, Philadelphia, Pennsylvania

Kevin C. Osterhoudt, MD

Assistant Professor, Department of Pediatrics, University of Pennsylvania School of Medicine, Philadelphia; Attending Physician, Department of Pediatrics, Division of Emergency Medicine, The Children's Hospital of Philadelphia, Philadelphia; Associate Medical Director, The Poison Control Center, Philadelphia, Pennsylvania

Chirag Patel, MD

Resident, Department of Emergency Medicine, Hospital of the University of Pennsylvania, Philadelphia, Pennsylvania

Y. Veronica Pei, MD, MEd
Resident, Department of Emergency Medicine, University of Pennsylvania Medical Center, Philadelphia, Pennsylvania

Charles V. Pollack, Jr, MD, MA
Chair, Department of Emergency Medicine, Pennsylvania Hospital, Philadelphia; Associate Professor, Department of Emergency Medicine, University of Pennsylvania School of Medicine, Philadelphia, Pennsylvania

Stefanie Porges, MD
Assistant Clinical Professor, Department of Emergency Medicine, University of Pennsylvania School of Medicine, Philadelphia, Pennsylvania

Jill C. Posner, MD
Assistant Professor, Department of Pediatrics, University of Pennsylvania School of Medicine, Philadelphia; Attending Physician, Division of Emergency Medicine, The Children's Hospital of Philadelphia, Philadelphia, Pennsylvania

John Pryor, MD
Assistant Professor, Department of Surgery, University of Pennsylvania School of Medicine, Philadelphia, Pennsylvania

Amy L. Puchalski, MD
Fellow, Department of Pediatrics, Division of Emergency Medicine, The Children's Hospital of Philadelphia; Instructor, Department of Pediatrics, University of Pennsylvania School of Medicine, Philadelphia, Pennsylvani

Anthony W. Rekito, MD
Resident, Department of Emergency Medicine, University of Pennsylvania Health System, Philadelphia, Pennsylvania

Iris M. Reyes, MD, FACEP
Assistant Professor, Department of Emergency Medicine, University of Pennsylvania School of Medicine, Philadelphia; Associate Medical Director, Department of Emergency Medicnie, Hospital of the University of Pennsylvania, Philadelphia,

Pennsylvania

Bruce D. Rubin, MD
Clinical Instructor, Department of Emergency Medicine, Hospital of the University of Pennsylvania, Philadelphia, Pennsylvania

Richard J. Scarfone, MD
Assistant Professor, Department of Pediatrics, University of Pennsylvania School of Medicine, Philadelphia; Attending Physician, Division of Emergency Medicine, The Children's Hospital of Philadelphia, Philadelphia, Pennsylvania

Sandra Schwab, MD
Resident, Department of Pediatrics, The Children's Hospital of Philadelphia, Philadelphia, Pennsylvania

Todd C. Severson, MD
Resident, Department of Emergency Medicine, Hospital of the University of Pennsylvania, Philadelphia, Pennsylvania

Purvi D. Shah, MD
Resident, Department of Emergency Medicine, Hospital of the University of Pennsylvania, Philadelphia, Pennsylvaina

Kathy N. Shaw, MD, MSCE
Professor, Department of Pediatrics, University of Pennsylvaina School of Medicine, Philadelphia; Chief, Division of Emergency Medicine, The Children's Hospital of Philadelphia, Philadelphia, Pennsylvania

Suzanne Moore Shepherd, MD, DTM&H
Associate Professor, Department of Emergency Medicine, Hospital of the University of Pennsylvania, and Director of Education and Research, PENN Travel Medicine, Philadelphia, Pennsylvania

William H. Shoff, MD, DTM&H
Associate Professor, Department of Emergency Medicine, University of Pennsylvania Health System, and Director, PENN Travel Medicine, Philadelphia, Pennsylvania

Allison E. Silver, MD
Clinical Assistant Professor, Department of Emergency Medicine, University of Pennsylvania School of Medicine, Philadelphia; Attending Physician, University of Pennsylvania Health System, Philadelphia, Pennsylvania

Philip R. Spandorfer, MD
Assistant Professor, Department of Pediatrics, Division of Emergency Medicine, University of Pennsylvania School of Medicine, Philadelphia; Attending Physician, Division of Emergency Medicine, The Children's Hospital of Philadelphia, Philadelphia, Pennsylvania

Nancy N. Sun, MD
Chief Resident, Department of Emergency Medicine, Hospital of the University of Pennsylvania, Philadelphia, Pennsylvania

Kevin M. Takakuwa, MD
Resident, Department of Emergency Medicine, Hospital of the University of Pennsylvania, Philadelphia, Pennsylvaina

George A. Woodward, MD, MBA
Associate Professor, Department of Pediatrics, Division of Emergency Medicine, University of Pennsylvania School of Medicine, Philadelphia; Medical Director, Transport Services, The Children's Hospital of Philadelphia, Philadelphia, Pennsylvania

Joseph J. Zorc, MD
Assistant Professor, Departments of Pediatrics and Emergency Medicine, University of Pennsylvania School of Medicine, Philadelphia; Attending Physician, The Children's Hospital of Philadelphia, Philadelphia, Pennsylvania

译校者名单

主　　译　吴寿岭

副 主 译　崔刘福　洪　江

主　　审　孙宝贵

译校人员　（以姓氏笔画为序）

牛建清　王　岩　王文鸽　王希柱　王志彬
王秀艳　王淑婷　刘四清　刘会仁　刘俊江
刘硕然　刘惠林　孙丽霞　孙宝贵　吴永峰
吴寿岭　吴啸波　宋月霞　宋海澄　张望群
李东坤　李可宾　李甲辰　李晓岚　孟庆生
尚小明　郑晓明　洪　江　赵海燕　郝　晓
高竞生　高景利　崔永鹏　崔刘福

译 者 前 言

自上个世纪以来，医学模式已发生里程碑式的变化。如今急诊医学不仅涉及临床问题，还要涉及社会、经济、心理、法律等诸方面问题，急诊科医生每日面临一些常见的临床问题，同时又会遇到新的挑战。如何适应急诊医学的发展，更好地为广大患者服务，缩小与国外医学的差距，是我们每一个急诊科医师、临床医生、医学教育与管理者所需直面和深思的问题。

其中一个重要的方法是学习国外的教材和病例总结。本书汇集了美国急诊医学中大量典型病例和一些特殊的病例，反映了当前急诊医学临床实践和医学教育的特点。本书的原作者均是宾夕法尼亚大学及其附属医院的急诊科医生们，既有医院的临床工作背景，又有大学的医学教学背景，因此这些病例既有临床病例记述，又有深入的分析与讨论，是一本难得的急诊医学教材。通过学习本书，既可以了解当前急诊医学的进展，又能学习国外医生的临床思维方式。

由于这些病例涉及临床很多学科，包括内科、外科、妇科、儿科、五官科、皮肤科等，我们组织了各科在临床和教学一线工作的多位中青年学者翻译了本书，并在一起讨论和磋商书中的问题。译者们希望本书能对我们急诊医学的发展作出微薄的贡献，也希望更多的读者和广大学者加入这一行列。

吴寿岭

2005 年 6 月

著者前言

《急诊医学病例精粹》是宾夕法尼亚大学及其附属医院的急诊科医生们集体智慧的结晶，这些医院分别是宾夕法尼亚大学医院、费城儿童医院、长老会医学中心、宾夕法尼亚医院。每一位作者都曾经历了住院医生、主治医生、大学教师的过程，因此他们既有宝贵的临床经验，又有在宾夕法尼亚大学丰富的教学经验。我们可以自豪地说，本书能及时反映日常临床实践和大学中医学教育的特点。

急诊科的患者除了常见问题外，也给我们带来未曾遇到的难题。本书作者的初衷是强调双重需要，既认识到常见的疾病和损伤，又随时准备迎接新的挑战。本书即反映了这样的方法，我们希望临床医生在处理急诊科患者时能有所启迪。

特别感谢我们的各级医师付出努力和时间来撰写本书，他们促使我们努力成为良师。我们不能忘记我们的急诊医学和儿科急诊医学的前辈们，我们的成长离不开他们的谆谆教诲，本书的目的也是力图使其贡献和智慧代代相传。

Jill M. Baren

Elizabeth R. Alpern

致　谢

我们非常感谢 Jacqueline Mahon 为本书提供精湛的技术支持。

同时感谢各位患者允许我们收集这些急诊病例精粹，没有他们对我们医疗和护理的信任，本书就永远不会付梓。

献　辞

献给我的父母，他们给我的爱和鼓励，使我不断学习，不断取得成就。

献给我的丈夫，他给我的爱、支持和鼓励，使我取得成功。

献给我的孩子，他们给我的爱和信任，使我永远快乐。

献给我的挚友，其鼓励我勇敢生活，热情工作。

——JMB

献给我的丈夫，他的耐心、直觉和爱，给我勇气和安详。

献给我的家庭，给予我爱和支持，使我明白渴求知识和智慧是成功之道。

——ERA

目　录

病例 1　腹部膨隆、压痛

Roger A. Band　Worth Everett

患者男性，54 岁。主因进行性腹胀、腹痛、呼吸困难伴发热就诊。无其他不适症状。既往有酒精性肝病和丙型肝炎病史，不规则服用乳果糖、螺内酯（安体舒通）、呋塞米（速尿）等药物。

体格检查

T 38.5℃，P 110 次/分，R 22 次/分，BP 133/52mmHg。一般情况：痛苦表情。皮肤：温暖，无汗，多发蜘蛛痣。头颅和五官：巩膜黄染，黏膜干燥。心脏：心动过速，心律齐，无杂音及奔马律。胸部：呼吸浅，两肺呼吸音减弱。腹部：腹部膨隆，脐周血管扩张呈“海蜇头”征，全腹压痛，液波震颤阳性（见图 1），肠鸣音减弱。四肢：双胫前水肿，无发绀，双侧桡、股动脉搏动正常。直肠指检：正常。神经系统：神志清楚，反应灵敏，无扑翼样震颤。

实验室检查

全血细胞计数：白细胞 11 900/μl，血红蛋白 12.7g/dl，血小板 528 000/μl。血生化：正常。凝血系列：凝血酶原时间 13.9s，国际标准化比率（INR）1.4。肝功能：总胆红素升高，3.0mg/dL。胸片：吸气不足，两下肺肺不张。腹水分析：白细胞 820/μl（多形核细胞 42%），红细胞 544/μl。超声检查：见图 2。

问题

该肝硬化合并腹痛患者可能患有何种危及生命的疾病？需要采取哪些诊断方法？主要治疗措施是什么？

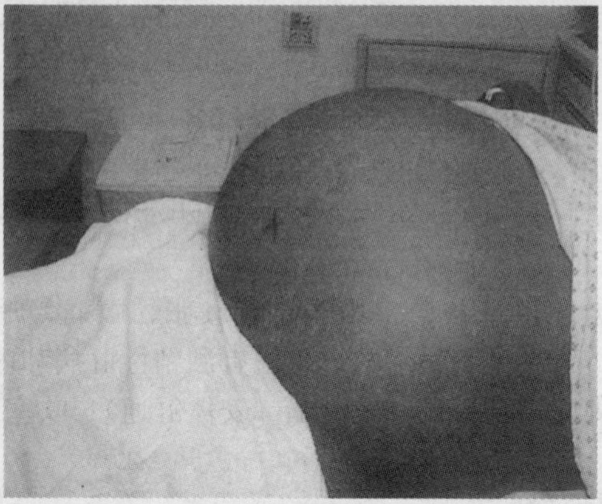

图 1

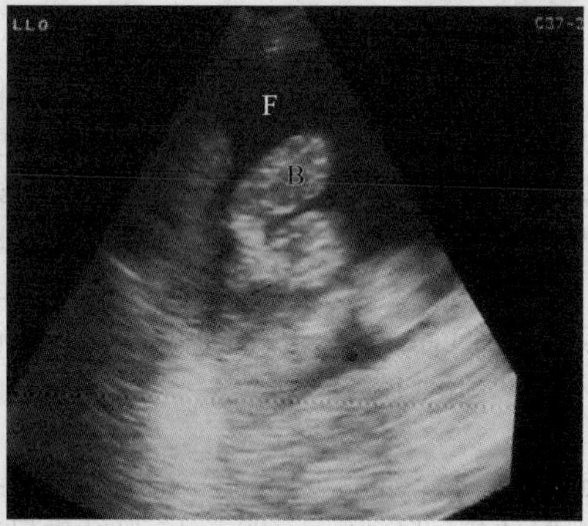

图 2

诊断和治疗

自发性细菌性腹膜炎。进行诊断性腹腔穿刺后，及早应用强有力的广谱抗生素。此类患者必须住院，静脉应用抗生素治疗，同时进行血液和腹水培养以明确致病菌。

讨论

自发性细菌性腹膜炎的定义是：在腹腔内或邻近组织未见其他明确的感染源时所发生的腹水感染。即使采取了积极的治疗，单纯发生自发性细菌性腹膜炎的病死率仍可高达20%～40%。在肝硬化合并有腹水的患者中，自发性细菌性腹膜炎的发生率为10%～35%。预计首次发生自发性细菌性腹膜炎后1年的生存率是30%～50%。自发性细菌性腹膜炎的病死率高反映出本病很容易被忽视，特别是同时并发其他严重疾病如胃肠道出血、肝肾综合征、肝功能衰竭时。

虽然自发性细菌性腹膜炎确切的发病机制尚不清楚，但其发病原因是多因素作用的结果，包括自体肠道菌群的转移、肝单核吞噬细胞系统受损、腹水中由微生物引起的补体激活与调理能力受损。门静脉高压时肠壁水肿以及肠道运动减慢导致细菌过度繁殖，有利于细菌透过肠壁。肠道内革兰阴性菌是最常见的细菌，其中又以埃希大肠杆菌和肺炎克雷白杆菌最为常见。然而，由于腹部器械操作的增多和预防性抗生素的滥用，近15年来革兰阳性菌（如肺炎链球菌）及许多耐药菌已经明显增多。

自发性细菌性腹膜炎在晚期肝病患者中十分常见。患者典型表现为腹痛，可为急性或隐袭性发作，伴有腹膜刺激征、发热、寒战、血压不稳，患者可表现上述单一或所有症状。患者的症状也可以表现不典型，所以要求临床医生对疑似本病的患者要保持高度警惕。约10%的自发性细菌性腹膜炎患者无临床症状。虽然肝硬化患者容易发生自发性细菌性腹膜炎，但在诊断本病时要考虑到其他引发腹水的疾病（如充血性心力衰竭、肾病综合征、结缔组织病等）。

诊断自发性细菌性腹膜炎必须进行腹水检查。下列患者应进行诊断性腹腔穿刺：新近出现腹水的患者、腹水患者伴有提示自发性细菌性腹膜炎的症状及肝病患者突然出现精神症状。腹腔穿刺可以通过减低腹壁压力而减轻患者的疼痛。尽管大多数腹水患者有不同程度的肝功能损害，但临床医生不应因为等待凝血系列结果而延误诊断性腹腔穿刺的进行。腹腔穿刺引起出血并发症的发生率不足1%。

腹水应送做细菌培养和血细胞计数检查。每个标准血液培养瓶注入10ml的腹水就可以使培养出细菌的可能性达到90%。自发性细菌性腹膜炎的早期诊断依赖于最初的检验结果，主要是腹水多形核白细胞（PMN）的多少。一般认为，PMN计数大于250个/μl，应高度怀疑自发性细菌性腹膜炎并开始给予经验性治疗。PMN计数大于500个/μl则是确诊自发性细菌性腹膜炎的确切指标。在急诊科处治过程中，腹水其他成分的检测（如蛋白质、葡萄糖、pH值等）对治疗方案的选择帮助不大。如果患者的腹水培养出现一种以上细菌或标准的抗菌治疗无效时就应该考虑到自发性细菌性腹膜炎。腹部手术、近期腹部器械检查或者内脏穿孔是自发性细菌性腹膜炎的主要病因。

自发性细菌性腹膜炎的治疗包括早期诊断和静脉应用抗生素。应选择抗菌谱涵盖革兰阴性菌和革兰阳性菌的广谱抗生素。最常选用的药物是头孢噻肟，青霉素与磺胺类、克拉维酸或喹诺酮类合用也有相似的疗效。抗生素应早期静脉应用。肾毒性药物如氨基糖苷类抗生素治疗自发性细菌性腹膜炎是不适当的。最近有研究提示，静脉应用白蛋白可以减少自发性细菌性腹膜炎患者肾衰竭的发生率并降低病死率，但这尚未被大规模的临床试验所证实。

本患者腹部明显膨隆。超声检查除用来辨别和标记腹水的位置外（图示F为腹水，B为肠管），还能在确定少量和局限性腹水并避免因腹腔穿刺引起肠穿孔等并发症方面有很重要的价值。该患者接受静脉滴注头孢噻肟后症状改善，在急诊科和住院期间病情稳定。腹水培养有埃希大肠杆菌生长。5天后患者出院，计划在门诊行经颈静脉肝内门体分流术治疗。

临 床 要 点

1. 对新近出现腹水；腹水患者出现腹痛、发热、寒战或低血压；肝功能衰竭患者出现精神症状者，均应考虑自发性细菌性腹膜炎。
2. 单纯自发性细菌性腹膜炎的病死率在20%～40%之间。
3. 确诊自发性细菌性腹膜炎必须进行腹水分析和细菌培养，但是治疗应根据急诊科初始的腹水细胞计数结果。

（王希柱译　刘四清校）

参 考 文 献

1. Navasa FJ，Gomez J，Colmenero J，Vila J，Arroyo V，Rodes J：Bacterial infections in cirrhosis：Epidemiological changes with invasive procedures and norfloxacin prophylaxis. Hepatology 35：140-148，2002.
2. Mowat C，Stanley AJ：Review article：Spontaneous bacterial peritonitis—diagnosis，treatment and prevention. Aliment Pharmacol Ther 15：1851-1859，2001.
3. Sort P，Navasa M，Arroyo V，et al：Effect of intravenous albumin on renal impairment and mortality in patients with cirrhosis and spontaneous bacterial peritonitis. N Engl J Med 341：403-409，1999.
4. Dupeyron C，Campillo B，Mangeney N，et al：Changes in nature and antibiotic resistance of bacteria causing peritonitis in cirrhotic patients over a 20 year period. J Clin Pathol 51：614-616，1998.
5. Garcia-Tsao G：Spontaneous bacterial peritonitis. Gastroenterol Clin North Am 21：257-275，1992.
6. Runyon BA，Canawati HN，Akriviadis EA：Optimisation of ascitic fluid culture technique. Gastroenterology 95：1351-1355，1988.

病例 2 发热、活动减少

Elizabeth R. Alpern

患儿男性，26 个月龄。因发热伴活动减少 1 天半被其父母送入急诊室就诊。患儿近1天半出现发热，近 12～18h 进食减少。病后有流涕症状，较平时哭闹频繁，无呕吐、腹泻、咳嗽等。在家中和日托处有疾病接触史。父母曾给其服用对乙酰氨基酚（扑热息痛）降温，除此之外未服用任何处方药或非处方药。尿量比正常略少，无皮疹。

体格检查

生命体征：T 38.4℃（肛温），P 218 次/分，R 42 次/分，BP 95/53mmHg。一般状况：营养发育良好，安静平卧位。头颅和五官：自主睁眼，瞳孔正大等圆，光反射正常，鼻腔分泌物结痂，口唇干燥，口腔黏膜发黏，双侧鼓膜光滑。胸部：双肺呼吸音清晰。心脏：心动过速，律整。腹部：腹部无膨隆，柔软，无触痛，于右肋缘下 2cm 处可触及肝，肠鸣音存在。四肢：温暖，毛细血管充盈时间 3s。

实验室/X 线检查

血红蛋白 12.3g/dl，白细胞 9 200/μl，血小板 245 000/μl，电解质正常。心电图：见图。胸部 X 线片：未见浸润影，心影正常。

问题

最可能的诊断是什么？

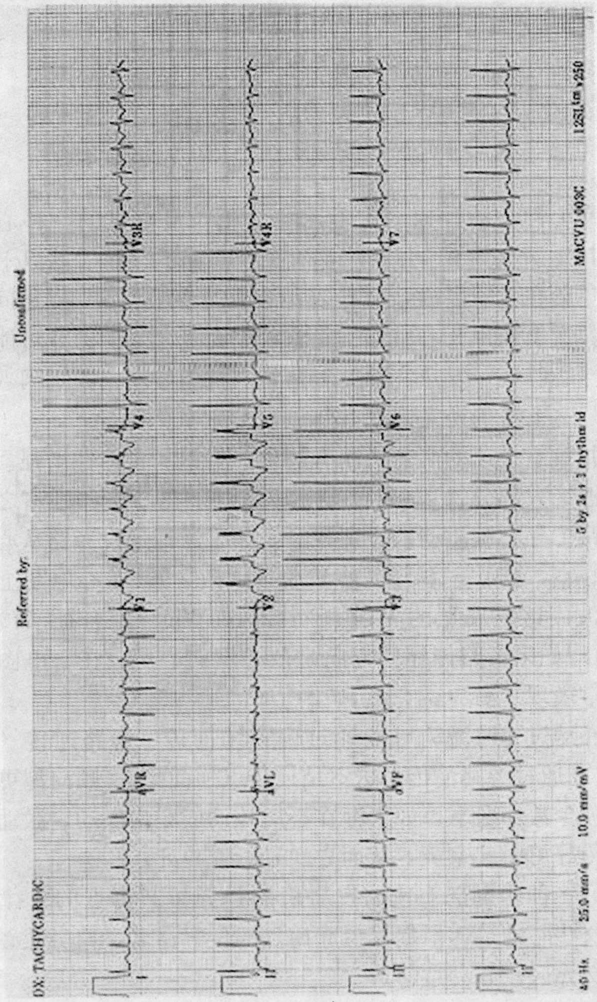
DX: TACHYCARDIC
Referred by:
Unconfirmed
aVR
V1
V4
V3R
aVL
V2
V5
V4R
aVF
V3
V6
V7
40 Hz
25.0 mm/s
10.0 mm/mV
6 by 2s + 3 rhythm ld
MACVU 503C
12SL™ v250

诊断

室上性心动过速

讨论

室上性心动过速（室上速）是儿科最常见的一种心律失常，其发病率为0.1%～0.4%。室上速患儿中60%以上首次发作年龄在1岁以内，另有20%发作年龄在1～5岁之间。绝大多数室上速患儿心脏结构正常，然而近1/4的患儿可能伴有先天性心脏病。发热、感染和药物（抗组胺药、咖啡因、吩噻嗪）是室上速的诱发因素。

儿童室上速的产生机制有两种：折返和自律性增强。折返机制占绝大部分（>80%），常常是由于在心房和心室之间存在旁路传导心脏激动。在窦律时，如果激动通过旁路从心房传导到心室，则心室部分提前激动（预激区），在心电图上表现为Δ波。这是典型的Wolff-Parkinson-White综合征（预激综合征）。如果旁路传导的方向是从心室向心房，在心电图上可无异常表现。

心动过速时激动可能通过房室结前传、旁路逆传（顺向型），或通过旁路前传、房室结逆传（逆向型）。顺向型更为常见。极少数情况下，如果存在心房扑动或心房颤动，激动通过旁路传导可引起室颤，从而导致晕厥或猝死。

另一种儿童室上速的发生机制是异位起搏点的自律性增强。这些心动过速根据异位起搏点的位置命名，如房性心动过速或交界区性心动过速。

尚不能说话儿童的室上速很难发现，在就诊前室上速可能已持续了很长时间。嗜睡或易怒等非特异性症状常常被误认为是败血症、食物中毒或呼吸窘迫。如果室上速持续时间过长则会导致心血管功能失代偿。必须保持高度警惕以准确辨认年幼儿的室上速。如果体检时发现重要体征则可能明确病因。儿童心率大于180次/分，婴儿心率大于220次/分，则可诊断室上速。脱水、发热、哭闹可能使儿童心率一过性增加而超过上述标准，但窦性心动过速时心率变异较室上速明显，患儿安静或应用解热药物降温后心率往往下降。考虑室上速时应作12导联心电图：P波常常难以辨别，如存在，则P波电轴异常，QRS波群常正常。

室上速的治疗取决于患者的临床情况。如果患儿的血流动力学稳定，则手法兴奋迷走神经或面部置冰袋可终止室上速。面部置冰袋、咳嗽、其他如Valsalva法可以减慢房室结传导，并终止心律失常。治疗室上速的药物首选腺苷，0.1 mg/kg快速静脉注射，然后迅速注射生理盐水冲洗。用药后可一过性阻断房室结传导。腺苷对儿童室上速的转复率在70%以上。如果首次给药未能成功转复，则可加倍剂量，重复给药，直至0.3mg/kg，或达成人剂量6～12mg。其不良反应包括面部潮红、呕吐、呼吸困难、心动过缓。

如果患儿血流动力学不稳定，则可应用同步电复律（0.5～1.0 J/kg）。一旦心律失常终止，幼儿应服用洋地黄以防止复发。小儿应避免使用维拉帕米，因其有时可导致低血压、心血管功能衰竭甚至死亡。

该病例在插入静脉导管过程中，室上速自行转复，心率由245次/分降至145次/分。置入静脉导管后数分钟，患儿大声哭叫，活动增加。请心脏科医生会诊后被收住院进一步观察。

临床要点

1. **治疗感冒和咳嗽的非处方拟交感神经药物、发热、感染可诱发室上速。**
2. **幼儿室上速的症状不典型，无特异性。**
3. **对于用手法兴奋迷走神经不能转复且血流动力学稳定的室上速患儿，可首选腺苷治疗。**
4. **在紧急情况或有心血管功能衰竭时应选用心脏电复律（0.5～1.0 J/kg）。**

（王希柱译　王志彬校）

参考文献

1. Bauersfeld R，Pfammatter JP，Jeaggi E：Treatment of supraventricular tachycardia in the new millenium：Drugs or radiofrequency catheter ablation? Eur J Pediatr 160：1-9，2001.
2. Gewitz MH，Vetter VL：Cardiac emergencies. In Fleisher GR，Ludwig S（eds）：Textbook of Pediatric Emergency Medicine，4th ed. Philadelphia，Lippincott Williams & Wilkins，2000，pp 676-681.
3. Ethridge SP，Judd VE：Supraventricular tachycardia in infancy：Evaluation, management，and follow-up. Arch Pediatr Adolesc Med 153：267-271，1999.
4. Losek JD，Endom E，Dietrich A，et al：Adenosine and pediatric supraventricular tachycardia in the emergency department：Multicenter study and review. Ann Emerg Med 33：185-191，1999.
5. Chameides L，Hazinski MF（eds）：Pediatric Advanced Life Support. Dallas，American Heart Association，1997.

病例3　左肩疼痛

Elizabeth Bushra

患者女性，29岁。主因左肩疼痛来急诊室就诊。患者1周前出现发热、寒战、肌肉酸痛及周身不适症状，口服布洛芬症状缓解。4天前出现左肩僵硬并迅速进展为严重疼痛及活动受限。其社区医生诊断为病毒感染性疾病。患者伴有轻度腹泻和鼻塞，否认其他症状。既往有贫血及人工流产史。无静脉滥用药物史。

体格检查

T 39℃，P 130次/分，R 20次/分，BP 112/66mmHg。头颅和五官：鼻腔无异常分泌物，咽无充血，扁桃体无肿大。颈部：颈软，无淋巴结肿大。心脏：心动过速，律齐，未闻及杂音、摩擦音及奔马律。双肺正常。腹部正常。四肢：左肩部弥漫性触痛，活动受限；局部皮温不高，无红肿；动脉搏动正常；其他关节正常。皮肤：未见皮疹、瘀点、瘀斑。生殖器官：可见少量棕色阴道分泌物，余未见异常。直肠正常。神经系统正常。

实验室检查

全血细胞计数：白细胞8 300/μl（中性粒细胞88%，淋巴细胞9%），血红蛋白8.9g/dl，红细胞压积26.6%，血小板正常。血生化检查正常。尿检正常。左肩关节滑液检查：白细胞56 000/μl（中性粒细胞98%，淋巴细胞1%），红细胞22 000/μl。革兰染色：偶见革兰阳性球菌。血及滑液培养：尚未回报。宫颈分泌物培养：尚未回报。左肩X线片正常。

问题

引起患者肩痛的最可能原因是什么？应立即采取哪些治疗措施？

诊断及治疗

化脓性关节炎。应立即静脉应用抗生素并请骨外科医生会诊。

讨论

化脓性关节炎是骨外科的急症，需要立即治疗。成年患者的主要病因是金黄色葡萄球菌感染，但链球菌属、奈瑟淋球菌及嗜血杆菌属也是常见的病因。感染性关节炎可源于血源性、邻近软组织或骨感染、直接感染、手术后感染。该病例病原菌为B组β-溶血性链球菌，最可能源于人工流产时的血行播散。

化脓性关节炎通常只影响一个关节，但淋球菌性关节炎则往往累及多个关节。最易受累的关节依次为膝关节、髋关节、肩关节、踝关节、腕关节和肘关节。典型的临床表现包括发热、触痛、活动受限、渗液、红肿和皮温升高。风湿性疾病（如痛风）的临床表现和化脓性关节炎很相似，而且滑液分析也基本相同。化脓性关节炎的高危人群包括免疫受损者、慢性病患者、静脉滥用药物者、风湿病患者和有关节修复史的患者。

滑液分析

	正常	非炎性	炎性	化脓性
外观	清亮	清亮	混浊	混浊
白细胞/μl	<200	<2 000	2 000～50 000	>50 000
中性粒白细胞%	<25	<25	>50	>75
糖（%血清）	>95	>95	75～100	<50
培养	阴性	阴性	阴性	通常阳性
例如		退行性关节病、外伤	痛风、假性痛风、类风湿性关节炎、莱姆病	葡萄球菌、链球菌、淋球菌

对怀疑化脓性关节炎的患者分析包括详细询问病史，认真体格检查，特别要注意最近有无高危因素。应常规进行全血细胞分析和血生化检查，同时进行关节穿刺术。滑液中白细胞计数大于50 000/μl则高度提示化脓性关节炎（见表）。还应进行滑液的革兰染色及培养（包括淋球菌的培养）、血培养和受累关节的X线片检查。超声检查、核磁共振、免疫风湿疾病的血清学标记物检测对诊断均有帮助。经验性抗生素治疗，其抗菌谱应包括葡萄球菌、链球菌（萘夫西林或万古霉素）、奈瑟淋球菌（如果临床症状提示该菌可选用头孢曲松）。应及时请骨外科医生会诊，因为相当一部分患者需要手术切开引流。

该患者静脉应用抗生素治疗，血及滑液培养有B组链球菌生长。进行了3次关节穿刺术并最终进行了关节镜手术。切开引流获得成功；邻近软骨活组织检查发现链球菌生长。患者静点青霉素G 4周获得了满意的临床疗效。

临床要点

1. 化脓性关节炎如延误诊断或治疗可导致永久性关节损伤、骨髓炎、脓毒症或死亡。
2. 疾病早期X线片可能正常。
3. 任何临床怀疑化脓性关节炎的患者均应进行关节穿刺术、革兰染色和培养。如滑液中白细胞计数高于50 000/μl则更明确诊断。
4. 怀疑化脓性关节炎时应立即静脉应用抗生素并请骨外科医生会诊。
5. 有以下情况时要对化脓性关节炎的发生保持警惕：老年患者、近期接受手术、穿透性外伤、静脉滥用药物、免疫受损、其他内科疾病或风湿病患者。

（宋月霞译　吴啸波校）

参 考 文 献

1. Munoz G：Septic Arthritis（on -line）. eMedicine. Orthopedic Surgery. Accessed 2003 at http：//www. emedicine. com.
2. Brusch JL：Septic Arthritis（on-line）. eMedicine. Medicine，Ob/Gyn，Psychiatry，and Surgery. Accessed 2002 at http：//www. emedicine. com.
3. Onadeko O，Parsh B，Scott J，Wilson D：Index of suspicion. Case 3. Diagnosis：Septic arthritis. Pediatr Rev 21：67，70-71，2000.
4. McAllister DR，Parker RD，Cooper AE，et al：Outcomes of postoperative septic arthritis after anterior cruciate ligament reconstruction. Am J Sports Med 27：562-570，1999.
5. Donatto，KC：Orthopedic management of septic arthritis. Rheum Dis Clin North Am 24：275-286，1998.
6. Hakim-Elahi E，Tovell HM，Burnhill MS：Complications of first-trimester abortion：A report of 170,000 cases. Obstet Gynecol 76：129-135，1990.

病例 4　过度哭闹

Jill C. Posner

患儿男性，3 个月龄。主因过度哭闹被送入急诊室就诊。患儿午睡前一切正常，醒后哭闹不止，无发热、咳嗽、流涕、呕吐和腹泻。既往体健，无外伤史和用药史。

体格检查

生命体征：T 37.2℃（肛温），P 190 次/分，R 44 次/分，BP 96/50 mmHg。一般情况：营养良好，哭闹不止。头颅和五官：前囟未闭，平坦，无头皮擦伤、挫伤，瞳孔正大等圆，对光反射正常，双侧鼓膜正常，少许清亮的鼻腔分泌物，鼻黏膜湿润，口腔无损害。胸部：双肺呼吸音清晰。心脏：心动过速，律齐。腹部：无腹胀，腹软，无触痛，肝脾不大，肠鸣音存在。泌尿生殖系统：发育正常，睾丸下降位置正常，双侧提睾肌反射正常，无腹股沟疝。四肢：中指红肿，近端指间关节处皮肤颜色苍白（见图）。

问题

考虑什么诊断？

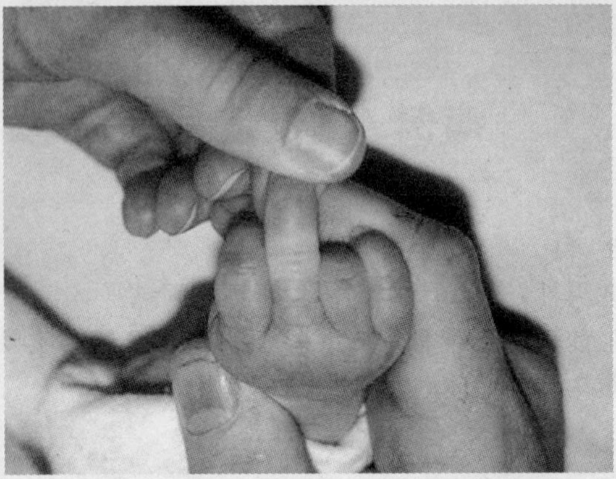

诊断

发丝缠绕引起手指绞窄

讨论

婴儿常常用哭闹表达他的需要或情感，如饥饿、疲倦、不舒服（如寒冷、尿布不洁）、疼痛或想被抱起。对于数月龄婴儿，大部分父母可找到哭闹的原因并满足其要求。然而，如果哭闹过度且无法安慰，那么即使经验丰富的父母也会感到害怕并会立即送往医院急诊室。一套系统的分析婴儿哭闹的方法对于明确引起哭闹的原因非常重要，并能够为忧心忡忡的父母提供指导。

详细询问病史和体格检查能够除外大多数严重情况。询问病史应确定哭闹的开始时间，全面系统回顾以发现全身症状。喂哺时出现急躁易怒可能与胃食管反流或心脏缺血有关（一种少见的因左冠脉异常起源于肺动脉引起的过度哭闹）。应设法明确近期有无免疫接种史、外伤史或服药史。体检时患儿不穿任何衣物包括尿布。全面检查应注意生命体征，发热提示感染，心动过速提示可能存在心律失常，深快呼吸可能是酸中毒的征象。头部检查应注意有无外伤或囟门是否饱满，如囟门饱满则提示脑膜炎或颅内压增高。应使用荧光染色进行眼部检查，即使没有结膜充血或撕裂伤，也应注意有无角膜损伤，并翻起睑板检查有无异物。应行眼底镜检查以分析有无视网膜出血，这是儿童受到虐待的征象之一。耳镜检查要注意有无中耳炎或鼓室积血。口咽部应仔细检查有无口腔黏膜炎或萌生齿。心脏检查应注意有无充血性心衰或心律失常。腹部和直肠检查应注意有无肠套叠或肛裂。必须仔细检查生殖器，以除外睾丸扭转、嵌顿疝、阴茎或阴蒂被头发或丝线缠绕引起的绞窄。认真触诊四肢及关节对于发现局灶性触痛（隐性骨折）或活动受限（化脓性关节炎）非常重要。每个手指和脚趾都应仔细检查有无被头发或丝线缠绕引起的绞窄。

很多患者体检正常。实验室检查一般局限于尿液分析和尿培养。如果一时诊断不清，则可观察一段时间。一项研究（Poole，1991）称，如果婴儿在检查过程中或检查之前停止哭闹，可能没有较为严重的情况，然而，如果持续地哭闹则可能情况严重。

婴儿腹痛或周期性哭闹一般在出生后的第 2～3 周开始出现。通常于下午或夜间发作，并持续数小时。通常哭闹发展到尖叫和双腿上举，同时腹部膨隆和胃肠胀气，所以父母认为患儿腹痛。婴儿腹痛无须治疗，只有当哭闹反复发作且发作方式相同并除外其他原因时方可诊断婴儿腹痛。

身体某个部位被发丝或合成纤维所缠绕引起绞窄，称为“头发止血带综合征”、“头发丝线止血带”、“头发缠绕”、“脚趾止血带”，在婴儿中时常发生。脚趾是最容易受累的部位，但也常累及手指、阴茎或阴蒂。假如在有头发或丝线的部位，手指或脚趾反复屈伸，臀部反复运动，则可形成丝线环绕，进而影响到静脉和淋巴回流。如不及时治疗，则可造成坏疽、截肢和永久性损伤。

去除发丝或纤维可缓解绞窄。对该病例，医生在发丝和皮肤之间慢慢插入一把细小的钳子，然后在其上方用手术刀将发丝切断。另一种方法是使用脱毛剂，但该方法在局部皮肤糜烂时不宜采用，且对丝线和合成纤维无效。

临床要点

1. 过度哭闹可能是婴儿在正常地传递信息，也可能提示有严重的情况。
2. 大部分病例通过详细询问病史和认真体检可明确诊断。
3. 认真检查手指、脚趾、阴茎或阴蒂，以明确有无头发或丝线引起的绞窄。
4. “发丝止血带”是引起婴儿过度哭闹的常见、可逆的原因之一。

（宋月霞译　刘会仁校）

参考文献

1. Pawel BB，Henretig FM：Crying and colic in early infancy. In Fleisher GR，Ludwig S（eds）：Textbook of Pediatric Emergency Medicine，4th ed. Philadelphia，Lippincott Williams & Wilkins，2000，pp 193-195，1499，1871-1872.
2. Loiselle J，Cook RT：Hair tourniquet removal. In Henretig FM，King C（eds）：Textbook of Pediatric Emergency Procedures. Baltimore，Williams & Wilkins，1997，pp 1183-1187.
3. Conners G：Index of suspicion. Pediatr Rev 18：283-286，1997.
4. Poole SR：The infant with acute，unexplained，excessive crying. Pediatrics 88：450-455，1991.
5. Barton DJ，Sloan GM，Nichter LS，Reinisch JF：Experience and reason—Briefly recorded：Hair-thread tourniquet syndrome. Pediatrics 82：925-928，1988.

病例5 胸痛

Esther H. Chen Judd E. Hollander

患者女性，65 岁。主因胸痛 1h 到急诊室就诊。患者 1h 前出现胸痛，伴有气短和大汗，在救护车中发现有心动过缓和低血压。既往有胰岛素依赖型糖尿病、高血压、慢性肾衰竭和一过性脑缺血（TIA）病史。

体格检查

T 35.5℃，P 74 次/分，R 14 次/分，BP 94/32mmHg。四肢湿冷。头颅和五官正常。胸部：呼吸变浅，双肺底呼吸音弱。心脏：心音遥远，律齐，未闻及杂音。腹部正常。直肠潜血试纸检测正常。四肢：指凹性水肿（＋），外周动脉搏动（＋＋）。神经肌肉系统：神志清楚，反应正常。

实验室检查

全血细胞计数：正常。血生化检查：尿素氮（BUN）90mg/dl，肌酐 6.9mg/dl，血糖 248mg/dl，其余正常。心电图：房性异位心律，心动过缓，心电轴正常，不完全右束支阻滞，Ⅲ、aVF 导联 ST 段抬高 1mm，Ⅰ、aVL 导联 ST 段压低 1mm。胸部 X 线片：心影增大，余无异常。

问题

对该患者应采取哪些治疗措施？在处理之前应当先明确哪些问题？治疗后患者出现左上臂无力，下一步应立即采取哪些措施？

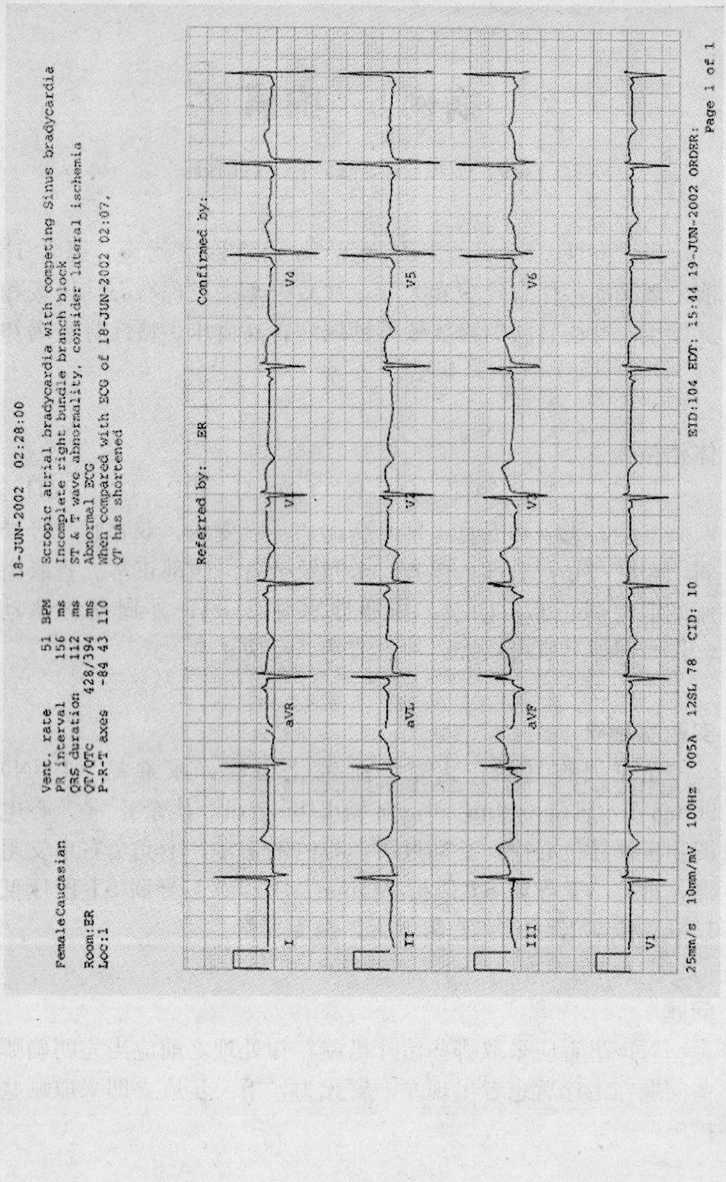
Female Caucasian
Room:ER
Loc:1
Vent. rate 51 BPM
PR interval 156 ms
QRS duration 112 ms
QT/QTc 428/394 ms
P-R-T axes -84 43 110
18-JUN-2002 02:28:00
Ectopic atrial bradycardia with competing Sinus bradycardia
Incomplete right bundle branch block
ST & T wave abnormality, consider lateral ischemia
Abnormal ECG
When compared with ECG of 18-JUN-2002 02:07,
QT has shortened
Referred by: ER
Confirmed by:
I
aVR
V1
V4
II
aVL
V2
V5
III
aVF
V3
V6
V1
25mm/s 10mm/mV 100Hz 005A 12SL 78 CID: 10
EID:104 EDT: 15:44 19-JUN-2002 ORDER:
Page 1 of 1

诊断和治疗

急性下壁心肌梗死。治疗包括溶栓治疗以及阿司匹林、肝素，也可考虑应用硝酸甘油和β受体阻滞剂。患者溶栓后出现神经系统症状，溶栓后急性神经系统病变的鉴别诊断包括颅内出血（可经头颅CT确诊）和主动脉夹层（可经胸部CT或经食管超声心动图确诊）。

讨论

虽然急性冠脉综合征（ACS）是引起胸痛最常见且严重的病因，但急性胸痛的鉴别诊断很多，疼痛的特点和位置对于明确排除ACS帮助不大。最新治疗指南对于急性心肌梗死（AMI）溶栓治疗有明确的时间限制。尽管在AMI应用溶栓治疗的利弊分析中，已肯定了治疗的益处，但溶栓剂的使用有下降的趋势。必须注意避免对非AMI患者应用溶栓治疗，特别是那些患有严重疾病可能因溶栓而加重者，如主动脉夹层、心包炎、心包积液或心包压塞（见表1）。

在胸痛的病因中，ACS的几率大约是主动脉夹层的80倍。近4%急性主动脉夹层患者心电图提示有AMI，常见于夹层累及冠状动脉。所有符合溶栓治疗标准的患者中，约3%有主动脉夹层。对主动脉夹层患者误用溶栓治疗，病死率接近100%。

治疗前利用胸部X线片来排除主动脉夹层也许帮助不大，因为主动脉夹层的典型表现——纵隔增宽，不会千篇一律地表现出来。但对高危AMI患者不采取治疗来降低死亡率也是不合适的。所以，胸痛伴有心电图异常的患者仍主张采用溶栓治疗，尽管其中一小部分患者最终诊断并非ACS或有其他潜在的复杂病程。临床医生应掌握非心肌缺血引起ST段抬高的原因（见表2）。

表 1　溶栓治疗的禁忌证

绝对禁忌证
既往有出血性卒中病史
一年内发生轻微的脑血管意外
已知有颅内肿物
活动性内出血（月经除外）
可疑主动脉夹层
相对禁忌证
严重的未控制的高血压（＞180/100mmHg）
颅内病理学改变引起的脑血管意外史
近期应用抗凝剂（INR＞2.0～3.0）
已知出血素质
近期外伤（2 周内）
心肺复苏术超过 10min
3 周内行大手术者
在不能压迫的部位进行血管穿刺
近期有内脏出血史（2～4 周）
既往有链激酶过敏史（不应使用链激酶）
妊娠
活动性消化性溃疡
慢性严重高血压

表 2　伴有 ST 段抬高而非心肌梗死的疾病

早期复极
左室肥厚
心包炎
心肌炎
左室壁瘤
特发性肥厚性主动脉瓣下狭窄
低温
起搏心律
左束支阻滞

该患者最初诊断为急性下壁心肌梗死，并根据心电图表现

进行了溶栓治疗。治疗后患者 ST 段恢复至等电位线，症状缓解，但血压仍然较低。大约 40min 后，在心脏监护病房患者突发进行性左上肢无力。头颅 CT 未见急性脑出血，经食管超声心动图检查诊断为急性主动脉夹层。

临 床 要 点

1. 目前没有明确的临床特征来准确地鉴别 ACS 和主动脉夹层。
2. 虽然急性胸痛伴有心电图改变时常提示 ACS，但也应考虑少见的主动脉夹层。
3. 符合溶栓条件的患者应立即采取治疗以降低 AMI 的致病率和病死率。除非高度怀疑立即溶栓可造成严重后果，否则绝不能因为花费时间去排除其他疾病而延误治疗。

（王希柱译　宋月霞校）

参 考 文 献

1. Kodolitsch Y, Schwartz AG, Nienaber CA: Clinical prediction of acute aortic dissection. Arch Intern Med 160: 2977-2982, 2000.
2. Armstrong WF, Bach DS, Carey LM, et al: Clinical and echocardiographic findings in patients with suspected acute aortic dissection. Am Heart J 136: 1051-1060, 1988.
3. Khoury NE, Borzak S, Gokli A, et al: "Inadvertent" thrombolytic administration in patients without myocardial infarction: Clinical features and outcome. Ann Emerg Med 28: 289-293, 1996.
4. Hirata K, Kyushima M, Asato H: Electrocardiographic abnormalities in patients with acute aortic dissection. Am J Cardiol 76: 1207-1212, 1995.

病例6　嗜睡、食欲减退

Linda Brown　Richard Scarfone

患儿男性，13 个月龄。主因昏睡、进食减少而来急诊科。患儿嗜睡、唤醒困难 1 天，近 7h 反应差、拒食水。患儿无发热、无头部外伤及消化道疾病史，无癫痫发作史及用药史，在急诊候诊室呕吐一次。

体格检查

T 36.8℃，P 128 次/分，R 32 次/分，BP 82/50mmHg。一般情况：嗜睡，反应迟钝。黏膜稍干燥，毛细血管充盈时间 2s。两肺呼吸音清晰。心脏听诊：心动过速，无杂音。腹部（见图 1）：腹部膨隆，腹软，全腹压痛，未触及包块，肠鸣音活跃。神经系统：颅神经检查无异常发现。

实验室检查

血常规：血细胞比容（红细胞压积）36%，白细胞计数 19 700/μl，血小板 342 000/ μl。电解质正常。腹部 X 线片：结肠远端少量积气，多个扩张的肠袢伴有液气平面（见图 2）。

急诊科情况

到达急诊科 1h 后患儿排大量血便。

问题

该患儿最可能的诊断是什么？

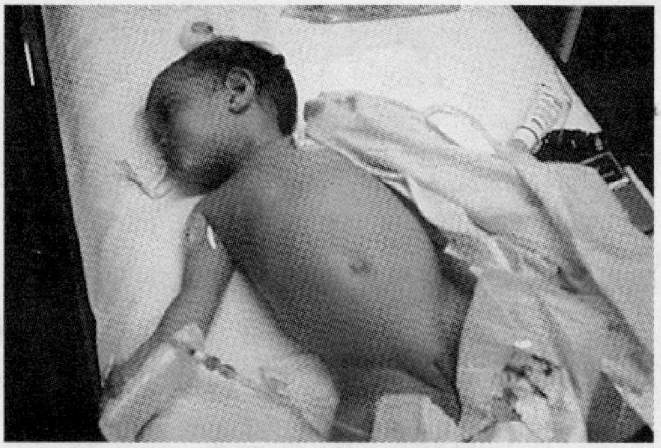

图 1

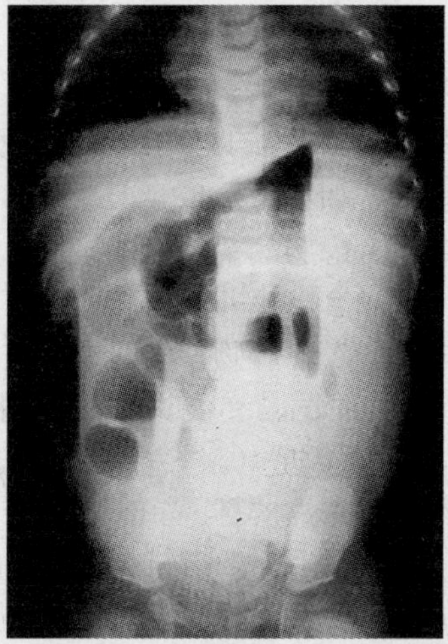

图 2

诊断

肠套叠

讨论

肠套叠是 2 岁以下儿童最常见的腹部外科急症。约 2/3 患儿在 1 岁以内发病，高发年龄为 5～9 个月。男女比例为 2∶1。当近端肠管套入远端肠腔内时即发生肠套叠，导致肠梗阻。梗阻部位大多发生在回盲部（80%），集合淋巴结肥大、病毒感染性疾病被认为是引发该病的主要原因。然而，2 岁以上的儿童发生本病经常是由于其他特殊原因所致，如梅克尔憩室、息肉或肿瘤。

肠套叠的临床表现多种多样，经常出现的有腹部绞痛、呕吐和烦躁不安。父母可能会提供婴儿阵发性腹痛、屈曲体位、随后出现嗜睡等病史。有时嗜睡是患儿的主要症状，部分患儿表现为类似休克的症状。引起精神症状的原因尚不十分明确，但至少部分可能是由于套叠的肠管所释放出的内源性细胞因子所致。果酱样大便是肠套叠的经典表现，发生较迟，可出现于 50%～85%的确诊病例中。它的发生可能是由于梗阻段肠管压迫肠系膜静脉所致。随着梗阻的进一步加重，肠系膜动脉也可因受压而导致局部肠管缺血甚至穿孔。然而，不出现黏液血便的患儿并不能除外肠套叠的诊断，因为大约有 25%的患儿大便潜血阴性。一般地，如果男性患儿出现腹部绞痛、呕吐、血便、右上腹包块，可考虑肠套叠的诊断。

体检时常能发现肠套叠患儿腹部膨隆和压痛，部分患儿可以在右上腹触及“腊肠”样肿物。实验室检查一般在正常范围内。腹部 X 线平片检查在肠套叠诊断中的价值尚存在争议。一些大样本研究表明有将近 40%～60%的肠套叠患者在腹部平片上可发现软组织阴影，25%～50%的患者可出现肠梗阻征象，而近 25%的患者无异常发现。腹部平片还可以提供诊断肠穿孔的依据，而肠穿孔是在放射线下进行肠套叠复位的禁忌证。因为 X 线检查的敏感性达不到 100%，所以对 X 线检查正常的患者并不能排除肠套叠的存在。

超声检查对肠套叠的诊断有很高的敏感性和特异性，一些报道甚至称其假阴性率为 0%。然而对于超声检查阳性的患者应直接行 X 线透视，空气或钡剂造影灌肠对肠套叠均可起到诊断和治疗的目的。有报道认为，液钡灌肠治疗肠套叠的成功率为 55%～70%，而空气灌肠复位的成功率为 70%～90%。灌肠复位后肠套叠的复发率为 1%～5%。对于灌肠复位失败或不能进行灌肠复位的肠穿孔患者需及时进行手术治疗。

本例患儿由于不明原因的的严重嗜睡、呕吐和异常的腹部平片而拟诊为肠套叠。患儿经液钡灌肠，肠套叠复位成功。

临 床 要 点

1. 嗜睡可作为婴幼儿发生肠套叠时唯一的症状。
2. 有阵发性哭闹不止或嗜睡的病史，即使患儿状况良好，也应高度怀疑肠套叠的诊断。
3. 无血便或果酱样便不能除外肠套叠。
4. 肠套叠患儿的腹部平片可正常。
5. 绝大部分肠套叠患儿可在透视下复位成功而无须手术治疗。

（王希柱译　刘四清校）

参 考 文 献

1. Kupperman N，O'Dea T，Pinckney L，Hoecker C：Predictors of intussusception in young children. Arch Pediatr Adolesc Med 154：250-255，2000.
2. Parashar UD，Holman RC，Cummings KC，et al：Trends in intussusception-associated hospitalizations and deaths among US infants. Pediatrics 106：1413-1421，2000.
3. Schaufer L，Mahboubi S：Abdominal emergencies. In Fleischer GR，Ludwig S（eds）：Textbook of Pediatric Emergency Medicine，4th ed. Philadelphia，Lippincott，Williams & Wilkins 2000，pp 1513-1538.
4. Birkhahn R，Fiorini M，Gaeta TJ：Painless intussusception and altered mental status. Am J Emerg Med 17：345-347，1999.
5. Harrington L，Connolly B，Hu X，et al：Ultrasonographic and clinical predictors of intussusception. J Pediatr 132：836-839，1998.
6. Yamamoto LG，Morita SY，Boychuk RB，et al：Stool appearance in intussusception：Assessing the value of the term "currant jelly." Am J Emerg Med 15：293-298，1997.

7. Lee JM, Kim H, Byun JY, et al：Intussusception：Characteristic radiolucencies on the abdominal radiographs. Pediatr Radiol 24：293-295, 1994.
8. Smith DS, Bonadio WA, Losek JC, et al：The role of abdominal x-rays in the diagnosis and management of intussusception. Pediatr Emerg Care 8：325-327, 1992.

病例 7　交通事故后腹痛

Elizabeth M. Datner

患者女性，22 岁。因交通事故被送入急诊室就诊。患者孕 28 周，腹部绞痛，仰卧在平板上，颈部固定（见图）。

体格检查

T 37℃，P 118 次/分，R 28 次/分，BP 95/62mmHg。皮肤：湿冷。头颅及五官：正常。胸部：呼吸急促，前胸部听诊双肺呼吸音清晰。心脏：心动过速，律齐，无杂音、奔马律及摩擦音。腹部：下腹部微膨隆，触诊子宫底有触痛，宫底高 32cm，其他部位无肌紧张及反跳痛，无胎动。四肢：无明显损伤。神经系统：警觉，焦虑，查体合作，可认知人物、环境、时间。直肠：无出血。阴道：少量出血。

实验室检查

全血细胞计数：正常。血生化检查：正常。尿液分析：正常，尿 HCG 阳性。X 线检查：颈部：正常，胸部：正常，骨盆：正常，可见 28 周胎儿。紧急床旁超声检查：28 周胎儿，胎心率 40 次/分。

问题

在诊疗外伤孕妇时急诊医师采取的首要措施是什么？

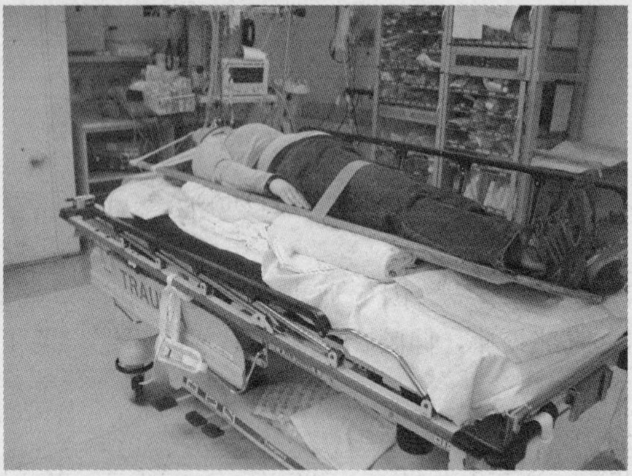

诊断及治疗

这个相对轻微的外伤造成了胎盘早剥和胎儿窘迫。紧急处理应包括母亲的血流动力学支持、胎心监测以及母亲出现生命危险或胎儿窘迫时紧急进行剖宫产。急诊医生应首先为母亲提供血流动力学支持，同时应评价其伤情，还必须判断胎儿潜在的生命危险。

讨论

外伤在妊娠期间时有发生，其发生率在6%～7%之间。外伤是造成母亲死亡的首要原因。然而外伤时胎儿的死亡率高于母亲，因为胎儿死亡可由直接损伤、母亲休克及胎盘早剥引起。

胎儿典型的死因为钝性伤所致的颅脑损伤和穿通伤所致的直接损伤。母亲休克所致胎儿死亡是由于子宫血流灌注量减少引起。子宫胎盘是一种被动的低阻力血管系统，因此子宫灌注不足先于母亲休克出现。早期通过胎心音的变化能够判断出胎儿窘迫，并能提示母亲状况是否稳定。胎盘早剥是由于剪切力使子宫壁上的胎盘过早与之分离。继发于外伤的胎盘早剥，由于腹部受到直接冲击或减速运动所致，可引起胎儿死亡，且易被漏诊。因其可以发生在较轻的外伤中，所以是仅次于母亲外伤而直接引起胎儿死亡的最常见原因。20%～30%胎盘早剥可引起胎儿死亡，此时母亲的并发症有低血容量和低血压。

在病史、体检、胎儿心率测定及胎心监测基础上，分析是否存在胎盘早剥。阴道出血、子宫绞痛或收缩、母亲血容量减少、子宫体积增大和胎儿心率异常均提示可能有胎盘早剥。胎盘早剥可延迟发生，但大多发生在外伤后 48h 内，大约 25% 的胎盘早剥与外伤同时发生且在初诊时即可发现，而那些延迟发生的病例则要在持续的监测中发现。

对外伤孕妇的处理除应对胎儿早期评估和对母亲血流动力学支持外，其余处理与非怀孕者一样。给予孕妇吸氧、补液，身体向左倾斜或左侧卧位，以避免妊娠的子宫压迫主动脉和下腔静脉。怀孕的患者缺氧状态进展迅速，缓冲能力下降，需要气道支持的呼吸和其他方面的危险增加。当需要气道支持时应及早进行气管插管。应进行所有的常规检查和放射学检查。腹部和盆腔 CT 是影响胎儿器官形成（妊娠 9～60 天）的唯一放射性因素。应当使用所有先进的心脏和生命支持的药物，然而，孕妇应用胺碘酮具有潜在的危险性。胺碘酮是一种 D 类药物，具有引起胎儿甲状腺功能亢进和减退的危险性，只有在危及生命时才可使用。

在该病例中，初步检查发现胎儿存在心动过缓，因此诊断为胎儿窘迫。在受伤当天紧急行剖宫产，并使胎儿成功复苏，之后送入新生儿特护病房。母亲未发现有其他创伤，在剖宫产术中证实其胎盘早剥。

临床要点

1. 孕16周以上的孕妇应采取左侧卧位或左侧斜位，以防止主动脉和下腔静脉受压。
2. 孕妇受伤后应注意胎儿的初步评估、母体生理支持（给氧、补液、子宫复位）及准备急诊剖宫产，其余和非怀孕者处理原则相同。
3. 急诊医生应当掌握在孕妇即将发生或已经发生心脏停搏时如何紧急实施剖宫产。
4. 即使在轻微的外伤情况下，也应认真检查以发现或排除胎盘早剥。
5. 孕妇受伤可能是家庭暴力的开始，所以对于受伤的孕妇应仔细评估其家庭暴力和安全因素。

（宋月霞译　牛建清校）

参考文献

1. Horon IL，Cheng D：Enhanced surveillance for pregnancy-associated mortality—Maryland，1993-1998. JAMA 285：1455-1459，2001.
2. Magee LA，Downar E，Sermer M，et al：Pregnancy outcome after gestational exposure to amiodarone in Canada. Am J Obstet Gynecol 172：1307-1311，1995.

病例 8　无痛性阴道出血

Joel Fein

患儿女性，4 岁。主因家长在其内裤上发现血迹而于当晚被送至急诊室就诊。否认会阴外伤史，无会阴瘙痒症状，但排尿时会阴有烧灼感。患儿在当地学校上学前班，否认受到性侵犯。无阴道及肛门疼痛、呕吐、腹痛、腹泻、尿频及排尿不畅。

体格检查

生命体征：正常，与年龄相符。腹部：无触痛，未触及包块，肠鸣音正常。阴道检查：可见圆饼状紫红色团块，其中央凹陷（见图），阴道口无出血。乳房和阴毛发育符合 Tanner 1 级。

问题

最可能的诊断是什么？对于一个阴道出血的青春期前女孩，其他可能的诊断是什么？初始的治疗措施是什么？

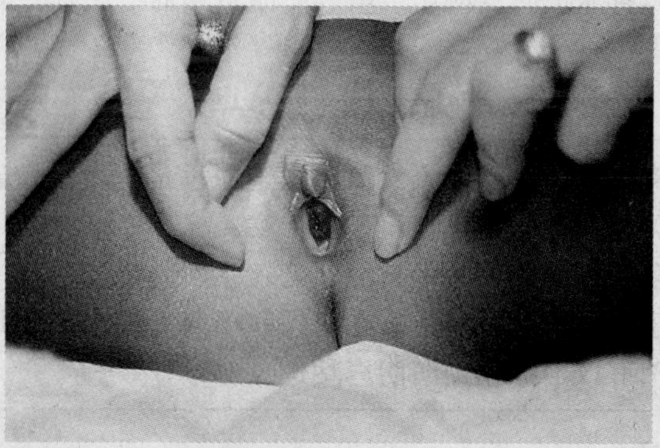

诊断

尿道脱垂

讨论

该患儿是由于尿道黏膜脱出于外口，而使局部受到刺激引起出血。体检时可发现在尿道脱垂患儿的阴道口处有一边缘清晰、肿胀、黑红色、圆盘状的组织，组织中央常可见到尿道腔。在3～10岁的美国黑人女孩中，尿道脱垂是引发阴道出血的常见原因。据报道，引发尿道脱垂的原因包括由于便秘或剧烈咳嗽造成阵发性腹压增高，进而导致平滑肌层之间连接不紧密所致。

其他可引发青春期前女孩阴道出血的原因包括阴道异物、阴道炎、外伤、性侵犯、尖锐湿疣、性早熟、血管瘤以及良性和恶性肿瘤。其他可引起突出于尿道的肿物的原因有输尿管或膀胱脱垂、膀胱或尿道息肉。

如果黏膜组织正常无坏死，尿道脱垂的治疗可采用坐浴每天4次和局部涂抹雌激素霜剂每天两次。多数患者在数周内治愈而不复发。如果黏膜坏死或数周内症状未缓解，可采用手术方法切除多余的黏膜组织。另外，雌激素霜剂还对因炎症和出血引起的阴唇粘连有预防作用。

该患者尿道脱垂应用坐浴和雌激素霜剂治疗后痊愈。

临 床 要 点

1. 在青春期前美国黑人女孩中尿道脱垂是引发阴道出血的常见原因。
2. 许多尿道脱垂患者可自愈，无须手术治疗。
3. 对于尿道脱垂的女孩，在尿道和小阴唇局部应用雌激素霜剂可以治疗和预防阴唇粘连。

（宋月霞译　牛建清校）

参考文献

1. Valerie E，Gilchrist BF，Frischer J，et al：Diagnosis and treatment of urethral prolapse in children. Urology 54：1082-1084，1999.
2. Flanagan J，Cram J：Index of suspicion. Case 3. Urethral prolapse. Pediatr Rev 20：137，139-140，1998.
3. Shetty AK，Coffman K，Harmon E：Urethral prolapse. J Pediatr 133：552，1998.
4. Anveden-Hertzberg L，Gauderer MW，Elder JS：Urethral prolapse：An often misdiagnosed cause of urogenital bleeding in girls. Pediatr Emerg Care 11：212-214，1995.

病例 9　进行性无力

Joseph Bushra

患者女性，38 岁。主因进行性无力 3 周来急诊室就医。3 周前开始出现足部麻刺感，逐渐发展为双下肢无力，进而无法起床，双手不能持物。曾到急诊科就诊，初诊按脱水症进行治疗。现无法将手举过头顶梳头，无其他症状。既往有胃炎病史。

体格检查

T 37.3℃，P 130/分，R 20 次/分，BP 116/62mmHg，SpO_2 92%。皮肤：未见损害。头颅和五官：黏膜干燥，其他无异常。颈部：无异常。肺部：呼吸变浅，双肺呼吸音清晰。心脏：心动过速，未闻及杂音及奔马律。腹部：未见异常。背部：无畸形及触痛。四肢：无肌肉萎缩及自主收缩，无水肿。神经系统：神志清楚，反应灵敏，定向正常，颅神经正常，双上肢肌力 3/5 级，双下肢肌力 2/5 级，感觉无异常，深部腱反射：跟腱反射、膝腱反射、肱二头肌反射及肱三头肌反射消失，因虚弱未能进行小脑及步态检查。

实验室检查

全血细胞计数：正常。血生化检查：正常。肌酸磷酸激酶：93U/L。血气分析（非吸氧时）：pH 7.41，PCO_2 33mmHg，PO_2 104mmHg。脑脊液检查（CSF）：红细胞 0，白细胞 0，糖 72mg/dl（正常 50～80mg/dl），蛋白质 61mg/dl（正常 15～45mg/dl）。用力肺活量（FVC）800ml（正常 5000 ml），胸腔负压（NIF）5cmH_2O（正常 90 cmH_2O）。

问题

患者无力症状最可能的原因是什么？需要立即采取的措施是什么？最有效的治疗方法是什么？

诊断及治疗

格林-巴利综合征。因呼吸衰竭应行气管插管，应在 ICU 病房治疗，先给予静点免疫球蛋白（Ig）。

讨论

格林-巴利综合征（Guillain-Barre syndrome，GBS）是发达国家中导致急性全身瘫痪最常见的原因。疾病初期表现为肢体远端感觉异常和轻度无力，早期经常被误诊，本病例正如此。无力逐渐加重，同时向近端发展，累及呼吸肌时可导致呼吸衰竭。该病病理改变为脱髓鞘性多发性神经病变，但确切的病因尚不明确。大部分病例发病前有病毒感染史，少部分但有重要意义的病例发生在空肠弯曲杆菌感染后。这些感染性病原体与人类的髓鞘在结构上有相似之处，免疫系统对前者的免疫作用可能对后者有破坏作用（分子拟态）。这种对神经系统的破坏作用可导致明显肌无力。

格林-巴利综合征是一个临床诊断。患者在肌无力之前常诉感觉异常。最常见的体征是对称性肌无力和深部腱反射减弱或消失。许多患者出现自主神经系统失调，如该患者出现心动过速和轻度低血压。格林-巴利综合征可能累及颅脑神经。一种罕见格林-巴利综合征的变异型又称为 Miller-Fisher 综合征，其特征为共济失调、眼球麻痹和反射消失。通常格林-巴利综合征的病程表现为 1～3 周的进行性肌无力，随后进入相对稳定期，然后是缓慢的恢复期。病情较轻患者可能不会影响行走，而危重患者则常需数年的机械通气维持。另一小部分患者在病情缓解后复发。

需与格林-巴利综合征鉴别的疾病很多（见表）。在急诊科，对疑为格林-巴利综合征的患者处理措施应包括除外其他潜在疾病，完成必要的检查，仔细观察呼吸参数。需在急诊室完成的最有诊断价值的检查是腰椎穿刺，典型表现为蛋白与细胞分离现象，即脑脊液蛋白升高而细胞数不增多。这种现象在疾病早期不一定出现，故无此现象时并不能排除该病的诊断。

在急诊室检查用力肺活量和胸腔负压也是必需的。如果用力肺活量低于 1000ml，胸腔负压小于 20cmH_2O，则应当给予机械通气治疗。对住院患者脊髓电图学检查可证实此病的脱髓鞘现象。

格林-巴利综合征的治疗包括血浆置换和（或）静脉注射免疫球蛋白。最近研究表明：对于严重的格林-巴利综合征患者，接受其中一种治疗方法和同时接受两种治疗方法的结果并无差异。选择适当的治疗方案应取决于该方案的可行性和患者的特点，同时，必须和神经病学专家共同商讨后才能确定。

格林-巴利综合征的鉴别诊断

	反　射	脑脊液细胞增多	感觉异常	感觉缺失	蛋白与细胞分离
脊髓压迫	差异大	差异大	有	有	无
横贯性脊髓炎	亢进	有	有	有	无
重症肌无力	减弱或正常	无	无	无	无
多发性硬化	差异大	无	有	有	无
格林-巴利综合征	减弱或消失	无	有	无	有

临 床 要 点

1. 格林-巴利综合征是一个临床诊断，感觉异常、无力和反射消失是其典型表现。
2. 急诊室中呼吸参数的监测对预测呼吸系统并发症极为重要。
3. 格林-巴利综合征患者脑脊液检查结果常无异常发现，但腰穿对于排除其他原因引起的进行性无力和瘫痪是必需的。

（王希柱译　王淑婷校）

参 考 文 献

1. Bushra JS：Miller-Fisher syndrome：An uncommon acute neuropathy. J Emerg Med 18：427-430，2000.
2. Hughes RAC，and the Plasma Exchange/Sandoglobulin Guillain-Barré Syndrome Trial Group：Randomised trial of plasma exchange，intravenous immunoglobulin，and combined treatments in Guillain-Barré syndrome. Lancet 349：225-230，1997.
3. Rees JH，Soudain SE，Gregson NA，Hughes RAC：*Campylobacter jejuni* infection and Guillain-Barré Syndrome. N Engl J Med 333：1374-1379，1995.
4. Ropper AH：The Guillian-Barré syndrome. N Engl J Med 326：1130-1136，1992.
5. Singer JI，Back K：Postural guarding and hypertension as initial manifestations of Guillain-Barré syndrome. Am J Emerg Med 7：177-179，1989.
6. Fisher M：An unusual variant of acute idiopathic polyneuritis（syndrome of ophthalmoplegia，ataxia，and areflexia）. N Engl J Med 255：57-65，1956.

病例 10　双眼分泌物

Cynthia J. Mollen

患儿女性，6 天龄。主因眼睛出现分泌物 1 天由母亲送至急诊室就诊。患儿 1 天前出现眼睛变红，伴有分泌物并形成硬痂。无发热、流涕、咳嗽、呕吐及腹泻，食欲、排尿及活动正常。患儿系孕 39 周阴道分娩出生，分娩 48h 后出院。其母得到了良好的产前护理。既往有奈瑟淋球菌和沙眼衣原体感染史，现已治愈。产前 6h 破水，围产期未使用抗生素。

体格检查

生命体征：T 36.4℃（肛温），P 140 次/分，R 42 次/分，BP 84/47mmHg。一般情况：发育正常女婴，无急性病容。头颅及五官：前囟平坦，左侧睑结膜充血、增厚，有黄色分泌物，右侧睑结膜轻微充血，无分泌物。鼻无分泌物，口腔无损害。双肺呼吸音清晰。心率正常，律齐，无杂音。腹平坦，柔软，无压痛，未触及肿块，无肝脾肿大，肠鸣音正常。泌尿生殖系统：性器官发育 Tanner 1 级。四肢正常。皮肤无损害及皮疹。神经系统：吸吮及握持有力，莫罗反射对称，肌张力正常。

实验室检查

眼睛分泌物革兰染色：中等量白细胞；未见病原体。

问题

患儿最可能的诊断是什么？应作其他什么实验室检查？应当如何治疗？

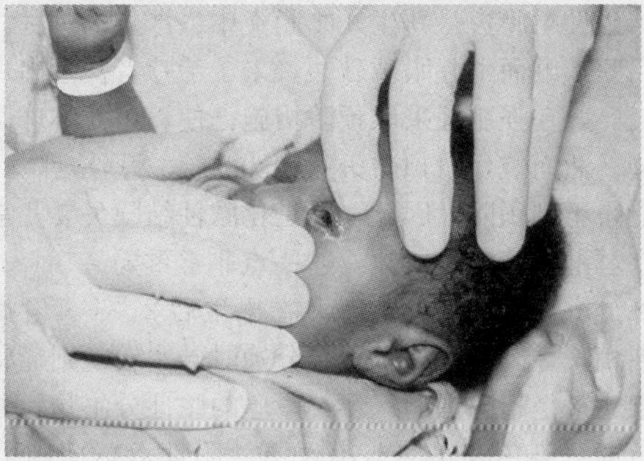

诊断

革兰染色未发现病原体，最可能的诊断是衣原体性结膜炎。分泌物应作细菌培养，结膜刮取物应作沙眼衣原体培养。局部应用红霉素软膏对衣原体性结膜炎有效；然而，口服红霉素治疗鼻咽部沙眼衣原体从而预防肺炎的发生也是非常必要的。

讨论

出生后 4 周内发生的结膜炎被称为新生儿结膜炎。在这个年龄组，化学刺激、沙眼衣原体、奈瑟淋球菌、其他细菌以及单纯疱疹病毒感染均可引起结膜炎。由于采取了预防措施，新生儿结膜炎的流行病学在近 100 年中发生了巨大变化。淋球菌性结膜炎曾是婴儿致盲的重要原因，如今在工业化国家中这种情况已经不常见了。在美国，沙眼衣原体被认为是引起新生儿结膜炎的最重要的原因。在临床上，各种类型结膜炎的临床表现相互交叠，因此，单纯依靠病史和体检很难作出正确的诊断。

除非母亲分娩时破水较晚，否则在出生后 24h 内发生的结膜炎通常是化学性的。在产房中用于预防眼病的硝酸银是最常见的刺激因素，抗生素软膏同样如此。聚维酮碘溶液已被研发应用于眼病预防，因其廉价而适应证广，同时有效而低毒，特别适合发展中国家。化学性结膜炎通常 3～4 天后可自愈。

淋球菌性结膜炎是新生儿结膜炎中最严重的一种。感染迅速累及角膜，继而引起眼球破裂。未予治疗者甚至出现菌血症和脑膜炎。好在强制性采取预防措施已使新生儿淋球菌感染率显著下降。然而抗生素预防失败率为1%，另外，院外出生的婴儿可能得不到预防。因此，凡是化脓性结膜炎婴儿都应考虑是否为奈瑟淋球菌感染所致，这一点非常重要。

大部分淋球菌性结膜炎患儿在出生后2～5天发病，但有时潜伏期稍长，同时，如果母亲分娩时破水较晚则症状出现较早。感染通常是超急性的，伴有厚厚的脓性分泌物。分泌物标本应进行革兰染色及培养。出现革兰阴性双球菌则可作出诊断，其阳性率一般为95%。所有淋球菌性结膜炎患者应留院治疗，每小时一次盐水冲洗直到分泌物消失。所有一般状况较差或发热的婴儿都应送检血、脑脊液和尿液。非播散性感染患儿，单次应用头孢曲松或头孢噻肟均可治愈，高胆红素血症者禁用头孢曲松，因为它可同胆红素竞争白蛋白结合位点。播散性感染患儿应治疗7～14天。如伴有沙眼衣原体感染应同时进行治疗。

沙眼衣原体所致结膜炎的严重程度不等，从伴有少量粘性分泌物的轻微充血，到伴有大量脓性分泌物的严重充血、球结膜水肿以及假膜形成。一般来讲感染发生在出生后5～14天。考虑到沙眼衣原体在孕妇中感染率为2%～37%（最可能的范围为6%～12%），母亲感染时，50%阴道分娩的婴儿感染该病原体，因此衣原体感染是新生儿结膜炎的常见病因。感染衣原体的母亲剖宫产所生婴儿中亦有衣原体性结膜炎的病例报道。感染该病原体的婴儿约有25%～50%有发生结膜炎的危险，而且新生儿眼部预防措施不能防止感染发生。

衣原体性结膜炎的最终诊断应依靠病原体的培养。培养标本应包括上皮细胞，应使用金属柄、涤纶头的拭子和相应的试剂。木柄、棉和藻酸钙头的拭子可杀灭病原体。快速核酸检测技术不能很好地检测标本，因此通常不予采用。衣原体性结膜炎患儿应口服红霉素14天，单纯局部治疗不能根除鼻咽部的病原体，而它是引发肺炎的重要因素。应注意，有报道6周龄以下的婴儿口服红霉素同幽门肥大、狭窄有关。因为此种联系并未被确认，同时衣原体性结膜炎无更好的治疗方法可供选择，故美国儿科学会仍推荐应用红霉素治疗该病。应将这种情况告知家长，注意观察是否有幽门狭窄的情况，如果症状进展应及时和医生联系。

除奈瑟淋球菌外，其他细菌也可引起新生儿结膜炎。通常，新生儿暴露于母亲阴道菌群后应考虑有可能引发感染，因此，剖宫产的婴儿罕有细菌性结膜炎发生。这种情况下最常见的病原微生物为肺炎链球菌和流感嗜血杆菌，大量研究表明，在未患结膜炎的婴儿中有不足1%的携带此类病原菌。金黄色葡萄球菌是否引发新生儿结膜炎尚存争议。在45%结膜炎患儿中可分离出金黄色葡萄球菌，但非结膜炎患儿亦可培养出此菌。一种理论认为：金黄色葡萄球菌在感染所致的湿润环境中可迅速繁殖，而并非是感染的原因。其他的奈瑟菌属、链球菌属、革兰阴性肠杆菌及更罕见的假单胞菌属也与新生儿结膜炎有关。尽管此类结膜炎大多潜伏期长而症状相对较轻，但临床上仍难与沙眼衣原体和奈瑟淋球菌感染所致的结膜炎相鉴别。如前所述革兰染色在早期鉴别各类结膜炎时起着决定性作用。实验室细菌培养同样可以印证诊断。如果怀疑为细菌性结膜炎，可根据经验进行局部治疗，疗程为7天。

该患儿口服红霉素治疗14天，结膜刮取物培养结果符合沙眼衣原体性结膜炎诊断，细菌培养阴性。患儿治愈。

新生儿结膜炎

类　型	鉴别要点	治　疗
化学性	出生后24h内发生；是出生后24h内最可能的诊断，除非母亲破水较晚	无特殊处理
衣原体性	一般在出生后6～14天发病（有时时间不一）；从轻微结膜充血到重度结膜充血以及大量脓性分泌物，症状不一	口服红霉素，每天50mg/kg，分4次服用，共14天

类型	鉴别要点	治疗
淋球菌性	一般在出生后 2～5 天发病（有时时间不一）；超急性；大量脓性分泌物，革兰染色可检测出细胞内有革兰阴性双球菌	非播散性感染：头孢曲松 25～50mg/kg 静点或肌注，极量 125mg，单次给药；或头孢噻肟 100mg/kg 静点或肌注，单次给药 播散性感染：头孢曲松 25～50mg/kg 或头孢噻肟 50mg/kg，静点或肌注，每天分两次给药（关节炎或败血症时 7 天，脑膜炎时 14 天）
其他细菌感染	不同程度的结膜充血和分泌物；临床上不易与其他类型者鉴别。革兰染色可见大量白细胞和病原体	局部应用抗生素，如红霉素软膏或杆菌肽/多粘菌素 B 软膏，每天 4 次，共 7 天
单纯疱疹病毒感染	一般与其他部位如皮肤感染及传播性疾病有关。体检发现疱疹非常重要	可发展为脓毒血症。每日无环鸟苷 60mg/kg 静点，分三次给药，14～21 天（根据不同的感染部位）

临床要点

1. **在急诊室，所有新生儿结膜炎患者眼部分泌物都应进行革兰染色检查以排除淋球菌感染。**
2. **淋球菌性结膜炎是急症之一，因其即使在抗生素治疗后仍可发生角膜受累和眼球破裂。**
3. **出生时预防性应用眼膏不能防止衣原体性结膜炎的发生。**

（宋月霞译　王希柱校）

参考文献

1. Isenberg SJ，Apt L，Campeas D：Ocular applications of povidone-iodine. Dermatology 204（suppl 1）：92-95，2002.
2. Dunn PM：Dr. Carl Crede and the prevention of ophthalmia neonatorum. Arch Dis Child 83：F158-F159，2000.

3. American Academy of Pediatrics：Chlamydial infections. In ：Pickering LK (ed) ：2000 Red Book：Report of the Committee on Infectious Diseases, 25th ed. Elk Grove Village, IL：American Academy of Pediatrics, 2000, pp 208-212.
4. American Academy of Pediatrics：Gonococcal Infections. In：Pickering LK (ed) ：2000 Red Book：Report of the Committee on Infectious Diseases, 25th ed, Elk Grove Village, IL：American Academy of Pediatrics, 2000, 254-260.
5. Gigliotti F：Acute conjunctivitis. Pediatr Rev 16：203-207, 1995.
6. Isenberg SJ, Apt L, Wood M：A controlled trial of povidone-iodine as prophylaxis against ophthalmia neonatorum. N Engl J Med 332：562-566, 1995.
7. Hammerschlag MR：Neonatal conjunctivitis. Pediatr Ann 22：346-351, 1993.
8. Ohara MA： Ophthalmia neonatorum. Pediatr Clin North Am 40：715-725, 1993.

病例 11　意识障碍

Esther H. Chen　Judd. E. Hollander

患者女性，77 岁。主因重度难治性高血压病而住院治疗。经服用可乐定 0.3mg bid、维拉帕米 120mg tid、氢氯噻嗪 50mg bid、依那普利 20mg bid 及长压定 5mg bid（住院期间加用）等治疗，该患者的血压最终得到控制。入院 1 周后，其平均血压为 150/90 mmHg，准予出院。出院后每天由一名专职家庭保健护士护理。出院后 4 天，患者渐感头晕，每到傍晚加重，近日头晕逐渐加剧。到达急诊科时，该患者出现意识障碍。既往有重度高血压、心肌梗死、肾功能不全（基础肌酐水平 2.5mmol/L）、肾动脉狭窄病史。其家属否认其他病史。

体格检查

P 110 次/分，R 20 次/分，BP 210/110 mmHg。头颅和五官：无视神经乳头水肿。颈部：颈静脉无怒张，颈无抵抗。胸部：两肺呼吸音清。心脏：心率、节律规整，可闻 2/6 级收缩期杂音（原已存在）。腹部：无压痛，无脏器肿大，肠鸣音正常。直肠：潜血试验阴性。神经肌肉检查：对痛觉尚有反应，但定位不准确。

问题

应首先对该患者进行什么诊断性检查和治疗？最可能引起该患者症状和体征的原因是什么？

诊断及临床经过

药源性低血糖。立即经静脉给予葡萄糖、纳络酮（Narcan）及维生素 B_1，患者意识逐渐好转，并逐渐恢复正常。指尖血糖 20mg/dl。该患者无糖尿病家族史。医生认真核对了该患者的口服药物，发现药房所给标明为长压定的包装内实际药品为格列本脲（优降糖）。这是因为两种药物摆放在药架相邻的位置上，调剂时把患者的降压药错发成降糖药，使该患者出现了低血糖。这就可以解释该患者的高血压恶化及症状性低血糖。

讨论

非糖尿病患者出现意外的和反复发作的低血糖，应考虑到几种可能，包括各种内科疾病（见表 1）和药物。有时在执行医嘱、调剂及发药过程中的一个小错误便可造成意外中毒而导致药源性低血糖。一些处方药及常见的有精神作用的物质滥用，如酒精、鸦片、可卡因可直接引起或作为其一个副作用引起低血糖（见表 2）。

表 1　引起低血糖的疾病[1,3]

艾迪生病（Addison's disease）
垂体功能减退
肿瘤（胰岛瘤、胰腺外的肿瘤）
反应性低血糖
肝硬化/肝功能衰竭
慢性肾功能不全
获得性免疫缺陷综合征
自身免疫性疾病（系统性红斑狼疮、Graves 病）
败血症
休克
消耗综合征/营养不良

表 2 引起低血糖的药物[3]

β受体阻滞剂
双异丙吡胺
降糖药
喷他脒（戊烷咪）
奎宁及其衍生物
水杨酸盐类药物
链佐星（链脲霉素）
磺胺类药物
丙戊酸（乙酸基戊酸）
胰岛素

美国用药差错报告与预防协调委员会指出：在医患双方共同努力下，不恰当的用药或损害患者健康的事件，同其他任何医疗差错一样，是可以避免的。不良事件汇报系统（the Adverse Event Reporting System，AERS）近期的一项为期 6 年余的调查表明：5 366 例存在投药差错的患者中有 469 例（8.7%）死亡，死亡患者中大约 4.7%是由于门诊药房的差错引起，其中 15%是因为无意地将一种药品错发成另一种药品。

相似的药品名称、相似的外包装、很难读懂的标签或者调剂时书写潦草的处方可能是更易造成混淆的原因。投药差错可引起住院患者病情恶化、死亡率增加。安全用药规范协会在报告中指出，因药品说明书和外包装引起的严重药物并发症约占 25%。而据估计如实上报的病例只有 1%～2%。故对突发性难以解释的精神状态发生改变的患者，投药差错应视为鉴别诊断的一部分。

临床要点

1. 有精神状态改变的患者应立即想到急性低血糖的可能。
2. 除口服降糖药和胰岛素以外的药物也可引起反复严重的低血糖。
3. 缘于门诊药房的投药差错可归因于书写潦草的处方、相似的药品名称以及相似的外包装。

（孙丽霞译　吴寿岭校）

参考文献

1. Bates DW：Unexpected hypoglycemia in a critically ill patient. Ann Intern Med 137：E110-117，2002.
2. Marks V，Teale JD：Drug-induced hypoglycemia. Endocrinol Metab Clin North Am 28：555-577，1999.
3. Bosse GM：Antidiabetic and hypoglycemic agents. In Goldfrank LR，Flomenbaum NE（eds）：Goldfrank's Toxicologic Emergencies，7th ed. New York，McGraw-Hill，2002，pp. 593-605.
4. Phillips J，Beam S，Brinker A，et al：Retrospective analysis of mortalities associated with medication errors. Am J Health Syst Pharm 58：1835-1841，2001.
5. Kenagy JW，Stein GC：Naming，labeling，and packaging of pharmaceuticals. Am J Health Syst Pharm 58：2033-2041，2001.

病例 12　发热、肌肉酸痛、皮疹

Jill C. Posner

患儿男性，11 岁。主因发热及逐渐加重的皮疹而来急诊科就诊。患儿于 10 天前首先出现低热（37.8℃）及肌肉酸痛的“类流感样”症状。数天后，左侧躯干部开始出现直径为 3cm 大小的红色斑疹。随后数天，皮疹面积增大，中心变苍白，并伴有双侧膝关节及踝关节疼痛，无关节肿胀。上述症状持续存在。于 3 天前该患儿背部、双下肢及面部亦发现皮疹，外观与初发皮疹相似。患儿诉有间断性头痛，颈项僵硬，但就诊时这些症状已消失。该患儿既往体健，喜爱户外活动，最近刚从美国宾夕法尼亚州山脉钓鱼回来。

体格检查

生命体征：T 36.8℃（口温），P 115 次/分，R 16 次/分，BP 106/68 mmHg。一般情况：良好。头颅和五官：正常。颈部：无抵抗，Kernig 征（—），Brudzinski 征（—）。胸部：两肺听诊呼吸音清。心脏：心率、心律正常，未闻及杂音、心包摩擦音及奔马律。腹部：正常。手足无浮肿或红斑，各关节活动正常。神经系统：神清，定向力及颅神经检查正常，肌张力及感觉正常，腱反射正常，巴宾斯基征（—），步态正常。皮肤：左下颌角、双颊部（见图 1）、左上躯干部（见图 2）、左腹部、左背部、右腿股部及胫部等八个部位均可见直径 4～8cm 不等的环形皮疹。

实验室检查

全血细胞计数：正常。血生化：正常。肝功能：正常。脑脊液分析：白细胞 20 个/高倍视野（分叶核嗜中性粒细胞 4%，单核细胞 15%，淋巴细胞 64%，嗜酸性粒细胞 1%，不典型淋巴细胞 15%），红细胞每高倍视野 0 个，葡萄糖 48mg/dl，蛋白质 34mg/dl，脑脊液革兰染色：少量白细胞，无细菌。心电图正常。

问题

该患者的诊断是什么？

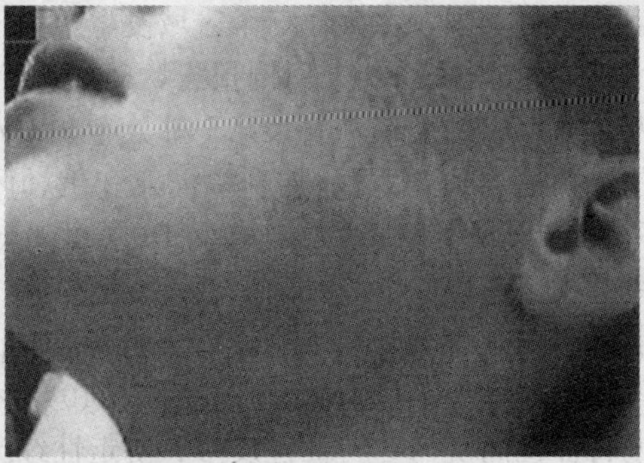

图 1

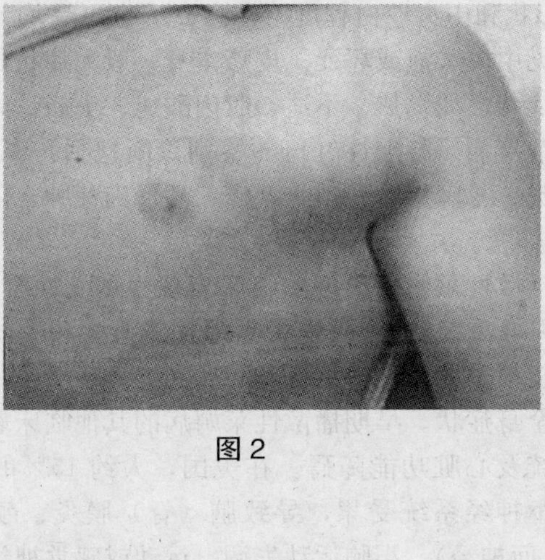

图 2

诊断

早期播散性莱姆病

讨论

莱姆病（Lyme disease）是因感染了博氏疏螺旋体而发病，由一种吸食人类血液的蜱为中间宿主。虽然该病在全世界范围内均有发生，但在美国，主要在三个区域发生。美国疾病控制与预防中心每年收到 16 000 个病例报告，其中 90%以上分布在东北部及东海岸中部地区，其余几乎都分布在中西部（美国威斯康辛州和明尼苏达州）、北加利福尼亚和俄勒冈州。蜱的各个生长阶段都可作为中间宿主，然而其幼虫出现于春季，在人类传播中起主要作用。

莱姆病的临床表现分为三个阶段：早期局部症状阶段、早期播散阶段、晚期发病阶段。被蜱叮咬后 7～10 天可在叮咬局部出现早期特征性病变——特征性皮疹、游走性红斑。皮疹开始为红色斑丘疹，数天到数周后扩大为环状红斑，直径至少为 5cm，其形状和中央苍白程度不一。皮疹也可呈均匀红斑或为靶形，偶见中央水泡或坏死。皮疹本身一般无症状，但也可伴有流感样症状，如发热、不适、肌肉酸痛、头痛、局部淋巴结肿大、关节疼痛。游走性红斑的鉴别诊断包括：多形性红斑、接触性皮炎、荨麻疹、钱币状湿疹、环形肉芽肿、体癣及其他昆虫叮咬。

早期播散性莱姆病典型的临床表现为多发性游走性红斑。患者于被叮咬后 3～5 周出现由于螺旋体血症和皮肤播散引起的继发性皮损，此类皮疹面积小，但外形与初始的皮疹相似。一般均有全身症状。早期播散性莱姆病的其他临床表现包括中枢神经系统及心脏功能障碍。在美国，大约 15%的未经治疗的患者中枢神经系统受累，导致脑（脊）膜炎、颅神经麻痹（最常累及面神经）、小脑运动失调、运动或感觉神经根炎。心脏较少受累，约 5%未经治疗的患者有心脏受累，最常见的是房室传导阻滞。

晚期莱姆病出现于蜱叮咬后的数周至数月，几乎全部表现为单一关节或少数关节的炎症。60％未经治疗的患者出现大关节炎症，且多累及膝关节。受累关节出现红、肿、痛症状，但严重程度不及化脓性关节炎。尽管使用足量抗生素治疗，仍有约10％患者的关节炎迁延不愈或反复发作。晚期莱姆病患者偶见脑炎、脑病（轻度、细微的认知障碍）、多发性神经病。

近90％的莱姆病患者在发病初期出现游走性红斑。因血清诊断试验结果在疾病早期常为阴性，故对存在游走性红斑的患者即可作出临床诊断。由于各种原因，莱姆病的诊断可能很困难。商品化的血清试剂盒可能相当不敏感，该项试验应在有经验的标准实验室中进行。一般推荐应用"两步法"测定血清抗体对博氏疏螺旋体的反应。首先采用酶联免疫法（EIA），继之用 Western 免疫印迹试验用以确定阳性或可疑的 EIA 结果，如 EIA 结果阴性则不需要做免疫印迹试验。特异性血清抗体免疫球蛋白 IgM 浓度在感染后 3～6 周达到顶峰，IgG 浓度通常上升较慢，常在数周至数月后达到顶峰，痊愈后，这两种抗体仍可持续存在数年。由于一种诊断性实验的敏感性要依赖于疾病的流行情况，故应用莱姆病血清试验对慢性非典型性患者进行筛查时应非常谨慎。在这些病例中，常出现假阳性结果。聚合酶链反应（PCR）检测在研究中已经应用了数十年，目前已在标准实验室得到应用。在多数医疗单位，因其敏感性低而使应用受到限制，PCR 只能做为一种评价莱姆病的辅助手段。

莱姆病的治疗取决于病程和受累的器官（见表）。对青霉素过敏的患者，可选择头孢呋辛酯或红霉素。

目前，有关蜱叮咬后预防性应用抗生素以及莱姆病疫苗的费用-效益比的争论很多。美国儿科学会传染病委员会至少发布了两篇文献，强烈反对常规应用抗生素预防莱姆病，甚至对在疫区发现蜱深度咬伤后预防性的应用也持反对态度。基于疫苗的特异性，儿科学会推荐，15 岁或 15 岁以上生活在高危区域长期接触蜱者可接种疫苗，而对极少接触受感染蜱的人群，即使是居住在高危区或中度危险的地区，不建议进行常规接种。

莱姆病的治疗

疾病的分期	药物及剂量
早期局部症状阶段	
≥8 岁	多西环素（脱氧土霉素），口服 100mg bid，14～21 天
所有年龄段	阿莫西林，每日口服 25～50mg/kg，分两次口服（最大剂量 2g/d），14～21 天
早期播散阶段和晚期	
多发性游走性红斑	同早期局部症状阶段，但需服 21 天
孤立的面部神经麻痹	同早期局部症状阶段，但需服 21～28 天（禁用皮质类固醇类药物）
关节炎	同早期局部症状阶段，但需服 28 天
持续性/反复发作关节炎	头孢曲松 75～100mg/kg 静注或肌注，1 次/日（最大剂量 2g/d），14～21 天；或青霉素 30 万 U/（kg・d）静点，1 次/4 小时（最大剂量 2000 万 U/d），14～21 天
心肌炎	头孢曲松或青霉素：见持续性/反复发作关节炎
脑脊膜炎或脑炎	头孢曲松或青霉素：见持续性/反复发作关节炎

降低发生莱姆病风险最有效的方法是采取个人防护措施，包括避免到高危险、树木茂密的地区，穿防护服如帽子、长袖衬衣、长裤子和应用含避蚊胺（<30%）的驱虫剂，在高蜱暴露区的家庭应常规进行防蜱处理。

该患者，头痛和颈项强直病史是发生中枢神经系统播散的重要提示。体格检查未能提供脑（脊）膜炎的证据，而脑脊液（CSF）检查可确诊莱姆病脑（脊）膜炎，根据脑脊液检查确诊的莱姆病与仅据多形性游走性红斑作出诊断的患者，比较二者治疗方案有明显区别。在急诊科静点头孢曲松后，患者被收住普通病房。正如预料，该患者的脑脊液细菌培养结果是阴性。脑脊液莱姆 PCR 测定结果也是阴性，因该试验的敏感性低，阴性结果并不意外。然而，基于美国疾病控制预防中心标准的血清免疫试验呈强阳性。在该患者住院治疗期间，为其放置周围静脉中心导管，安排家庭护理服务，以保证完成 30 天的门诊治疗。在该患者出院时，对患者及其家庭的防护措施进行检查是很重要的。

临 床 要 点

1. 在早期迅速地识别与治疗莱姆病能够减少病死率。
2. 游走性红斑是一种独特的、有诊断价值的皮疹，可见于大多数莱姆病患者。
3. 对于尚未确诊的病例，应依据患者试验前疾病的可能性及当时当地疾病流行情况，谨慎选择血清学检查，并慎重分析检查结果。
4. 预防教育应强调防蜱叮咬的措施。

（孙丽霞译　吴寿岭校）

参 考 文 献

1. Bunikis J，Barbour AG：Laboratory testing for suspected Lyme disease. Med Clin North Am 86：311-340，2002.
2. Mollen CJ，Bell LM：Tick-borne illnesses in the United States. Pediatr Case Rev 1：14-25，2002.
3. Steere AC：Lyme disease. N Engl J Med 345：115-123，2001.
4. Committee on Infectious Diseases：Red Book：Report of the Committee on Infectious Diseases，25th ed. Lyme Disease—CD-Rom 2002. Elk Grove，IL，American Academy of Pediatrics.
5. Shapiro ED，Gerber MA：Lyme disease. Clin Infect Dis 31：533-542，2000.
6. Committee on Infectious Diseases：Preventin of Lyme disease. Pediatrics 105：142-147，2000.

7. Preim S, et al: An optimized PCR leads to rapid and highly sensitive detection of *Borrelia burgdorferi* in patients with Lyme borreliosis. J Clin Microbiol 35: 685-690, 1997.
8. Nocton JJ, et al: Detection of *Borrelia burgdorferi* DNA by polymerase chain reaction in cerebrospinal fluid in Lyme neuroborreliosis. J Infect Dis 174: 623-627, 1996.

病例 13　上背部疼痛

Paul A. Andrulonis

患者女性，68 岁，主因搬运缝纫机时用力过度诱发上背部剧痛而来急诊科就诊。自述背部疼痛呈搏动性，无其他不适。

体格检查

T 36.3℃，P 67 次/分，R 18 次/分，BP 214/102mmHg。未吸氧时血氧饱和度 98%。皮肤：正常。五官：正常。心脏：心率正常，节律规则，未闻及杂音及心包摩擦音。胸部：两肺呼吸音清晰，一致。背部：胸$_5$ 到胸$_{10}$ 脊柱两侧肌肉有压痛。腹部：正常。神经系统：正常。

实验室检查

白细胞（WBC）8 400/μl，血红蛋白（Hgb）12.9g/dl，肌酸磷酸激酶（CPK）119ng/ml，肌酸磷酸激酶同工酶（CPK-MB）1.1ng/ml，肌钙蛋白（troponin）＜0.2U/L。心电图：窦性心律，左室肥大伴复极改变，QRS 波群电轴 39°，无既往心电图资料。胸片：主动脉未见迂曲，肺部无异常（如图）。

问题

应如何对患者进行治疗？下一步应进行哪些检查？

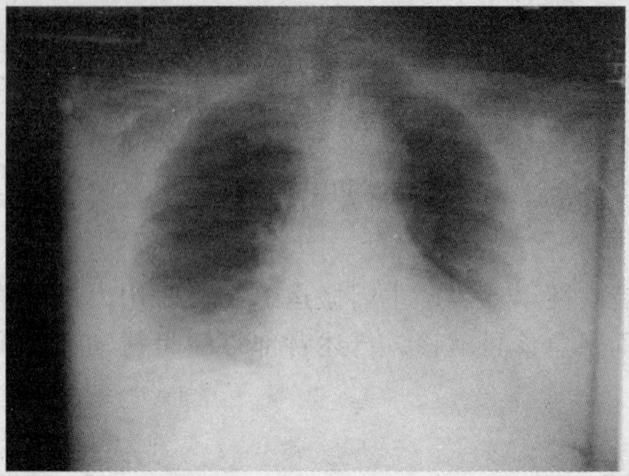

诊断和治疗

再次测血压发现右上臂血压 148/115mmHg，左上臂血压 180/116mmHg。胸部强化 CT 提示主动脉夹层，夹层部位从左锁骨下动脉开口远端扩展至主动脉分叉处。患者被送至监护室，行内科治疗，11 天后出院。

讨论

血液从主动脉内膜破口进入主动脉中层，在两层之间形成假腔，就形成了主动脉夹层（aortic dissection）。其最常见的早期损伤是内膜撕裂。偶有患者动脉内血液进入中层形成血肿使其分离而发生夹层，血肿继续扩大可向动脉内膜破裂进入动脉腔。夹层的两种变异形式为动脉壁血肿（无内膜撕裂的血肿）和动脉粥样硬化溃疡，动脉粥样硬化溃疡往往导致血肿和动脉瘤的形成。

主动脉夹层多见于 60～70 岁有慢性高血压病史的人群。发病原因包括：可卡因滥用、妊娠、马方综合征、Turner 综合征、结缔组织病、血管炎、主动脉狭窄以及先天性心脏病。动脉粥样硬化样改变与夹层危险性的关系尚不明了。

根据主动脉夹层发生的解剖学位置，目前有两种分型方法：一是 Stanford 分型，A 型：病变发生于升主动脉，局限于升主动脉或扩展至降主动脉；B 型：夹层仅限于降主动脉。二是 Debakey 分型，Ⅰ型：病变发生于升主动脉并延伸至降主动脉；Ⅱ型：病变局限于升主动脉；Ⅲ型：病变发生于降主动脉。主动脉夹层在两周以内称为急性期，两周以上为慢性期。

疼痛是主动脉夹层最常见的症状，约见于 90%～95%的患者。疼痛部位主要在胸部、腹部和背部。约 1/3 患者初始症状是腹痛，且大部分为上腹痛。典型的胸痛和背部疼痛约见于 1/3 的患者。据报道，约 10%患者无疼痛的表现。夹层的其他症状和体征包括：脉搏消失、低血压、急性主动脉反流性杂音、心脏压塞、血胸、末梢神经炎、Horner 综合征，急性中风、脊髓缺血、肠系膜缺血。偶见由夹层引起的 Ortner 综合征（左喉返神经受压迫引起的声音嘶哑）。

急性主动脉夹层的死因多为动脉破裂、急性主动脉瓣返流、心脏压塞、低血压和多器官衰竭。从夹层发生开始，每延长 1h 病死率就增加 1%～3%。大约有 21%的患者死于就诊前，住院患者主动脉夹层（近端夹层和远端夹层）的病死率分别为 30%和 10%。

心电图一般无特异性改变。夹层累及冠状动脉时可见急性心肌梗死样改变。胸部 X 线检查敏感性低，16%的患者胸片提示正常，23%的患者可见主动脉影迂曲，小于 50%的患者能见到纵隔影增宽。CT、TEE（经食管超声心动图）、MRI（磁共振）对于诊断评价更具优越性。CT 的敏感性为 94%，但它几乎不能发现内膜撕裂和动脉返流的情况。TEE 正成为诊断主动脉夹层的主要手段，其敏感性达 98%，而且能评价内膜撕裂的位置、主动脉反流及病变是否累及冠状动脉，TEE 还可用于快速床边检查。MRI 的敏感性最高，但由于它花费时间长，对急诊患者而言就显得很不实际。近来，血液分析发现血平滑肌肌球蛋白重链水平可以作为动脉夹层的标志物。最初报道血平滑肌肌球蛋白重链水平对诊断急性主动脉夹层的敏感性为 91%，特异性为 98%。

治疗目标是降低动脉压，控制夹层的进一步扩展。内科治疗仅适用于单纯的远端夹层患者，对该类患者行外科手术治疗并不能提高其生存率。内科一线用药是静脉内应用 β 受体阻滞剂，控制目标心率在60次/分以下。首选药物为拉贝洛尔，用法：每10 min静脉注射20mg，最大剂量300mg；或者艾司洛尔，先按500μg/kg静脉注射，再以50～150μg/(kg·min)的速度持续静点。可加用硝普钠0.3～0.5μg/(kg·min)以协助降低血压。血压要降低至患者能耐受的程度。

近端夹层致命性并发症的发生率很高，需要立即行外科手术治疗。外科治疗使病死率由50％以上降低到36％以下，但有些患者有禁忌证（如急性中风的患者）。降主动脉的夹层扩展迅速，可引起顽固的疼痛，使远端或重要脏器血流供应减少，也常需要外科治疗。外科治疗目的是修补撕裂的内膜，阻止血液继续流向中层。50％的患者外科手术治疗后夹层仍持续存在，15％的患者需行二次手术治疗夹层。

临 床 要 点

1. 约40％主动脉夹层患者在初诊时被误诊，约35％的患者是在死后尸检被确诊为主动脉夹层。

2. 夹层的发病率是腹主动脉瘤破裂的2～3倍。胸痛、后背痛、上腹痛的患者均应怀疑本病。

3. 当患者表现为反复肌肉疼痛及其他非典型症状时，不能除外诸如夹层这样的致命性疾病。

（赵海燕译　刘硕然校）

参 考 文 献

1. Khan IA, Nair CK: Clinical, diagnostic and management perspectives of aortic dissection. Chest 122: 311-328, 2002.

2. Manning WJ: Clinical manifestations and diagnosis of aortic dissection. UpToDate 2002. www. uptodate. com.

3. Manning WJ: Management of aortic dissection. UpToDate 2002. www. uptodate. com.

4. Sullivan PR, Wolfson AB, Leckey RD, Burke JL: Diagnosis of acute thoracic aortic dissection in the emergency department. Am J

Emerg Med 18：46-50，2000.

5. Khan IA，Wattanasauwan N，Ansari AW：Painless aortic dissection as hoarseness of voice—Cardiovocal syndrome：Ortner's syndrome. Am J Emerg Med 17：361-363，1999.

病例 14　腹痛、排尿困难

Elizabeth R. Alpern

患者女性，12 岁，为除外阑尾炎由外院急诊科转诊来院。患者主诉下腹痛 4 天、排尿困难 1 天。病后仍有饥饿感，但由于腹痛而无法进食。近期尿频、尿痛、尿急及尿不尽感。无发热及呕吐，自述今晨大便困难。月经尚未初潮，否认性行为，无阴道分泌物。数月来感间断腹部疼痛，因不剧烈而未曾就医。患者未服用任何药物，由家人陪同而来急诊科。既往体健。

体格检查

T 37.6℃（口温），P 108 次/分，R 18 次/分，BP 115/70mmHg。一般情况：少年女性，痛苦面容，发育正常，营养良好。胸部：双肺呼吸音清晰。心脏：心率正常，心律规整，无杂音。腹部：下腹部膨隆，耻骨弓上方可触及中等大小包块，有触痛，无反跳痛，肝脾未触及。直肠检查：大便硬结，棕褐色，潜血试验阴性。躯干：脊肋角无压痛。泌尿生殖系统：乳房发育 Tanner 3 级。阴毛发育 Tanner 3 级，女性外生殖器可见阴道口膜状膨出，表面紫蓝色（见图）。

实验室检查

尿绒毛膜促性腺激素（β-HCG）：阴性。尿常规：pH 7.0，比重 1.010，未见白细胞，亚硝酸盐阴性，尿酮体、尿糖和尿蛋白均阴性。电解质、尿素氮、肌酐均在医学正常参考范围之内。

急诊处理/放射学检查

放置 Foley 导尿管，导出尿液 700ml。再次检查发现腹部膨隆减轻，但耻骨弓上区仍可触及包块。超声检查发现阴道和子宫腔内有一均匀的非血管性肿块，肾结构正常。

问题

最可能的诊断是什么？

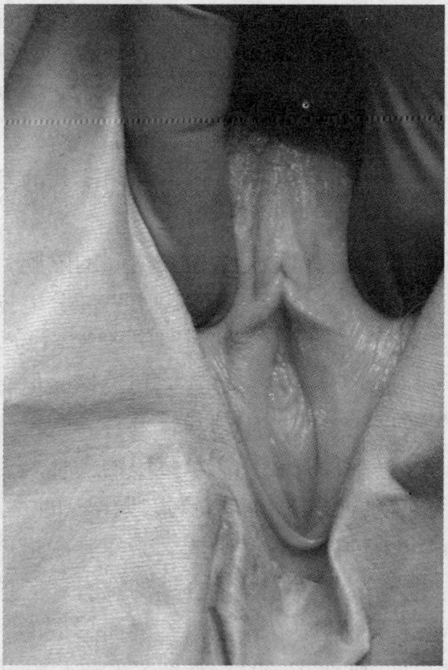

诊断

处女膜闭锁伴阴道积血

讨论

分析青春期少女腹痛的原因常常十分困难，至少要考虑胃肠道、泌尿生殖器官、心理问题等方面的因素，宜进行全面的体格检查，包括直肠、外生殖器、骨盆检查。本例患者经外生殖器检查后，即诊断处女膜闭锁伴阴道积血及尿潴留。检查发现浅蓝色的处女膜向外膨出，为月经血潴留所致。病史也支持该诊断：患者有女性第二性征（乳房和阴毛）的发育但无月经（原发性闭经）、周期性下腹疼痛。

处女膜是位于阴道和泌尿生殖窦之间的隔膜，由泌尿生殖窦上皮分化而来。胚胎时期，处女膜中央部分上皮细胞未能吸收导致处女膜闭锁。其发生率在足月产女婴中约为0.1%。一般认为该病与其他先天性发育异常无相关性，但有报道处女膜闭锁可伴有阴道横膈、阴道闭锁和肾发育异常。

临床上通过仔细检查在任何年龄段的女性均可发现处女膜闭锁，但新生儿至青春期之间的年龄段出现的并发症最显著。在新生儿中，由于母体循环激素的刺激使其阴道内黏膜和血液积聚，通常诊断为阴道积液。青春期的患者，阴道积血是由于处女膜闭锁导致的月经血在阴道内积聚而形成的。若病情发展可导致子宫积血（血液在子宫内潴留）和输卵管积血（血液积聚在输卵管）。若阴道积血严重，可压迫尿道、直肠，引起尿潴留和便秘。潴留的血液还可以成为细菌的培养基，引起机体感染。

该病的诊断要依据检查。超声检查有助于诊断并且能发现任何相关的泌尿生殖器异常。治疗方法：行外科手术切除多余的处女膜组织，清除阴道内陈旧的月经血。虽有感染的危险，但当处女膜闭锁仅伴有阴道积血时，预后良好。

本例患者经外科会诊后，行手术治疗痊愈出院。

临 床 要 点

1. 青春期少女有周期性腹痛和原发性闭经的表现，提示处女膜闭锁伴阴道积血。
2. 阴道积血、子宫积血、输卵管积血是月经初潮女性处女膜闭锁的并发症。
3. 超声检查有助于诊断伴随的泌尿生殖器异常。
4. 处女膜切开术是处女膜闭锁及其并发症的根本治疗方法。

（赵海燕译　牛建清校）

参 考 文 献

1. Bogen DL，Gehris RP，Bellinger MF：Imperforate hymen with hydrocolpos. Arch Pediatr Adolesc Med 154：959-960，2000.
2. Bakos O，Berglund L：Imperforate hymen and ruptured hematosalpinx：Case report with a review of the literature. J Adolesc Health 24：226-228，1999.
3. Schneider K，Hong J，Fong J，Sanders CG：Hematocolpos as an easily overlooked diagnosis. Curr Opin Pediatri 11：249-252，1999.

病例 15　手部撕裂伤

Brendan Carr　Elizabeth M. Datner

患者男性，28 岁。主因左手背（非左利手）被刀划伤就诊于急诊科。患者主诉于就诊前 30min 在争吵过程中因前女友用餐刀“砍他”而受伤。陪同其就诊的警官解释说治疗结束后，她将带患者到警察局总部录口供，以便于申请拘捕行凶者。

体格检查

T 36.7℃，P 85 次/分，R 16 次/分，BP 118/74mmHg。一般情况：无痛苦面容。左手由一条被血浸透的毛巾包裹着。皮肤：温暖且干燥，无其他明显损伤。四肢：左手背 6cm 划伤，肌腱无受累，无异物，无活动性出血。伤口呈张口状但边缘整齐，且易于对合。神经系统：左手手指所有关节可完全伸展，伤口远端轻触感及针刺感无受损。

实验室检查

未行实验室检查。

问题

此病例中显示什么重要的公共卫生问题？急诊医生在此类病例中的作用是什么？

诊断

家庭暴力（domestic violence）。家庭暴力是通过暴力和犯罪行为维系权力，使得一个成人（或青少年）屈服于其家庭成员或亲密伙伴的控制。其范围包括过去和现在的家庭成员，并且适用于同性恋者及异性恋人。这种权力和控制的关系通过身体攻击、身体恐吓、性攻击、强迫、社会隔绝、经济依赖、威胁伤害所爱的一方、精神与感情上的虐待来维系。

讨论

美国司法部门通过全国犯罪受害者调查表收集暴力犯罪的数据。1998 年，大约有 100 万曾经遭受现在或以往的家庭成员实施暴力犯罪的受害者记录在案。大约 85%的家庭成员犯罪是针对女性的。

急诊科是一个有可能发现家庭成员施行暴力的地方。但是依然难于估计每年在急诊科就诊的家庭暴力受害者的数量，因为行凶者与受害者的关系常常是不明的。1981 年的一项在急诊科对家庭暴力受害者的调查研究中发现 22%的成年人是家庭暴力的受害者。另一项研究发现大约一半家庭暴力相关杀人案的受害妇女在过去的 2 年内曾到急诊科就诊。对急诊科外伤患者进行家庭暴力的筛查发现，家庭暴力的发生率从大约 5%上升至 30%。

在过去的几十年里，人们对家庭暴力及其对健康影响的认识有所提高。美国医学会提出“医生应把常规询问关于身体、性和心理上的虐待史作为病史的一部分”。但是，在美国筛查家庭暴力依然不是卫生保健的常规内容，而筛查更少见的疾病是件常事。目前在美国全国的医学院正在讲授的一个方法论叫做“RADAR”。RADAR 提醒临床医生常规（R，routinely）筛查女性患者，询问（A，ask）直接的问题，记录（D，document）检查所见，评估（A，assess）患者的安全性，回顾（R，review）治疗选项和安排。

医生的关切可能对引导家庭暴力受害者怎样理解他或她受

到的虐待有很大的影响。临床医生应鼓励受害人讲述他们的经历并且应不加评论地倾听，并解释说家庭暴力很常见，每个人都有权利在没有家庭暴力的环境中生活，受害人会得到社会的帮助。这些解释是心理咨询中非常重要的第一步。美国急救医师学会（the American College of Emergency Physicians，ACEP）支持在急诊科筛选家庭暴力。然而，许多医生不仅感觉未经过适当的训练，而且缺乏彻底解决问题的方法。

为患者进行安全评估和讨论安全计划是非常重要的。患者可以住在急诊科，因为虐待一直在升级，因为存在新的或更严重的威胁，或因为其害怕回家。出院的计划应取决于患者的安全感。在发现家庭暴力被发觉时受害者往往还没准备好离开虐待者。如患者需迅速离家，应当制定安全计划。应鼓励患者周密考虑和策划。必须安全藏好一些物品，包括备用的车钥匙、身份证复印件、钱和法律文件。应鼓励患者计划好在紧急事件时可以停留在什么地方、可以利用哪些资源。应告知患者急诊科就诊的诊疗记录（包括照片）在将来可被当作证据。

另一方面，该患者的前女友被带到其他场所，发现其有被企图勒死的伤痕。在处理完该患者的伤口后，陪同患者的警官将其带到拘留所。这提示一种现象，很多男性施虐者在家庭暴力事件后反而自称受害人。该病例最重要的是，应当认识到家庭暴力在美国很普遍、受害人很少主诉家庭暴力。

临床要点

1. 家庭暴力是一个普遍的公共卫生问题，很可能在急诊科见到。
2. 谈论家庭暴力可以产生积极的效应，使受害者乐意寻求帮助。
3. 急诊科医生应当确保患者的安全并进行有关安全计划的教育。

（宋海澄译　刘会仁校）

参 考 文 献

1. Rennison CM，Welchans S for the Bureau of Justice Statistics：Intimate partner violence. NCJ 178247，2000.
2. Rounsaville B，Weissman MM：Battered women：A medical problem requiring detection. Int J Psych Med 78：191-202，1977.
3. American College of Emergency Physicians：Domestic Violence Policy 400286. Accessed April 2003 at www. acep. org
4. Muelleman R，Burgess P：Male victims of eomestic violence and their history if perpetrating violence. Acad Emerg Med 5：866-870，1998.
5. Eisentstat S，Bancroft L：Domestic violence. N Eng J Med 341：886-892，1999.

病例 16　呕吐、腹泻、发绀

Linda Brown　Richard Scarfone

患儿男性，6 周龄。主因频繁呕吐和腹泻由家人送至急诊科就诊。近两天患儿平均每天排稀水样便 12 次，无血便，间断呕吐 3 次，非喷射性，无血性物和胆汁。患儿父母不能确定其排尿量。该患儿主要用豆制品人工喂养。无发热和皮疹，但活动减少。

体格检查

T 37.4℃，P 150 次/分，R 58 次/分，BP 75/40 mmHg。一般情况：急性病容，面色灰暗，全身发绀伴前囟凹陷（见图 1）。黏膜干燥，毛细血管充盈时间 3～4s。胸部：呼吸音清。心脏：心动过速，无杂音、心包摩擦音和奔马律。脉搏：可触及。

实验室检查

血细胞比容（红细胞压积）31%，白细胞 17 400/μl，血小板 289 000/μl。主要电解质：钠 148 mmol/L，碳酸氢盐 11 mmol/L。吸室内空气状态下氧饱和度 93%；动脉血气（室内空气）：pH 7.13，$PaCO_2$ 26 mmHg，PaO_2 86 mmHg。胸片：无渗出影，心脏大小正常。心电图：在其年龄组的正常范围内。

急诊过程

经由无重复面罩吸氧 10 L/min 后，患儿发绀无改善。在静脉穿刺时，患儿静脉血呈暗棕色（见图 2）。

问题

最有可能的诊断是什么？

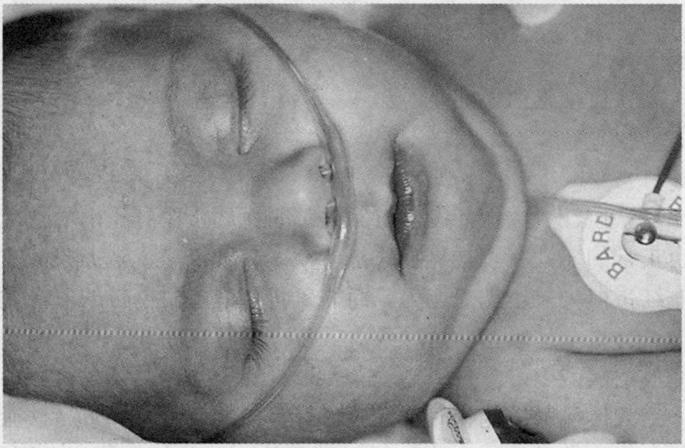

图 1

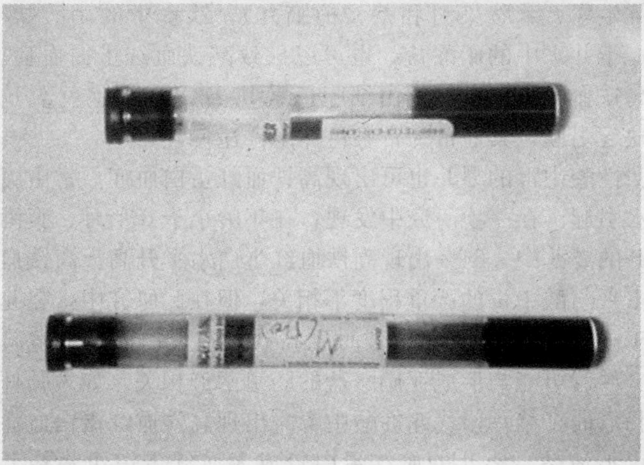

图 2

诊断

高铁血红蛋白血症

讨论

高铁血红蛋白血症发生机制是位于血红蛋白分子内的铁元素由正常的亚铁状态被氧化成三价铁。其结果是，新形成的高铁血红蛋白失去了携氧能力，而非氧化血红蛋白携带的氧与亚单位结合得更加紧密。这导致血红蛋白氧解离曲线左移，向组织释放的氧减少。

当人体接触氧化物时常发生血红蛋白的改变。导致高铁血红蛋白血症的常见化合物包括亚硝酸盐、硝酸盐、苯佐卡因、磺胺类抗生素、苯胺染料和萘（樟脑丸）。饮食中的硝酸盐，尤其存在于井水中的硝酸盐，也可以导致高铁血红蛋白血症。遗传型高铁血红蛋白血症是由细胞色素 b_5 缺乏或细胞色素 b_5 还原酶缺乏引起，其通常为常染色体隐性遗传。

代谢性酸中毒的婴儿也可出现高铁血红蛋白血症，常由腹泻和脱水引起。在一项研究中发现，在年龄小于 6 个月、腹泻超过 24h 的婴儿中，64％出现高铁血红蛋白水平升高。高铁血红蛋白水平与酸中毒的严重程度不相关，但在此研究中，婴儿体重小于或等于第 10 百分位数时患高铁血红蛋白血症的危险性极大。尽管可能与形成亚硝酸盐的肠道菌群相关，如大肠杆菌和空肠弯曲杆菌，但代谢性酸中毒时出现高铁血红蛋白血症的原因仍不清楚。婴儿的血红蛋白较成人血红蛋白更易被氧化，另外婴儿的细胞色素 b_5 还原酶水平低，此酶的作用是将铁还原成二价铁。因此，在腹泻的婴儿中高铁血红蛋白血症的发生可能是多因素的。

高铁血红蛋白血症的临床表现直接与高铁血红蛋白水平相关。患者的高铁血红蛋白水平低于 10％时无临床症状；当高铁血红蛋白水平为 10％～30％出现发绀；而在 30％～50％时，患者可出现心动过速、呼吸困难、焦虑、头痛和疲乏；在 50％～70％时常出现昏迷、酸中毒、癫痫发作和心律失常；当超过 70%时可能导致心脏停搏。

综上所述，发绀是高铁血红蛋白血症相对较早的表现。一个诊断性的线索是脉搏血氧测定仪所记录的血氧饱和度与患者的发绀程度不符。脉搏血氧测定仪仅可以测定两种血红蛋白浓度：还原血红蛋白和氧和血红蛋白。高铁血红蛋白由于与这两种血红蛋白吸收不同波长的光线，所以不能被标准脉搏血氧测定仪测定。这导致脉搏血氧测定仪显示的动脉血氧饱和度值过高。患者的动脉氧分压正常，因为氧分压是溶解氧的浓度而不是血红蛋白的携氧量。

通过用光电比色法测定高铁血红蛋白的水平可明确诊断该病。还有一个简单的床旁检测方法，即在滤纸上放置一滴患者的血，高铁血红蛋白将呈现巧克力样褐色。

高铁血红蛋白血症的治疗应选择亚甲兰。剂量为 1～2mg/kg（1%的溶液为 0.2 ml/kg）静脉输入，时间不少于 3～5min。亚甲兰被代谢成无色亚甲兰，起到转化高铁血红蛋白的还原剂的作用。高铁血红蛋白水平超过 30%的患者均应给予治疗。在儿童，其水平在 20%～30%之间时，应努力去除氧化应激和纠正酸中毒状态。另外，亚甲兰可被用于有症状的高铁血红蛋白水平在此范围内的儿童或其他治疗方法无效的患者。对有输氧能力受损表现的患者应考虑使用亚甲兰治疗。亚甲兰可能对 6-磷酸葡萄糖脱氢酶（G6PD）缺乏症患者无效，并且，这些患者在应用亚甲兰治疗后高铁血红蛋白血症和溶血性贫血的病情反而可能会恶化。

该患儿有腹泻、明显的脱水、面色灰暗，而且经给予辅助供氧后肤色没有改善，其血液呈现暗褐色，用光电比色法测定的高铁血红蛋白水平为 34%，据此患儿被确定诊断，在给予静脉输液和亚甲兰后痊愈。

临 床 要 点

1. 发绀患者经辅助供氧无改善应考虑高铁血红蛋白血症的诊断。
2. 婴儿腹泻和脱水有发展成高铁血红蛋白血症的危险。
3. 脉搏血氧测定仪对于高铁血红蛋白血症患者血氧饱和度的测定无帮助。
4. **G6PD** 缺乏症患者可能对亚甲兰治疗无反应，并且使用亚甲兰出现并发症的危险明显增加。

（宋海澄译　王岩校）

参 考 文 献

1. Price D：Methemoglobinemia. In Goldfranck LR et al（eds）：Goldfranck's Toxicologic Emergencies，7th ed. New York，McGraw-Hill 2002，pp 1438-1447.
2. Wright RO，Lewander WJ，Woolf AD：Methemoglobinemia：Etiology，pharmacology，and clinical management. Ann Emerg Med 34：646-656，1999.
3. Tilman Jolly B，Monico EP，McDevitt B：Methemoglobinemia in an infant：Case report and review of the literature. Pediatr Emerg Care 11：294-296，1995.
4. Pollack ES，Pollack CV：Incidence of subclinical methemoglobinemia in infants with diarrhea. Ann Emerg Med 24：652-656，1994.
5. Barker SJ，Tremper KK，Hyattt J：Effects of methemoglobinemia on pulse oximetry and mixed venous oximetry. Anesthesiology 70：112-117，1989.

病例 17 恶心、呕吐、乏力

Charlene An C. Crawford Mechem Jill Baren

患者男性，23 岁。主因恶心、呕吐、全身无力数天就诊。患者还诉近日出现咳嗽、流涕、多尿，1 个月内体重下降 4.5kg。既往体健。

体格检查

T 38.1℃，P 116 次/分，R 30 次/分，BP 125/68 mmHg。一般情况：消瘦，疲乏面容，呼吸急促。皮肤：温暖干燥，无皮疹。头颅和五官：黏膜干燥，呼吸带有水果味。颈部：软，未触及淋巴结。肺：呼吸浅，呼吸音清，无哮鸣音或啰音。心脏：心动过速，律齐，无杂音、心包摩擦音和奔马律。腹部：软，无腹胀，上腹轻触痛，无反跳痛和肌卫，肠鸣音正常。神经系统：神志清，灵敏，定向准确，四肢肌力正常，无感觉障碍。

实验室检查

全血细胞计数：正常。电解质：钠 129 mmol/L，钾 6.3 mmol/L，碳酸氢盐 14 mmol/L，氯 95 mmol/L，尿素氮 24 mg/dl，肌酐 1.2 mg/dl，血糖 676 mg/dl。阴离子间隙 20（正常 10～12）。尿液分析：大量酮体，大量尿糖，无白细胞。动脉血气分析：pH 7.29，PCO_2 30 mmHg，PO_2 96 mmHg。心电图：窦性心动过速，非特异性 T 波低平，无缺血性 ST 段改变。胸片：正常。

问题

什么综合征可以解释患者的症状和体征？初始治疗措施是什么？

诊断和治疗

糖尿病酮症酸中毒（diabetic ketoacidosis，DKA）。早期治疗应包括补液、胰岛素治疗和纠正电解质紊乱。

讨论

糖尿病酮症酸中毒的发生机制是内源性或外源性胰岛素不足，导致肌肉、肝和脂肪细胞对葡萄糖的摄取减少，机体的新陈代谢转化成饥饿状态。为了代偿，胰高血糖素、生长激素和儿茶酚胺等反向调节激素被释放入体循环。这些激素促进三酰甘油分解成游离脂肪酸，经过β氧化转变为丙酮、β羟丁酸和乙酰乙酸，出现代谢性酸中毒。这些激素也刺激葡萄糖异生，从而导致高血糖症。血糖增高导致渗透性利尿，引起脱水和电解质紊乱。糖尿病酮症酸中毒患者常常出现呕吐和腹泻，这可以加重脱水和电解质紊乱。

糖尿病酮症酸中毒通常见于胰岛素依赖型糖尿病患者；然而，也可偶见于非胰岛素依赖型糖尿病患者。通常由未遵从胰岛素治疗方案或生理性应激因素所诱发。这些应激因素有感染、急性心肌梗死、外伤、脑卒中、妊娠、酒精及滥用毒麻药物等。酮症酸中毒也可以是以往未被诊断的糖尿病的首发症状。

糖尿病酮症酸中毒患者的初步评估包括详细询问病史，尤其是应用的药物、治疗的不依从性和任何可使病情突然加重的应激因素，应询问患者有无呼吸困难、多尿、多饮、多食、恶心、呕吐、腹泻、腹痛、抑郁及癫痫发作等情况。体格检查应包括仔细寻找脱水的证据（黏膜干燥、皮肤弹性下降、眼球凹陷、婴儿的前囟凹陷）。其他有价值的发现包括呼吸带有水果味、深快（Kussmaul）呼吸、腹部压痛、精神状态改变、局部神经病变、局灶感染（如肺炎、肾盂肾炎或蜂窝织炎）等。

应进行初步的实验室检查以评估脱水的程度，检查电解质和其他代谢异常，寻找加速糖尿病酮症酸中毒发生的潜在因素。大部分患者应进行全血细胞计数，以及钙、磷酸盐、镁等电解质项目和血清酮体的测定。除高血糖外，常见的实验室检查异常包括由于酮酸生成所致的阴离子间隙增大的代谢性酸中毒。糖尿病酮症酸中毒时的低钠血症是高血糖的直接结果。在血糖高于 100 mg/dl 时，血糖每升高 100 mg/dl 则血清钠的测定值下降 1.6 mmol/L。代谢性酸中毒时，钾向细胞外转移而产生高钾血症，但是几乎全部糖尿病酮症酸中毒患者均存在体内总钾量的缺乏。低磷血症也可能产生。其他对糖尿病酮症酸中毒患者有价值的实验室检查包括尿分析、血培养、尿培养、心电图和胸片。

最重要的早期治疗为补液，随后给予胰岛素治疗及纠正电解质紊乱。同时，应识别和处理诱发因素。通常成人患者体液丢失 6～10L。单纯补液足可使血糖水平下降。在没有明显心脏或肾疾病的成人，输液的速率为前 2h 内 0.9％的生理盐水 1～2L，接着输入 0.45％的盐水 200～500 ml/h。当血糖降至 300mg/dl 以下时，静点液体应换为 5％葡萄糖盐水或 5％葡萄糖液以提供消除酮体生成所需的葡萄糖。为评价补液的效果应监测尿量。给予普通胰岛素的初始负荷剂量为 0.1～0.15U/kg，然后按 0.1U/(kg・h)持续静点。其目标为使血糖以 80 mg/(dl・h)的速度下降。当血糖接近 250～300 mg/dl 时，胰岛素输注速度应该降低，但仍需继续应用直到阴离子间隙正常和血清酮体阴性为止。

严密监测电解质非常重要，最初每小时检查一次，当酸中毒得到纠正、阴离子间隙减小时，每 2～4h 检测一次。只要心电图没有提示高钾血症，就应继续补钾直到其水平接近 5.3 mmol/L。当有指征时也应该监测和补充磷和镁（见表）。

在补液和给予胰岛素后血清 pH 将正常。对重症糖尿病酮症酸中毒患者，最初必须每小时检查一次电解质和动脉血气。Winter 公式［$PaCO_2$ = 1.5×（HCO_3）+8（±2)］有助于确定代谢性酸中毒患者是否得到了恰当的纠正。本例中该患者得到了恰当的纠正，其 $PaCO_2$ 测定值为 30 而计算值为 29。由于有可能使细胞内酸中毒恶化，所以用碳酸氢钠纠正糖尿病酮症酸中毒的代谢性酸中毒仍有争议。其仅用于极其严重的酸中毒患者。

肾功能正常的糖尿病酮症酸中毒患者的电解质补充量

血清钾(mmol/L)	加入静脉液体中氯化钾或磷酸二氢钾的量(mmol)
>5.5	无
5.0～5.5	10
4.5～5.0	20
4.0～4.5	30
3.5～4.0	40
<3.5	>40

磷酸盐：如果水平＜1.0 mg/dl 则经静脉或口服补充。

脑水肿是糖尿病酮症酸中毒非常严重的并发症。发生脑水肿的症状和体征包括心动过缓、精神状态迅速恶化或通过治疗酮症酸中毒后精神状态无改善。其病因尚不十分清楚，可能是由于过度补液或纠正高血糖太快，引起渗透压的变化，使液体由血管向脑组织转移所致。治疗脑水肿应静点甘露醇 1g/kg 并辅以过度换气以降低颅内压。

该患者发生糖尿病酮症酸中毒有两个原因：糖尿病未能诊断，合并左下叶肺炎。早期胸片由于脱水未显示出渗出，入院后胸片检查发现左下叶肺炎。最初血清酮体的滴度为 1∶16，经静脉补液和给予胰岛素治疗后酮体消失。患者应用静脉抗生素治疗，改用胰岛素皮下注射，最后在经过糖尿病治疗教育后出院。

临 床 要 点

1. 糖尿病酮症酸中毒患者早期最重要的处理为补液，然后给予胰岛素替代治疗。
2. 用碳酸氢钠治疗酸中毒没有明确的疗效甚至可能有害。在严重的酸中毒（pH＜6.9）和血流动力学不稳定的情况下，可考虑应用碳酸氢钠。
3. 密切监测脑水肿的体征，特别是在治疗的最初数小时。
4. 当甄别糖尿病酮症酸中毒的诱发因素时，应考虑到急性冠脉综合征。

（崔刘福译　刘硕然校）

参考文献

1. Inward CD，Chambers TL：Fluid management in diabetic ketoacidosis. Arch Dis Childhood 86：443-444，2002.
2. Viallon A，Zeni F，Lafond P，et al：Does bicarbonate therapy improve the management of severe diabetic ketoacidosis? Crit Care Med 27：2690-2693，1999.
3. Graber TW：Diabetes mellitus and glucose disorders. In Rosen P，Barken RM（eds）：Emergency Medicine Concepts and Clinical Practice，3rd ed. St. Louis，Mosby-Year Book，1992，pp 2180-2187.

病例 18 哮鸣和呼吸困难

Joseph J. Zorc

患儿女性，5 岁。主因咳嗽、喘鸣和呼吸困难到急诊科就诊。患者于 3 个月前开始出现咳嗽、喘鸣和呼吸困难，这些症状进行性加重。约 3 周前，她就诊于其私人医生并开始服用舒喘灵和一个短疗程的泼尼松，服药后症状有所改善。但随后上述症状再次恶化，并且在劳力和夜间平卧时症状更加明显。一周前患儿出现低热，并偶有咳嗽后呕吐，呕吐物为非胆汁性，大便稀松，无血。病后无体重减轻或咯血，患儿既往无特殊病史。无哮喘或呼吸系统疾病家族史。

体格检查

T 39℃，P 140 次/分，R 30 次/分，BP 112/73 mmHg。非吸氧时血氧饱和度为 97%。一般情况：活泼儿，轻度呼吸困难，坐位时言语流畅。头颈：颈前可触及弹丸大小的淋巴结。胸部：双肺呼吸音减弱及散在轻度呼气性哮鸣音。心脏：正常频率及节律，无杂音及心包摩擦音。腹部：软，无肝脾大及包块。

实验室检查

血红蛋白 10.6 g/dl，白细胞 7 200/μl，血小板 404 000/μl，钾 4.4 mmol/L，血尿酸 5.7 mg/dl。胸片和 CT 扫描：见图。

问题

你的诊断是什么？主要诊断依据是什么？应立即采取什么治疗？

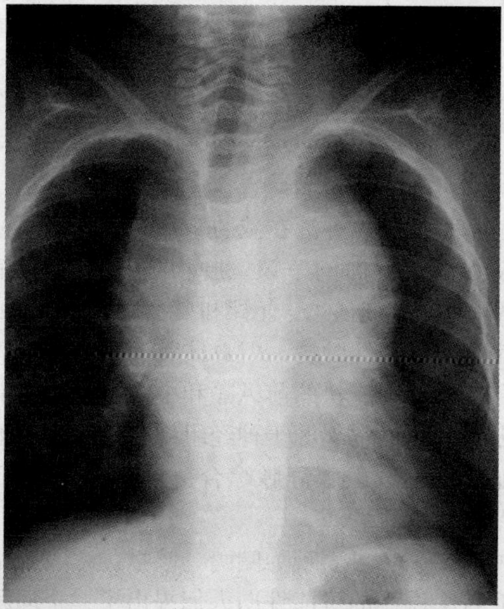

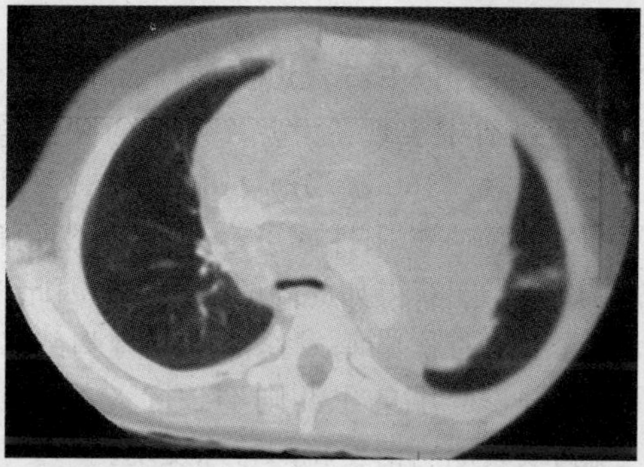

诊断

影像学检查显示前纵隔巨大肿物压迫远端气管

讨论

儿童纵隔肿物是一种潜在威胁生命的急症，这种急症引发了许多诊断和治疗方面的争议。肿物按其所处的解剖位置分为：中纵隔（靠近心脏、大血管和气管）、前纵隔或后纵隔。虽然急性症状提示恶性肿瘤，但总体看大多数儿童的纵隔肿瘤是良性的。在儿童有症状的前纵隔和中纵隔肿物通常多为淋巴瘤，而后纵隔肿物通常起源于神经组织。压迫邻近组织可能导致气道或血管梗阻（上腔静脉综合征），这可用CT和超声心动图进行评估。

纵隔肿物的患者可表现为喘鸣、咳嗽、呼吸困难和其他类似哮喘的症状。误诊的可能性向人们提出了一个问题，即每位首次喘鸣发作的患儿是否均应接受胸部X线检查。早期一项回顾性研究发现在此背景下行常规X线检查阳性率低（6%），并提示如果有下列临床表现：发热、严重的呼吸急促（>60次/分）、心动过速（>160次/分）或肺部检查发现局部阳性体征，其胸部X线检查的阳性率可达95%。然而随后一项大样本、前瞻性研究未能获得如此高的阳性率。因此该问题仍存争议，在此情况下对首次喘鸣发作的患儿行胸部X线检查是恰当的，而对已确诊哮喘的患儿则不必行X线检查，除非有提示肺炎、气胸或其他病情变化的特殊发现。

纵隔肿瘤的气道处理须谨慎，并且应根据症状和CT所示气道阻塞程度给予个体化处理。如果体位变化影响症状，患者应被允许保持舒适体位。镇静、肌肉麻痹和正压通气可以改变呼吸动力学和引起气道完全梗阻。不能平卧或气管梗阻大于50%被认为是气管插管的禁忌证。早期活检是重要的，但早期给予激素、放疗或化疗可以使肿瘤快速消散从而使诊断复杂化。气道梗阻在治疗初期可能因为局部肿胀而恶化。肿瘤溶解综合征、心脏压塞和气胸是治疗中其他潜在的并发症。

该患者在局麻下行开胸手术取得活检标本，结果为T淋巴细胞性淋巴瘤。开始化疗和糖皮质激素治疗后肿物迅速消退，症状得以改善。

临床要点

1. 首次发作喘鸣的儿童应考虑进行胸部X线检查。
2. 除非有特殊的异常临床表现，对已确诊哮喘的患儿通常不必行胸部X线检查。
3. 对纵隔肿瘤患者应谨慎进行气道处理，因插管可能使气道梗阻加重。

（崔刘福译　王岩校）

参考文献

1. Hogarty MD，Lange B：Oncologic emergencies. In Fleisher GR，Ludwig S（eds）：Textbook of Pediatric Emergency Medicine，4th ed. Philadelphia，Lippincott Williams & Wilkins，2000，pp 1157-1190.
2. National Asthma Education and Prevention Program：Expert panel report：Guidelines for the Diagnosis and Management of Asthma. NIH pub ＃ 98-4051. Bethesda，MD，National Institutes of Health，1997.
3. Walsh-Kelly CM，Kim MK，Hennes HM：Chest radiography in the initial episode of bronchospasm in children：Can clinical variables predict pathologic findings? Ann Emerg Med 28：391-395，1996.
4. Shamberger RC，Holzman RS，Griscom NT，et al：CT quantitation of tracheal cross-sectional area as a guide to the surgical and anaesthetic management of children with anterior mediastinal masses. J Pediatr Surg 26：138-142，1991.
5. Gershel JC，Goldman HS，Stein REK，et al：The usefulness of chest radiographs in first asthma attacks. N Engl J Med 309：336-339，1983.

病例 19　体重减轻、心动过缓和低体温

Jill M. Baren

患者男性，15 岁。由儿科医生诊所转送至急诊科。在诊所医生发现患者体温低、心率缓慢。其父母介绍最近 18 天内患者体重下降 7.7kg，并且便秘。患者除否认自杀想法外承认感到伤感和绝望。否认发热、寒战、盗汗、皮疹或浮肿。进一步询问发现在过去的一年中患者的体重有明显波动。

体格检查

T 33.6℃，P 42 次/分，R 18 次/分，BP 115/63 mmHg。体重 49.8 kg。一般情况：瘦弱，面色苍白，情感悲伤。头颅和五官：眼窝凹陷，黏膜干燥。胸部：双侧呼吸音清。心脏：心动过缓，无杂音。腹部：舟状腹，无触痛，肠鸣音减弱。

实验室检查

血红蛋白 15.2 g/dl，白细胞 4 400/μl，血小板 271 000/μl，血电解质：尿素氮增高为 23mg/dl，磷 2.6mmol/L，其余在正常范围内。其儿科医生提供了患者的生长曲线（见图）。

问题

什么诊断可以解释患者的体重减轻、低体温及心动过缓？

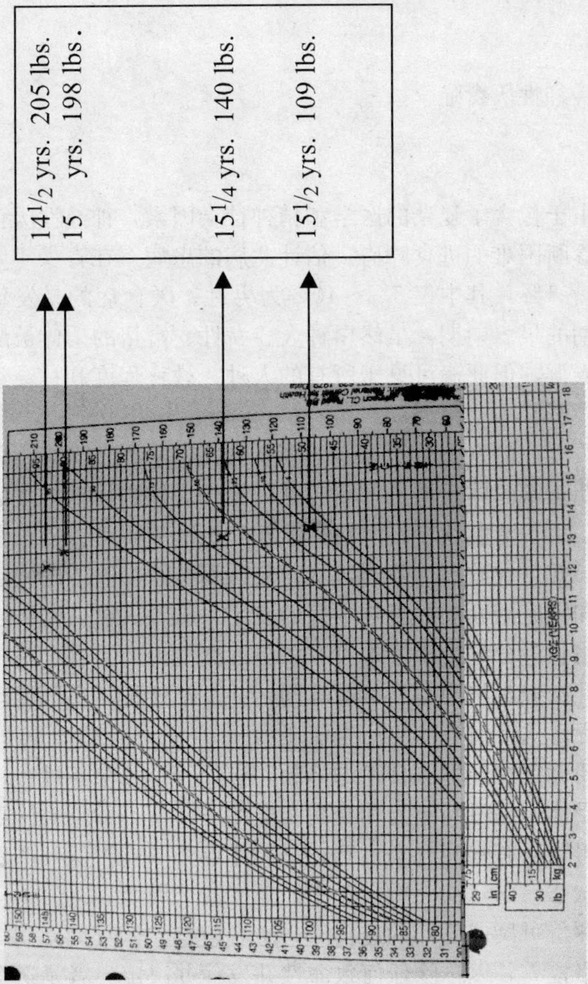
14½ yrs. 205 lbs.
15 yrs. 198 lbs.
15¼ yrs. 140 lbs.
15½ yrs. 109 lbs.

诊断

神经性厌食症

讨论

由于包含了复杂的医学和精神社会因素，神经性厌食症是一种诊断困难的进食障碍。估计此病的患病率在青少年中约为0.5%～1%，其中仅5%～10%为男性。厌食症的易发年龄在青春期的早、中期。虽然白种人、女性、富裕的个体被认为是高危人群，但此病可见于所有的人种、教育程度和社会经济背景的人群。

厌食症的发生可能与以下因素有关。某些青少年难以接受青春期正常的体重增长，而厌食可能作为控制体重增加的一种尝试。由于节制饮食，潜在的下丘脑机能障碍可以逐渐显现或恶化，并且导致精神障碍，从而使该病持续。遗传因素、自身因素和家庭因素同样影响本病的发生。厌食人群通常来自于那些严格且过分溺爱子女却没有解决冲突能力的家庭。另外，媒体和社会经常将消瘦和美丽等同，并且描述不切实际的理想体型目标，这些对青少年产生了压力。

要确定神经性厌食症的诊断，必须符合几个条件：(1) 不能接受体重超过与年龄和身高相应的正常值。(2) 对体重增加或变得肥胖有强烈的恐惧感。(3) 体重失调或否认其严重的低体重状态。(4) 初潮后少女闭经至少3个周期。

评价可疑或已知的进食障碍患者应首先认真询问病史并进行体格检查，以排除任何致命性并发症并决定患者是适合住院还是门诊治疗。应除外引起反复呕吐、热量丢失、不能进食的疾患，例如食管炎、肌无力、便秘、头晕或晕厥。由于衣服经常遮蔽了非常瘦弱的体型，因此体格检查时患者应完全裸体。符合厌食症的体征有低体温、体位性低血压、心动过缓、上肢和后背脱毛、高胡萝卜素血症、胸腹部色素沉着、阴毛和头发的脱失等，所有这些体征均源于重度营养不良。

对怀疑有神经性厌食症患者的鉴别诊断应包括另外一个原

发性进食障碍性疾病——神经性贪食症。贪食症患者通常有反复呕吐和滥用缓泻剂的病史，很少有体重减轻，并且轻度衰老。导致食欲减退的疾病也需要同厌食症进行鉴别诊断，如炎症性肠病、糖尿病、恶性肿瘤、甲状腺疾病、艾迪生病和药物滥用。大部分厌食的患者伴有情感障碍，特别是抑郁。

实验室检查可以帮助除外其他原因导致的体重明显下降和揭示神经性厌食的并发症，被推荐作为急诊评估的一部分。由于这些患者常有贫血和白细胞减少，故应行全血细胞计数检查。如果患者反复呕吐或滥用缓泻剂及利尿剂时，电解质检查是非常重要的。肝功能检查和内分泌激素的检测有助于确定其他的诊断。应进行心电图检查以发现电生理紊乱（心脏传导阻滞、QT 间期延长）和心律失常。

急诊医生为厌食患者制定一个最安全的治疗方案是至关重要的。虽然此病的死亡率仅仅约为 5%，但最常见的死亡原因是自杀，其次是心律失常和电解质紊乱。有下列情况时需住院治疗：心动过缓、直立性低血压、低体温、精神状态改变、脱水、电解质紊乱和自杀意向或企图。对于体重下降超过正常体重的 30%、在门诊治疗但体重继续下降以及最近 3 个月有体重迅速下降的患者，也有必要进行住院治疗。精神病学和营养学专家共同参与治疗可获得满意的疗效。总之，该病的预后不确定，但是积极的早期治疗常可改善预后。

治疗过程

该患者开始按营养指南规定严格进食，增加了每天热量和液体的摄取量，并且给予补充磷及维生素。重新进食使患者体温升高和心率增加。经精神病学专家会诊后患者开始服用舍曲林，体重达到 51kg 后出院。在门诊按进食障碍的治疗计划继续治疗。

临床要点

1. 神经性厌食症可见于所有的种族和社会经济背景的人群，如果不认真排查易被漏诊。
2. 进食障碍和抑郁症经常并存。因为自杀是最常见的死因，所以对厌食症的患者应进行严格筛查以发现有自杀意念者。
3. 严重的心脏并发症、迅速的体重下降、自杀倾向和门诊治疗失败是住院治疗的指征。

（宋海澄译　王岩校）

参考文献

1. Lavelle J：Adolescent emergencies. In Fleisher GR，Ludwig S（eds）：Textbook of Pediatric Emergency Medicine，4th ed. Philadelphia，Lippincott Williams & Wilkins，2000，pp 1735-1738.
2. Steiner H，Lock J：Anorexia nervosa and bulimia nervosa in children and adolescents：A review of the past 10 years. J Am Acad Child Adolesc Psych 37：352-359，1998.
3. Yagar J：Eating disorders. Psych Clin North Am 19：639-859，1996.

病例 20　生殖器损伤

Cynthia J. Mollen

患儿女性，6 岁。为评价是否受到过性虐待由外院转至急诊科。患儿因便秘就诊于外院急诊科，在查体时医生发现会阴部有一处皮疹。通过医生及社会工作者私下与患儿接触，否认受到性侵犯。既往体健。患儿为一年级学生，大部分时间由其母亲和外祖母照看；父亲和继母分担监护权，每隔 1 周的周末由其父亲和继母照看。无保姆看管。四位家属均陪同来到急诊科，均否认虐待的可能，亦未发现患儿异常行为。患儿有数年的便秘病史，并间断服用药物治疗；患儿最后一次排便在 5 天前，且排便困难，随后出现数次大便失禁，排出少量稀水样便；否认有发热、腹痛、呕吐、阴道分泌物及阴道出血。其父母诉患儿最近 3 天有排尿烧灼感，无尿频、尿急。

体格检查

生命体征：T 37.2℃（口温），P 100 次/分，R 20 次/分，BP 109/71mmHg。一般情况：发育正常，营养良好，无痛苦面容。五官：正常。胸部：双肺呼吸音清。心脏：心率正常，节律规则，无杂音。腹部：软，无腹胀、压痛、反跳痛及肌紧张，未触及包块，肝脾不大，肠鸣音正常。泌尿生殖器（见图）：阴毛 Tanner 1 级，外阴色素减退区有数个红斑样溃疡。处女膜完整，环状，边缘光滑，色素沉着正常。直肠：皱褶正常，无裂伤或撕裂，可见少量棕色粪便，潜血阴性。四肢：正常。皮肤：无其他皮疹。神经系统检查：正常。

实验室检查

无。

问题

患儿疾病的诊断是什么？是否通知儿童保护组织？

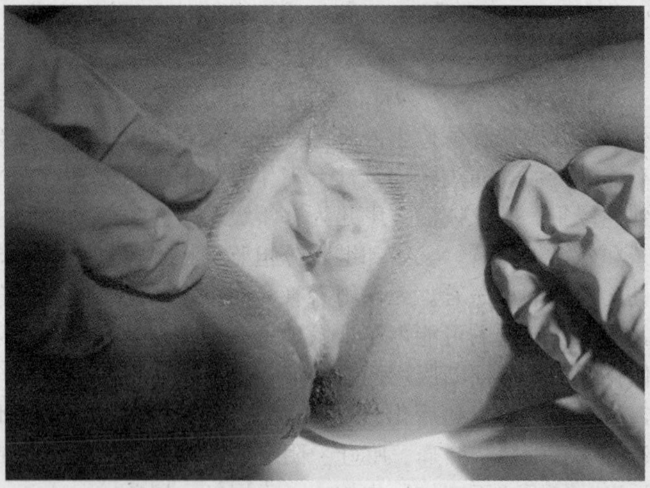

诊断

硬化萎缩性苔癣（lichen sclerosis et atrophicus）。此病不一定与性虐待有关，由于患儿没有受虐史，家长也没有这样的忧虑，故不必通知儿童保护组织。

讨论

硬化萎缩性苔癣是一种影响表皮和真皮的慢性疾病。特征是形成象牙色或白色均匀的斑状色素减退区，随着时间的延续，皮肤变薄且受累区可出现皱纹。此病的发病率尚不明确。

硬化萎缩性苔癣通常多见于五六十岁的妇女，且女性发病率是男性的 6～10 倍。大约 15％的患者为儿童，最常见于学龄女童及青春期少女。常累及肛门、生殖器。当外阴和肛周受累时通常描述成“8 字形”的皮肤损害，处女膜无受损。在男孩硬化萎缩性苔癣可致包茎。成年女性患本病可致外阴鳞状细胞癌的风险增加。在男性尚无导致阴茎鳞状细胞癌的报道。生殖器以外的皮损未见增加恶性肿瘤的风险。

尽管硬化萎缩性苔癣的病因不明，有报道称其与创伤（包括日晒伤和腰带产生的压力）及自主免疫紊乱有关。其病理生理机制同样不明确。一些学者曾报道与黑色素的生成减少、色素颗粒向角化细胞转化过程被阻断以及黑色素细胞丧失有关。

临床上，患者可因排尿困难、皮肤瘙痒、烧灼感、排便疼痛、便秘和大便失禁就诊。体格检查方面：皮肤萎缩变薄，色素减退区可见溃疡和脱屑，可有裂伤和轻微外伤引起的皮下出血，也可以出现阴唇粘连。临床可做出诊断，可疑时可行皮肤活检。尽管没有定论，但有作者报道即使不治疗到青春期症状也可以改善，只是症状复发和癌症的远期风险并不明确。通常给予患者局部小剂量肾上腺皮质类固醇治疗，但是也有作者提倡短期、大剂量、局部应用激素。局部润滑剂的应用可以减轻烧灼感和瘙痒。

硬化萎缩性苔癣常与性虐待混淆。应向儿童询问受虐待的可能，因为这些情况可能并存。实际上性虐待的创伤可能使易感人群易患硬化萎缩性苔癣，然而硬化萎缩性苔癣不是性虐待的特异性表现，对于没有病史或其他检查正常的患者没有必要追求性虐待的诊断。

该患儿因便秘在急诊科给予灌肠，并局部给予润滑剂、1%氢化可的松乳膏和通便剂后出院。告知家人患儿应到定点医院定期随访治疗。

硬化萎缩性苔癣的鉴别诊断

鉴别诊断	鉴别要点
硬化萎缩性苔癣	皮肤萎缩、色浅、丘疹样皮损
局灶性硬皮病	皮肤变厚
性虐待	病史，可能存在处女膜异常
花斑癣	多个斑点伴细小鳞片，通常在颈部、胸部、上背部、双肩和双上臂
刺激性皮炎	红斑样；炎症后出现色素减退并出现不规则斑纹
白癜风	缺乏色素沉着，皮肤结构和厚度正常
扁平苔癣	紫红色萎缩区，边缘呈丘疹样

临 床 要 点

1. 硬化萎缩性苔癣常被误诊为儿童性虐待。
2. 患者应避免局部刺激和穿紧身衣服。
3. 长期随访监测病情的进展和精神社会问题很重要。

（王淑婷译　刘俊江校）

参 考 文 献

1. Carlson JA, Grabowski R, Mu XC, et al: Possible mechanisms of hypopigmentation in lichen sclerosus. Am J Dermatopath 24: 97-107, 2002.

2. Immobile and hypermobile skin. In Weston WL, Lane AT, Morelli

JG (eds) : Color Textbook of Pediatric Dermatology, 3rd ed. St Louis, Mosby, 2002, pp 264-269.

3. Bays J : Conditions mistaken for childe sexual abuse. In Reece RM, Ludwig S (eds) : Child Abuse : Medical Diagnosis and Management, 2nd ed. Philadelphia, Lippincott Williams & Wilkins, 2001, 287-306.
4. Powell JJ, Wojnarowska F : Lichen sclerosis, Lancet 353 : 1777-1783, 1999.
5. Kellogg ND, Parra JM, Menard S : Children with anogenital symptoms and signs referred for sexual abuse evaluations. Arch Pediatr Adolesc Med 152 : 634-641, 1998.
6. Fischer G, Rogers M : Treatment of childhood vulvar lichen sclerosus with potent topical corticosteroid. Pediatr Drematol 14 : 235-238, 1997.
7. Warrington SA, de San Lazaro C : Lichen sclerosis et atrophicus and sexual abuse. Arch Dis Child 75 : 512-516, 1996.

病例 21 胸痛

Charles V. Pollack

患者男性，58 岁，在胸痛缓解 45min 后就诊。患者在扫落叶时出现胸痛，呈压榨样，向手臂和下颌放散，伴心悸和呼吸困难，经休息约 20min 后疼痛缓解。当天在此之前曾有 3 次类似的疼痛发作，每次持续约 20min，其中 1 次出现在休息时，其余出现在轻微用力时。患者无恶心、呕吐、出汗、咳嗽等，其疼痛与吸气或运动无关。既往有糖尿病（经饮食控制）、高血压史，曾有吸烟史。否认应用违禁药品。目前服用氢氯噻嗪。家族史中其姐姐在 55 岁时患急性心肌梗死。患者在急诊科时疼痛复发。

体格检查

T 37.1℃，P 86 次/分，R 21 次/分，BP 150/85 mmHg。一般情况：焦虑，消瘦。皮肤：多汗、苍白。头颅和五官：未见异常。颈部：无颈静脉怒张。胸部：听诊呼吸音清，胸壁无触痛。心脏：心率正常，节律规整，无杂音、奔马律及心包摩擦音。腹部：正常。四肢：无浮肿。神经肌肉：正常。

实验室检查

外周血氧饱和度测定：94%（呼吸室内空气）。全血细胞计数：正常。电解质和肾功能：正常。胸片：正常。心电图：前壁和侧壁导联 ST 段压低 1.5 mm（见图）。心肌肌钙蛋白 I 床旁检测：阳性。

问题

患者有哪些急性冠状动脉综合征的高危因素？在急诊科应立即给予患者何种治疗？患者是否可接受纤维蛋白溶解剂的治

疗？最佳的整体治疗策略是什么？

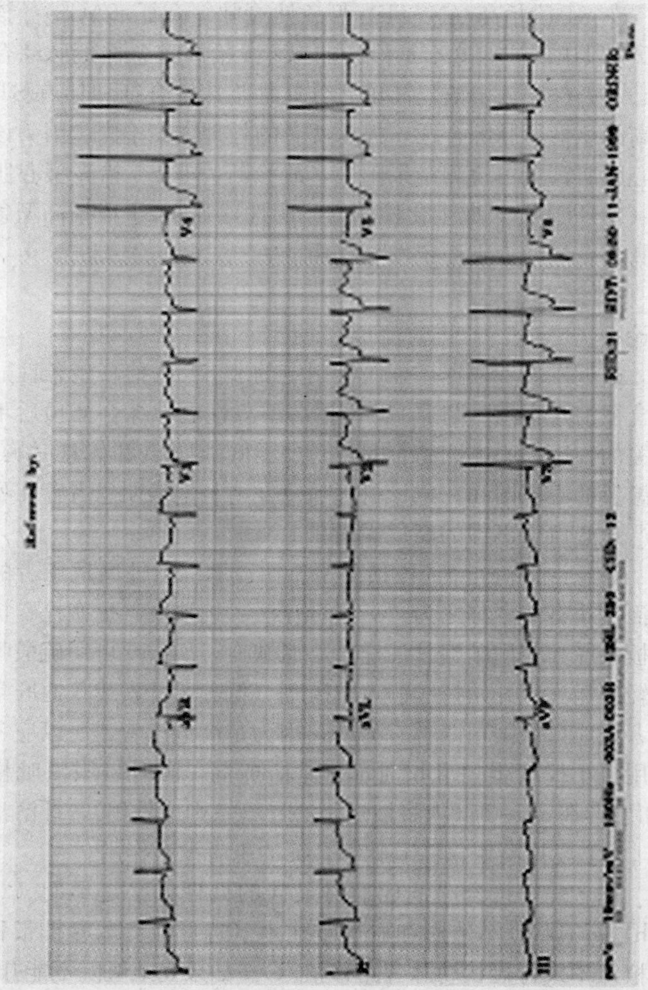

诊断

非 ST 段抬高（NSTE）型急性冠脉综合征（ACS）。该患者 ST 段压低，但这不是诊断非 ST 段抬高型急性冠脉综合征的必需条件。该术语仅简单区分这种临床综合征和伴有 ST 段抬高的急性冠脉综合征，提示两者的处理方案不同。因为该患者心肌肌钙蛋白检测结果阳性，故诊断为非 ST 抬高型心肌梗死（NSTEMI）。如生化检测结果阴性，则非 ST 段抬高型急性冠脉综合征称为不稳定性心绞痛。

讨论

最近发表了根据循证医学制定的非 ST 段抬高型急性冠脉综合征治疗指南。与非 ST 段抬高型急性冠脉综合征预后不良相关的临床和心电图特征是 ST 段压低≥1mm 和休息时胸痛。此患者的心电图和在急诊科疼痛复发清楚地表明患者存在死亡和严重心血管事件的高危因素。

在急诊科对非 ST 段抬高型急性冠脉综合征高危患者的药物治疗，有学者称之为“三联”疗法：抗缺血、抗血栓、抗血小板。应当使用硝酸甘油逆转心肌缺血，如需要可用硫酸吗啡减轻疼痛。应开始持续静点抗凝剂（低分子肝素或普通肝素）。患者也应口服阿司匹林。另外，因为是高危患者，所以应考虑应用血小板糖蛋白Ⅱb/Ⅲa 受体拮抗剂，同时口服氯吡格雷（如患者在 24～36h 内将被送至心导管室则应停用）。纤溶治疗对非 ST 段抬高型急性冠脉综合征的患者没有作用。

患者病情符合高危标准时最佳的处理方法是早期（24～36h）行冠状动脉造影和血运重建术（选择经皮球囊扩张和支架植入术或行冠状动脉旁路移植术）。如果当地医院不能开展，应迅速联系将高危患者从急诊科转诊至能进行心导管术的医院。

临 床 要 点

1. 即使患者心电图没有显示有诊断意义的 ST 段改变也可能有急性冠脉综合征。
2. “不稳定性心绞痛”和“非 ST 段抬高型心肌梗死”的临床症状相同；两者显著区别仅仅是是否出现阳性心肌生物标记物。
3. 有高危因素的急性冠脉综合征患者应在急诊科进行积极的药物治疗，包括抗凝和抗血小板治疗。最佳治疗还包括在导管室的早期干预。

（宋海澄译　尚小明校）

参 考 文 献

1. Pollack CV Jr，Roe MT，Peterson ED：2002 update to the ACC/AHA guidelines for the management of patients with unstable angina and non-ST-segment elevation myocardial infarction：Implications for emergency department practice. Ann Emerg Med 41（3）：355-369，2003.
2. Braunwald E，Antman EM，Beasley JW，et al：ACC/AHA guidelines for the management of patients with unstable angina and non-ST-segment elevation myocardial infarction：A report of the American College of Cardiology/American Heart Association Task Force on Practice Guidelines（Committee on the Management of Patients with Unstable Angina）. J Am Coll Cardiol 36：970-1062，2000. Updated March 15，2002，at *www. acc. org* and *www. americanheart. org*.
3. Pollack CV，Gibler WB：2000 ACC/AHA guidelines for the management of patients with unstable angina and non-ST-segment elevation myocardial infarction：A practical summary for emergency physicians. Ann Emerg Med 38：229-240，2001.
4. Pollack CV，Gibler WB：Advances create opportunities：Implementing the major tenets of the new unstable angina guidelines in the

emergency department. Ann Emerg Med 38：241-248. 2001.

5.. Greenbaum AB, Harrington RA, Hudson MP, et al, for the PURSUIT Investigators：Therapeutic value of eptifibatide at community hospitals transferring patients to tertiary referral centers early after admission for acute coronary syndromes. J Am Coll Cardilo 37：492-498. 2001.

病例 22　发热、寒战、咳嗽、癫痫发作

Howard Greller

患者男性，40 岁。因被发现癫痫发作后由救护车从家中送入院。患者 2 天前开始感觉不适，伴咳嗽、咳痰、发热、寒战、恶心并呕吐，呕吐物无血性物和胆汁。患者因恶心从睡眠中醒来，不思饮食，数小时后出现癫痫发作。既往无明确病史。患者每天大约喝 1 箱啤酒，有时更多。既往体健。

体格检查

生命体征：T 37.5℃（口温），P 116 次/分，R 12 次/分，BP 126/90 mmHg。一般情况：消瘦，无呼吸窘迫，微汗。头颅和五官：口咽黏膜干燥，无真菌性口炎，轻度舌肌颤动。颈部：正常。心脏：正常。胸部：右下肺呼吸音减弱。腹部：膨隆，无移动性浊音，无触痛，无腹胀，肠鸣音正常，于肋下 1 cm 可触及肝缘，无触痛。四肢：双手轻度震颤。神经系统：躁动不安。

实验室检查

外周血氧饱和度：93%（呼吸室内空气），指尖血糖：98mg/dl。全血细胞计数：正常。血生化：碳酸氢盐 17 mmol/L，阴离子间隙 27；其余正常。肝酶正常。心电图：窦性心动过速，116 次/分，心电轴和 PR 间期正常。胸片：右下肺大片状渗出影。

急诊处理

建立两条大静脉通路，给予地西泮镇静。静脉输入生理盐水 1000ml 和维生素 B_1 100mg、叶酸 1mg、硫酸镁 2g 及多种维生素。患者的躁动需要制动。再次观察发现心动过速 136 次/

分和呼吸频率 22 次/分。患者多汗，对输液架说话。血中酒精水平为 95mg/dl。

问题

什么诊断可以解释患者的躁动、幻觉和生命体征的异常？

诊断

酒精戒断综合征

讨论

由于酒精的应用普遍、滥用、社会认可和易获得性，它广泛涉及到医学、社会和法律的问题。医生每天要面对因滥用酒精所引起的事件。然而，患者很少承认酒精戒断。酒精戒断也经常表现为创伤和感染或被创伤和感染掩盖。

虽然确切机制不明，但是目前的理论可以解释酒精的部分作用：一般地，大脑的兴奋与抑制保持平衡状态，酒精是一种镇静剂，慢性酒精中毒会使大脑通过减少抑制性神经递质并同时增加兴奋性神经递质以恢复警觉的基线水平。其净效应是使警觉性增加，导致对长期暴露于酒精的耐受，而戒酒时出现精神障碍。酒精戒断系列症状源于“开”和“关”之间的不平衡。治疗的主要目标是恢复兴奋与抑制之间的平衡。

酒精戒断有一系列的表现，从震颤到精神极度兴奋直至自主神经功能失调，这些均源于中枢神经系统兴奋性增加而缺乏抑制。症状出现没有特定的次序。有些患者可出现震颤和癫痫发作而不发展成震颤性谵妄。相反，有些患者可出现震颤并迅速恶化成震颤性谵妄，伴心动过速、高热和其他自主神经异常的表现。各种不同的状态可分为神志清楚型（幻觉、震颤）和神志改变型（癫痫、震颤性谵妄）。

酒精戒断所出现的震颤或“摇晃”，经常是诊断的重要线索。将手臂伸展可以更好地观察震颤。患者也可以出现卷曲舌的震颤，经常伴随心动过速、多汗、恶心、呕吐。上述症状出现在大多数酒精戒断综合征的患者中，经常被认为是早期症状。最重要的是，患者神志仍然清楚。

酒精戒断后幻觉主要是幻视。幻觉的特点是意识清楚，除幻觉外其他精神状态正常。一种特殊的幻觉是蚁行感，即类似昆虫在皮肤上爬行的感觉。它经常伴有明显的脱屑。在这两种情况下，患者的生命体征均正常。

酒精戒断性癫痫的发作特征为单发的、全身的强直阵挛性癫痫发作，很少发展为癫痫持续状态。其发作通常很短暂并且具有自限性，很快恢复到正常精神状态而没有持续很长时间的发作后阶段。对局灶性癫痫发作应该寻找其他原因。大约30%的震颤性谵妄患者曾经有酒精戒断性癫痫发作，因此癫痫是提示预后不良的一项指标。

震颤性谵妄（delirium tremens）是最严重的酒精戒断状态，表现为自主神经兴奋性增高、谵妄或神志改变。以前认为震颤性谵妄病死率很高，目前治疗已取得进展，病死率降至不足5%。死亡的主要原因是导致戒断症状的潜在疾病如感染和创伤。

治疗主要依赖苯二氮䓬类药物，使中枢神经系统恢复抑制性。由于症状的严重程度和临床病程的复杂性，不主张应用口服药，除非患者症状很轻或者病情改善很快。其次，应首选地西泮（安定），主要因为其活性代谢产物可维持更持久的治疗效果，可减少用药次数。应给予患者镇静治疗，并依症状调整用药，而不按固定的时间和剂量用药。

用于控制戒断症状的药物剂量比通常用于其他临床疾病的剂量要大。巴比妥类药物也有效，经常用于苯二氮䓬类药物无效时。另外，异丙酚（propofol）也可用于重症病例，但需要气道支持。

β受体阻滞剂和可乐定可以治疗戒断症状（例如交感神经系统活性增强），但不能治疗戒断本身。这些药物可掩盖治疗反应，不宜作为标准疗法。抗精神病药如氟哌啶醇和酚噻嗪已被证实可降低癫痫发作阈值并增加病死率，应避免应用。

治疗戒断不只限于药物治疗。需要保护患者以免伤害自己或他人。必须纠正体温、营养和电解质的异常。慢性酗酒者因饮酒而不进食常患营养不良。他们常常消耗大量体内蛋白质，缺乏重要的维生素和矿物质。定期补充维生素 B_1、叶酸和多种维生素溶液已成为急诊室的常规治疗。这类患者血清电解质中镁常常缺乏，亦应补充。

酒精戒断综合征的鉴别诊断包括其他镇静催眠药的戒断症

（苯二氮䓬类、巴比妥类、阿片样物质、γ-羟基丁酸盐）、拟交感神经药中毒（可卡因、去氧麻黄碱）、急性精神病或幻觉性精神病、脑炎、脑膜炎、中枢神经系统器质性病变、败血症和电解质失调（如低血糖）。

住院治疗过程

给予该患者大剂量的地西泮，数小时内累计剂量达到420mg，但患者的躁动症状未能控制。加用苯巴比妥，两次剂量共260mg。在第2次给入苯巴比妥后，患者需要进行气管插管以保证通气。静脉输注异丙酚，并收入ICU。普通头颅CT扫描阴性，腰椎穿刺亦未见异常。继续给予适当的抗生素治疗肺炎，同时异丙酚缓慢减量。患者于住院第3天拔管，第5天转入酒精康复科实施治疗。

临 床 要 点

1. 酒精中毒可见于各个国家，早期诊断和明确戒断的原因是治疗的关键。
2. 在酒精戒断系列症状中，神志变化是至关重要的决定因素。
3. 酒精戒断综合征的病死率大约为5%，通常死于并发症。

（崔刘福译　吴寿岭校）

参 考 文 献

1. Hamilton RJ：Substance withdrawal. In Goldfrank LR，et al (eds)：Goldfrank's Toxicologic Emergencies，7th ed. New York，McGraw Hill，2002，pp 1059-1074
2. Jaeger TM，Lohr R，Pankratz VS：Symptom-triggered therapy for alcohol withdrawal syndrome in medical inpatients. Mayo Clin Proc; 76：695-701，2001.
3. Mayo-Smith MF：Pharmacological management of alcohol withdrawal：A meta-analysis and evidence-based practice guideline. JA-

MA 278：144-151，1997.
4. Lohr R：Treatment of alcohol withdrawal in hospitalized patients. Mayo Clin Proc；70：777-782，1995.
5. American Psychiatric Association：Diagnostic and Statistical Manual of Mental Disorders，4th ed. Washington DC，American Psychiatric Association，1994，pp 198-199.
6. Gonzales RA：NMDA receptors excite alcohol research. Trends Pharmacol Sci 11：137-139，1990.
7. Woo E，Greenblatt DJ：Massive benzodiazepine requirements during acute alcohol withdrawal. Am J Psychiatry 136：821-823，1979.

病例 23 腹痛

Robert Cloutier

患儿男性，9 岁。主因腹痛 12h 被送至急诊科。疼痛逐渐始于脐周区域，持续无放散，无导致加重或缓解的因素。患儿呕吐两次并且厌食。其最后一次正常排便在 1 天前。否认泌尿系统症状。当患儿被送急诊科的途中，疼痛局限于右下腹，并因路上颠簸而加重。既往体健。

体格检查

生命体征：T 38.5℃（口温），P 100 次/分，R 21 次/分，BP 105/63 mmHg。一般情况：少年男性，中度不适面容。胸部：正常。心脏：正常。腹部：平坦，无腹胀，右下腹触痛，肠鸣音减弱，肝脾未触及。直肠检查：棕软便，潜血阴性；直肠膀胱隐窝右侧触痛。

实验室检查

尿液分析：pH 7.0，比重 1.025，白细胞、亚硝酸盐、蛋白、葡萄糖和酮体均阴性。腹平片：正常。

急诊处理

请外科会诊，并讨论是否需进行进一步的影像学检查，但最后决定患儿直接送入手术室。

问题

患儿最可能的诊断是什么？确定此诊断还需要哪些证据？

诊断

急性阑尾炎

讨论

急性阑尾炎是最常见的非创伤性小儿外科急症。其发病率的高峰在 9～12 岁之间，且男性稍高。在 2 岁以下的儿童中罕见，但其诊断具有很大的挑战性，且穿孔率高达 90%。儿童急性阑尾炎的鉴别诊断非常困难，主要因为随患儿年龄变化，其鉴别诊断也不同。儿童急性阑尾炎的一个典型特点是症状不典型，致使儿童阑尾炎的致病率和病死率均高于成人，误诊率波动在 28%～57%之间。

疼痛局限于右下腹的症状仅在大约 50%的年龄大于 12 岁的患者中出现。在婴儿和年龄小于 2 岁的儿童中，临床征象可能不明确而易导致误诊，这些征象包括弥漫性腹痛、呕吐、腹泻、易激惹、咳嗽或鼻炎、鼾样呼吸和诉右髋部不适及行走障碍。在 2～5 岁之间的儿童中多表现右下腹痛，而非弥漫性压痛。呕吐、厌食和发热在此年龄组是常见的；有时腹痛开始之前出现呕吐。非特异性检查例如全血细胞计数可能造成误导，不应用这些检查当作决策依据，而应将实验室检查结果当做大量临床表现中的辅助手段。必要时右下腹超声或腹部 CT 检查可作为诊断方法。

临床诊断急性阑尾炎需逐步排除可能引起腹痛的其他原因，其中大多数通过详细地询问病史与体格检查并结合一些基本的诊断性检查可被排除。必须考虑到泌尿生殖系统和其他胃肠道的原因，如睾丸扭转、异位妊娠、盆腔炎症性疾病、泌尿道感染。感染性胃肠炎，包括空肠弯曲杆菌和小肠结肠炎耶尔森菌感染，也有发热和右下腹痛，可能与阑尾炎十分相似。若没有腹膜炎体征，应考虑到肠系膜淋巴结炎。在幼儿，肠套叠和梅克尔憩室炎不能被忽视。下叶肺炎、便秘和糖尿病酮症酸中毒可能是出现类似阑尾炎症状的其他疾病。

此患儿具有很典型的阑尾炎表现：发热、呕吐、厌食和右下腹痛。直接送手术室切除了发炎的阑尾。对这类患者是否继续行进一步的影像学检查如 CT 或超声主要取决于各医院的习惯和会诊意见。此两项检查均有较高的敏感性和特异性，对于诊断不清的病例有重要的辅助价值。

临床要点

1. 儿童急性阑尾炎的症状常轻微且不典型——误诊率高达 50%。
2. 尽管罕见，急性阑尾炎也可见于 2 岁以下儿童。患儿年龄越小，诊断越困难，穿孔率越高。
3. 阑尾炎的诊断无特异性检查，CT 和超声检查是很重要的辅助诊断手段。

（崔刘福译　李东坤校）

参考文献

1. Cantor RM, Callahan JM: Common abdominal emergencies in children. Emerg Med Clin North Amer 20: 139-153, 2002.
2. Fleisher GR, Ludwig S, Henretig FM, et al: Appendicitis. In Textbook of Pediatric Emergency Medicine, Baltimore, Williams & Wilkins, 2000. pp 1515-1517.

病例 24　运送交通事故外伤患者

Karen O'Connell　George A. Woodward

患儿男性，8 岁。主因被机动车撞伤后立即被送到社区医院急诊科。患者神志清，诉轻度气促，左胸、左下肢和腹部疼痛。最近的儿童创伤中心在大约 130km 之外。

体格检查

T 37.6℃，P 160 次/分，R 36 次/分，BP 110/70 mmHg，血氧饱和度 90%（呼吸室内空气），Glasgow 昏迷等级评分 14 分，创伤评分 14 分。一般情况：神志清、反应灵敏但有轻度恍惚，无呼吸窘迫。皮肤：无发绀，左侧颅顶部轻度挫伤；左胸壁、腹部、左髋和双膝关节处擦伤。头颅和五官：瞳孔等圆、光反射灵敏，眼球活动正常，口咽正常。胸部：左侧呼吸音轻度减低，右侧呼吸音清。心脏：心律齐，心动过速，无杂音。腹部：肌紧张并全腹触痛，无膨隆。四肢：髋部压痛但稳定。左小腿畸形，无开放性伤口，远端脉搏正常。神经肌肉系统：四肢均可活动，所有部位感觉正常。

实验室检查

全血细胞计数和血生化：正常。血气分析（呼吸室内空气）：pH 7.37，$PaCO_2$ 26 mmHg，PaO_2 60 mmHg。胸片：左侧少量气胸，无纵隔移位（见图）。骨盆 X 线片：左侧和右侧的耻骨支骨折，无移位。四肢 X 线片：左胫腓骨骨折侧方移位。头颅 CT 正常。胸、腹部 CT：左侧轻度气胸及肺挫伤，肝 3 级撕裂伤，无气腹，结肠周围间隙少量液体。

问题

你认为应何时将该患者转送至创伤中心？在患者转院过程

中涉及什么法律问题？

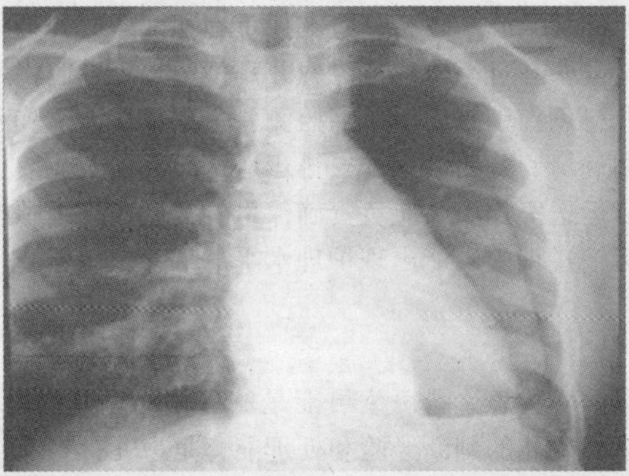

答案

患儿的3级肝撕裂伤、气胸伴氧饱和度降低和骨科的创伤使其病情复杂并且有可能造成患儿病情不稳定，应将患儿送至专门的儿科创伤中心给予重症监测和干预。接诊医院和医生应负责评估病情、开始治疗并安排运送至能提供专业或更好治疗的机构。运送医疗小组应负责确保患者在运送过程中的病情稳定且在运输过程中不能出现护理水平的下降。

讨论

社区医院的急诊科医生可能是一些创伤患儿的首诊医生。医生对创伤患儿的判断经验和处理能力是患儿得到最佳治疗的关键步骤。患者转运指南应当是标准化、可行的，对重症患者一旦确诊并使病情稳定后就应当参照执行。在安排运送的同时应向运送指挥中心提供一些重要的信息，包括人口统计学方面的内容、患者的位置、患者的病情稳定性、现有的医疗水平和需要的医疗干预类型、急需的治疗措施、在当地社区医疗机构可以采取的处理方法、患者或其父母同意转院治疗等情况。

转院的目的是按病情为患者提供最佳的医疗服务并且在患者病情稳定或好转时送至接收机构。紧急医疗处理和积极干预法（the Emergency Medical Treatment and Active Labor Act，EMTALA）规定了转出和接受医院各自的法律责任。转出医院及医生有责任对患者的病情进行评估并给予初始治疗。当转诊医生认为当前的医疗水平有限时，应安排患者转送到可以提供专科的或更先进的医疗机构中去。转诊医疗小组的责任是确保患者在运送过程中的病情平稳并且其护理质量在运输过程中不能下降。转诊医院必须取得患者及家属的知情同意。万一家长联系不上，只要转院对患者最有利，转诊医生可以签署同意书。接受医院如果有床位并且有能力提供所需治疗，就必须接收患者。在决定运送或接受患者时，不能考虑费用支付问题。

经专门的通讯中心维护，保证安全运送患者相关的通讯系统在转运过程中得以保持通畅。应该有一个中心访问号码、伤员分类系统，并且指导医生可以在线指导并参与患者的运送过程。指导医生必须随时能回答关于患者的护理问题，并在需要干预时给予建议。在转诊和接收医生之间应保持通讯联系通畅。当患者状况有任何改变时，应随时通知运送中心。

运送患者主要有三种方式：陆地救护车、直升飞机和固定翼运输机，每种方式都有其独特的风险和益处。转诊医生一般根据患者的稳定性、转送过程中所需监测的水平和技能、所需的辅助设备和可利用的选项做出决定。通过救护车陆地运送要求能给患者提供不同级别的护理，并需要不同类型的运送工作人员。救护车可配置志愿者，提供基础生命支持、高级生命支持和重症护理以及儿科专业人员。陆地运输的优点是可以直接由转出医院运送至接收医院。这种方式的优点还包括费用相对低廉、很少受天气限制、如需要可得到有效的支援以及能容纳患者双亲和其他工作人员。但需要考虑交通事故的风险、路况、噪音干扰和晕动症的问题。

通过直升机运输非常迅速，仅需要陆地运输时间的1/3～1/2。这种方式对于运输半径在160～240km范围内的危重患者是有效的。直升机运输避免了交通阻塞并能够到达难以进入的地点。然而，该方式需要着陆地或直升机停机坪，且受到天气限制、噪音和震动的干扰因素。监护患者的空间很狭小，不易对患者进行急救处理。而且必须时刻考虑特殊的高度因素涉及的压力和气体变化。一些患者因压力改变和高度变化引起的低氧血症可能使病情恶化。

固定翼运输机运输的优点是迅速，适合于长途运输。它通常是距离超过160km的首选运输方式，比直升机相对经济有效。其机舱内可以加压，可以减少因高度变化引起的问题。其运输较少受到天气条件的影响。运用这种运送方式，附近需要有机场。患者在运送过程中将经历多次转移，这就增加了运输时间和患者的风险。每次转移患者都有可能造成设备和管道故障。

选择运送方式的主要依据是患者是否需要立即行专业的儿科重症监护或观察。这需要专门的儿科重症护理运送部。专业的儿童运送人员包括医生、注册护士、执业护士、辅助医务人员和呼吸治疗师。所有的人员必须经过护理重症患儿的专业训练和拥有这方面的经验，并且熟悉特殊的运送环境。

该患儿有多发外伤和潜在的肝破裂，病情不稳定，运送过程中需要特殊护理和密切的监护。如交通状况良好，救护车运送的时间将大约为 1.5h。如应用直升机运送，患儿能够在大约 40min 内到达接收医院。根据患儿的损伤严重程度、病情恶化的可能性和急需进一步治疗的迫切性，我们选择了直升飞机快速运送方式，并配备高级生命支持成员。

该患者在运送过程所涉及的许多危险因素中，应强调高度生理学及其对患儿轻度气胸和呼吸状况的影响。多数患者能适应高度变化带来的气体和压力性质的变化。对那些有更严重的呼吸系统疾病或低通气储量的患者，空运所致压力的改变可造成更多的不利影响。医务人员应了解每位患者的病情，以便在飞行前作好准备和预测潜在的问题。在空运中，当评估患者病情时应谨记两个物理学定律：

波义尔定律（Boyle's law）

即 $P_1V_1=P_2V_2$（P_1 和 V_1 分别代表最初的压力和体积，P_2 和 V_2 分别代表最终的压力和体积）。波义尔定律显示在恒温状态下，气体的体积与压力成反比。当高度增加时，大气压下降，导致气体的体积增加。反之，当高度下降时，大气压增加，气体的体积下降。这个定律的性质可以引起封闭空间内空气的问题，如医疗设备的人工气囊（气管插管、测量血压袖带、医用抗休克裤）、潜在的或实际存在的体内的气腔（气胸、颅脑积气、气腹）、体内天然的气体空间（耳、窦道、肠道）。当气体随着高度的上升而膨胀时，患者可能感觉天然气腔的轻度不适，或组织受压和（或）来自于设备的止血带效应，或因潜在的气腔内空气膨胀所致的临床病情加重。

道尔顿定律（Dalton's law）

$P_T=P_1+P_2+P_3\cdots$，该定律表明混合气体的总压力

(P_T)是各气体的分压之和($P_1+P_2+P_3\cdots$)。这个定律反映了当高度改变时氧气可利用度的变化。低氧是空运的最危险因素。压力的变化决定了周围可用于呼吸的氧气量。氧气在空气中的浓度总是21%并且不因高度而改变，改变的只是空气的密度。随着高度的增加，空气密度降低，使氧分子更稀疏，患者可利用的氧减少。克服这个问题的最简单办法是给予辅助供氧。

该患者X线提示有轻度气胸，气体局限在肺实质之间，由于高度增加时胸腔将膨胀，因此可能产生张力性气胸。从海平面至1 500m高度时，气体容积要增加20%；从海平面至5 500m高度时，气体容积要增加100%。如果运送该患者的直升机低空飞行（大概离地面150～300m），且是直接的特殊路线，则不会引起明显的压力和容积变化。因患者目前病情平稳，此时不必行胸部插管。其气胸问题仅需要氧疗，最好用100%非重吸入式吸氧，并准备好紧急时插入针头或插管到胸腔减压即可。但如果空运时高度变化太明显，那么即便是气胸很小，其呼吸功能也要受损，故起飞前的准备应包括胸部插管，以减轻胸部的压力变化。

固定翼运输机飞行高度高，它的舱室一定设有增压装置。舱室高度要在0～2 438m之间增压。在2 438m增压时，气体的体积增加33%，这就给运送体内有密闭气体的患者带来潜在的困难。这要求飞行员设法将舱室高度保持在一个安全的水平。

该患者的危险因素还包括肝的撕裂伤在运送中的出血、骨盆骨折在多次转移中的不稳定性、长骨骨折因神经血管的完整性随移位受损而更加严重、以及随移动出现的静脉通路和其他导管的脱位。患者的肝撕裂伤和骨盆骨折可引起进一步出血。因血红蛋白是运输氧并向组织供氧所必需的蛋白，其水平保持稳定非常关键，空运要求血红蛋白的最低限度是7 g/dl。血红蛋白下降，携氧能力即下降。血液中氧分压需要辅助供氧来维持。

临床要点

1. 在运送和接受医务人员之间保持通讯畅通以及高级指导医生的积极参与和指导，对保证患者的安全运送很关键。
2. 病情的稳定程度、现有的整体医疗水平和急需进一步治疗的迫切性，是决定运送患者时机的关键因素。
3. 选用何种方式运送取决于患者的临床状况、疾病的病程特点、需要的急救措施、周围环境、交通和路况、医护人员的配置及现有的条件。
4. 充足的准备及预测在运送中可能出现的不利因素，有利于确保患者安全。

（崔刘福译　李东坤校）

参考文献

1. Woodward GA，Vernon DD：Aviation physiology in pediatric transport. In Jaimovich DG，Vidyasagar D (eds) ：Handbook of Pediatric and Neonatal Transport Medicine，2nd ed. Philadelphia，Hanley&Belfus，2002.
2. Williams A：Outpatient Department EMTALA Handbook 2002. Aspen Law and Business，Aspen Publishers，2001.
3. Bitterman RA：Providing Emergency Care under EMTALA. American College of Emergency Physicians，2000.
4. Woodward GA，King BR：Transport medicine. In Fleischer GR，Ludwig S (eds) ：Textbook of Pediatric Emergency Medicine，4th ed. Philadelphia，Lippincott Williams&Wilkins，2000.
5. Brink LW，Neuman B，Wynn J：Air transport. Pediatr Clin North Am 40：439-456，1993.
6. Graneto JW，Soglin DF：Transport and stabilization of the pediatric trauma patient. Pediatr Clin North Am 40：365-380，1993.
7. Pon S，Notterman DA：The organization of a pediatric critical care transport program. Pediatr Clin North Am 40：241-261，1993.

病例 25 下腹痛和阴道出血

Iris Reyes

患者女性，19 岁。主因剧烈下腹痛伴阴道出血 30min 由急救车送至医院。患者性生活频繁，且不使用避孕工具，已闭经 1 个月。

体格检查

T 37℃，P 120 次/分，R 18 次/分，BP 90/46 mmHg。皮肤：湿冷。头颅和五官：正常。胸部：呼吸音清。心脏：心动过速，无杂音或心包摩擦音。腹部：胀满，压痛，肠鸣音减弱，弥漫性肌紧张和反跳痛。阴道检查：阴道穹隆处可见少量鲜血，无血凝块和组织，子宫颈口闭合，宫颈举痛，两侧附件压痛。

化验检查

尿妊娠试验：阳性。血常规：血红蛋白 12.6g/dl，血小板 144 000/μl。盆腔超声：见图。

问题

是什么危及生命的疾病引起患者的症状？应如何处理？在失血情况下，血红蛋白正常的临床意义是什么？

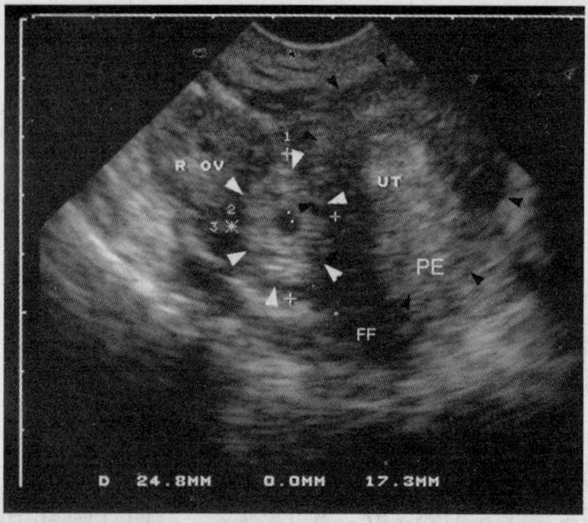
R OV
UT
PE
FF
D 24.8MM 0.0MM 17.3MM

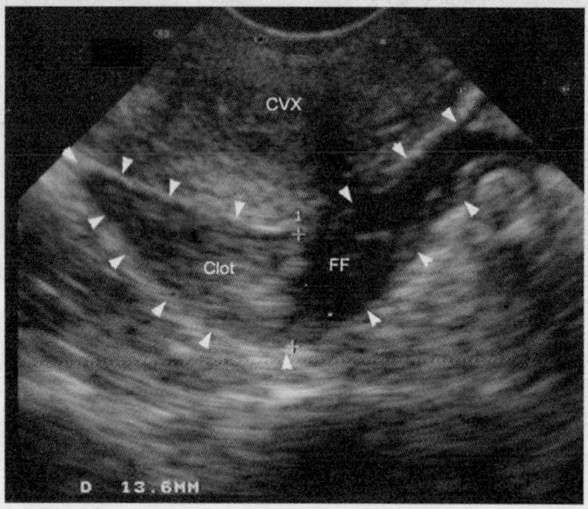
CVX
Clot
FF
D 13.6MM

诊断和治疗

异位妊娠破裂。患者需要急诊外科手术。如可能，应立即开始输同型血恢复血容量。

讨论

异位妊娠定义为发生于子宫腔以外的任何妊娠。在异位妊娠中，受精卵可植入腹腔、子宫颈、腹膜表面、卵巢，但最常见在输卵管。发生于异位妊娠前3个月内的出血是最常见的危及生命的原因，且难以诊断。未确诊的异位妊娠可能发展至破裂和严重出血。与异位妊娠有关的常见因素有体外受精、输卵管手术、盆腔炎病史、既往异位妊娠史及服用己烯雌酚史。

在美国，盆腔炎发病率增加已导致异位妊娠的发病率增加，目前异位妊娠的发病率为1%～2%。虽然快速识别和干预已降低了死亡率，但异位妊娠仍是引起妊娠前3个月孕妇死亡的最常见原因。

异位妊娠可表现为各种各样的临床症状和体征。妊娠组织破裂前，最常见的症状是腹痛和阴道出血，但患者可能仅主诉其中一个症状。异位妊娠在其发生破裂前的征象可能很轻微。一旦出现腹膜内出血，患者可表现腹膜炎的体征。

在妊娠早期，高分辨率的经阴道超声检查有助于异位妊娠的诊断。当血β-HCG高于6500 IU/ml时，腹部超声可发现胎囊。经阴道超声检查较为敏感，当血β-HCG在1000～1500 IU/ml之间即可发现妊娠。当血β-HCG水平在1500 IU/ml或更高时，如果经阴道超声检查没有发现宫内胎囊，就应怀疑异位妊娠的可能。

此患者，横切面超声图像（见前页图片，上图）显示异位包块为一个回声结构围绕的囊腔（白色箭头）。该包块介于子宫（UT：黑色箭头）和卵巢（R OV）之间，环形子宫肌层暗区内为高回声的子宫内膜。由于子宫内膜后部回声增强（PE），子宫后壁难以显示。还可见少量游离液体（FF）。低位阴道纵切面图像（下图）显示，直肠子宫陷凹处（CVX）有游离液体（FF）和凝血块（箭头）。

病情不稳定的异位妊娠患者（如该患者）需要紧急血流动力学支持并立即行外科手术治疗。在准备手术的同时，应立即输注同型血。因创伤所致的失血性休克，血红蛋白来不及代偿。在大量失血时或失血后不久检测血红蛋白，其检测结果可能正常。

临 床 要 点

1. 凡孕妇在妊娠早期出现阴道出血和（或）腹痛必须考虑异位妊娠。
2. 对血流动力学不稳定且怀疑或判定有异位妊娠的患者需急请妇科会诊。
3. 异位妊娠未发生破裂时症状和体征不明显，且无特异性。

（牛建清译　王淑婷校）

参 考 文 献

1. American College of Emergency Physicians：Policy statements：ACEP emergency ultrasound guidelines-2001. Ann Emerg Med 38：470-481，2001.
2. Hick JL，Rodgerson JD，Heegaard WG，Sterner S：Vital signs fail to correlate with hemoperitoneum from ruptured ectopic pregnancy. Am J Emerg Med 19：488-491，2001.
3. Tenore JL：Problem oriented diagnosis：Ectopic pregnancy. Am Fam Physician 61：1080-1088，2000.
4. Alexander JD，Schneider FD：Vaginal bleeding associated with pregnancy. Prim Care 27：137-151，2000.

病例 26　剧烈呕吐

Karen O'Connell　Frances Nadel

患儿男性，4个月龄。因剧烈呕吐1天于凌晨2：00就诊于急诊科。呕吐物为非血性，非胆汁性。肛温37.8℃，发病前一天进食差。无腹泻和上呼吸道症状。上次因危重疾病住院时，诊断为胃食管反流。经过抗反流治疗和呼吸暂停监测后出院。其母亲注意到患儿头部有一皮疹，她否认该患儿有外伤史和疾病接触史。

体格检查

T 38.0℃（肛温），P 166次/分，R 38次/分，BP 100/60mmHg。呼吸室内空气时血氧饱和度100%。一般情况：发育良好，反应活跃。头颅和五官：头部正常，前囟平坦。胸部：呼吸音清。心脏：心率正常，心律规整，无杂音。腹部：软，无压痛，无腹胀，肠鸣音存在。皮肤：右侧顶部头皮可见线形瘀斑。神经系统：哭泣，安慰后可停止，反应灵敏，跟踪注视能达180°。

实验室检查

血红蛋白10.7g/dl，白细胞19 600/μl（中性粒细胞54%，淋巴细胞40%，单核细胞6%），血小板490 000/μl。骨骼检查示顶骨线性骨折，无移位。头颅CT扫描显示双侧硬膜下血肿。

问题

最可能的诊断是什么？

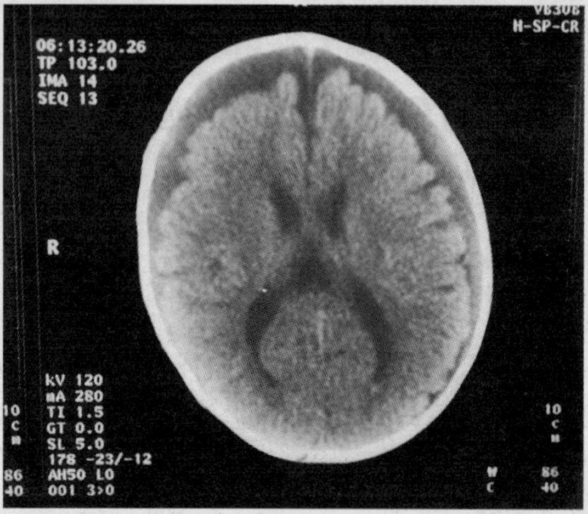

论断

摇晃婴儿综合征

讨论

虐待儿童是指在照看儿童时故意对其进行伤害或恐吓。在美国，估计每年约有140万儿童遭受不同形式的虐待，近16万儿童受到严重的或危及生命的伤害。每年1000～2000名儿童死于虐待，其中80％是5岁以下的儿童，而且几乎40％为1岁以内的婴儿。身体虐待是婴儿严重头外伤的主要原因，同时，头外伤是受虐儿童最常见的致残和死亡原因。

因为病史不详并且缺乏敏感的、特异性的症状和体征，发现受虐儿童通常很困难。在就诊时，最难发现的虐待形式是摇晃-碰撞综合征，或称摇晃婴儿综合征（shaken baby syndrome）。严重的头部旋转加速导致特征性的头外伤，这种损伤可以是单独剧烈摇晃、单独碰撞或两种力联合作用的结果。“挥鞭样摇晃婴儿综合征”的术语最初是1972年一名叫约翰·凯菲（John caffey）的儿科放射学家提出来的，目的是为了描述在临床工作中发现的婴儿所具有的一组特定症状和体征。这些表现包括视网膜出血、硬膜下血肿或蛛网膜下腔出血、干骺端骨折，而无或仅有轻微的外伤。

受害儿童常小于3岁，大多数病例在1岁以内，绝大多数为男孩，因为他们经常做错事。危险因素包括父母年轻、家庭情况不稳定、社会地位低下、婴儿残疾或早产、看护者对孩子不现实的期望。因婴儿哭泣或易怒而产生的紧张或沮丧常为诱因。所提供的病史常常是模糊的和不可靠的，如从床上或沙发上跌落引起的轻微头外伤。

常见的症状包括嗜睡、易怒、呕吐或纳差、呼吸异常、窒息、癫痫发作、肌张力的变化。长期的、非致死性摇晃婴儿综合征受害者的症状可以是急性的或亚急性的，多于就诊前数周内间断出现。对摇晃婴儿综合征的诊断需要高度警惕。许多病例需多次就诊后方能做出诊断。对摇晃婴儿综合征受害者的调查和评价发现，陈旧性颅内出血约占所有病例的33%～40%。

对外伤性脑损伤儿童进行最初的诊治时，在神经影像检查中首选头颅CT平扫。核磁共振（MRI）作为CT的辅助检查也很有价值，特别是需要进一步评价脑实质的损伤和判定损伤日期时。MRI对探测脑室外的少量出血也颇具优越性。硬膜下血肿和蛛网膜下腔出血是摇晃婴儿综合征患者中最常见的颅内损伤。当摇晃婴儿产生的切应力撕裂硬膜和蛛网膜之间的桥静脉时，导致硬膜下血肿。出血主要积聚在大脑半球的沟裂中。脑挫伤极罕见。在严重病例中，经常发现弥漫性轴索损伤和脑水肿。在头部摇晃过程突然减速和旋转剪切应力导致了脑组织弥漫性轴索损害。低氧-缺血损伤可以导致脑水肿和脑梗死。常见的迟发病变或与慢性非致命性虐待相关的病变包括硬膜下积液、脑萎缩和囊性脑软化。

最常见的鉴别诊断是意外性头外伤。意外性头外伤时病史清晰且与症状相吻合，婴儿的症状能够反映所描述的外力，并且不会有不可解释的骨损伤。在汽车交通事故、高处坠落、成角度的减速损伤时，婴儿也可出现硬膜下血肿。即使是很轻微地撞击在坚硬物体表面的坠落伤，也会发生颅骨骨折，并且常伴发硬膜外血肿。婴儿或幼儿在家中发生的头外伤主要是因为低速率的传导力量，旋转减速伤罕见。

75％～90％的摇晃婴儿综合征患儿出现单侧或双侧视网膜出血。每个病例出血灶的数目、出血量、特征互不相同。该综合征特异性的严重眼部损伤还包括玻璃体出血、视神经鞘出血和非出血性改变——如黄斑周围视网膜折叠和创伤性视网膜剥离症。在意外性头外伤病例中视网膜出血比例不足3％。一些非外伤性原因包括由先天畸形引起的蛛网膜下腔出血、败血症、凝血疾病、半乳糖血症、严重的高血压和一氧化碳中毒。所有怀疑因受虐待所致头外伤的儿童，应该由经过培训的眼科专家进行扩瞳眼底检查。

对怀疑受虐的儿童进行骨骼检查非常必要。在有头外伤的受虐儿童中，大约30％～70％合并有颅外的损伤。骨骼检查可显示许多虐待所致的损伤，如已形成骨痂的陈旧性骨折，不同愈合阶段的多发骨折、后肋骨折、干骺端骨折。如果颅骨骨折是多发、双侧、粉碎性、压缩性、或跨骨缝的，那么该骨折更可能是非意外损伤性的。对一些患儿进行骨扫描或再次重复性的骨骼检查对检出早期未发现的、正在愈合的骨折很有帮助。

受虐儿童最常见的身体发现是皮肤损伤，包括青肿。医务人员必须判定该青肿是否与该年龄组正常的儿童活动有关。苏格（Sugar）等提出一句名言："不常活动，罕见青肿"，强调婴儿青肿损伤很可能是受虐产生的。在对近1000名有不明原因青肿、但无受虐可能的儿童进行调查发现，青肿在小于6个月的婴儿中发生率仅为0.6％，在走路不稳的婴儿中发生率为2.2％。

摇晃婴儿综合征的致残率和死亡率非常高。约25％～60％的受虐儿童死亡。就诊时处于昏迷的婴儿发生严重神经系统损伤和死亡的风险较高。对幸存患儿进行的长期跟踪调查（虽然数量不多）发现，几乎所有的患儿愈后都很差。

对婴儿或幼儿头外伤的诊断是一个挑战，特别是对那些没有提供外伤史和就诊时缺乏特异性临床体征的患儿。关于头外伤的性质及发生频率的资料显示，当小于1岁的婴儿因颅内损伤就诊时，在鉴别诊断中应该认真考虑虐童的情况。酷似摇晃婴儿综合征的一个常见的诊断是意外性外伤。如果没有明确的头颅外伤史，如车祸、高处坠落伤，当小于1岁的婴儿出现颅内出血时，内科医生应警惕虐童的可能性。目前的虐童报告法要求医护人员在仅有合理的怀疑而没有证据证实的情况下，就应该报告。

该患儿被收住院，已与人权服务机构取得联系，可疑儿童受虐报告已提交。患儿进行MRI检查，证实存在硬膜下血肿、硬膜下积液和脑萎缩。

临 床 要 点

1. 因病史不可靠和症状无特异性，对摇晃婴儿综合征的诊断要保持高度警惕。
2. 婴儿和走路不稳的儿童存在青肿时，应特别关注损伤机制。
3. 当怀疑有虐待时，有助于诊断的进一步检查包括骨骼检查、CT和MRI头颅影像检查、有经验的眼科专家检查和骨扫描。
4. 仅仅怀疑虐待但无证据时，按可疑虐待上报。

（王秀艳译　孟庆生校）

参 考 文 献

1. Alexander RC，Levitt CJ，Smith WL：Abusive head trauma. In Reece RM，Ludwig S（eds）：Child Abuse：Medical Diagnosis and Management，2nd ed. Philadelphia，Lippincott Williams&Wilkins，2001.
2. American Academy of Pediatrics，Committee on Child Abuse and Neglect，2000-01：Shaken baby syndrome：Rotational cranial injuries-technical report. Pediatrics 108：206-210，2001.
3. Jenny C，Hymel KP，Ritzen A，et al：Analysis of missed cases of abusive head trauma. JAMA 281：621-626，1999.
4. Sugar NF，Taylor JA，Feldman KW：Bruises in infants and tod-

dlers：Those who don't cruise rarely bruise. Arch Pediatr Adolesc Med 153：399-403，1999.

5. Duhaime AC，Christian CW，Rorke LB，Zimmerman RA：Current concepts：Nonaccidental head injury in infants—the "shaken-baby syndrome." N Engl J Med 338：1822-1829，1998.
6. Wissow LS：Current concepts：Child abuse and neglect. N Engl J Med 332：1425-1431，1995.
7. Caffey J：On the theory and practice of shaking infants. Am J Dis Child 124：161-169，1972.

病例 27　钝性躯干创伤

Anthony J. Dean

患者女性，32 岁。摩托车司机，因意识不清被送入急诊科。据救护人员和目击者描述，患者被撞出 9m 之外，头戴头盔躺在路边。

体格检查

患者头戴头盔，颈部颈托保护并使用脊椎固定型担架送入急诊科。右肘前置入 18 号静脉导管输入生理盐水。患者呻吟，呼唤能睁眼，对疼痛刺激定位准确。在颈部制动的情况下纵向取下头盔。患者血压 86/40mmHg，心率 130 次/分，呼吸 26 次/分，血氧饱和度 92%。胸部：右侧腋前线至腋中线之间有 12cm×10cm 的瘀斑。头颅和五官：头颅未见异常，两侧瞳孔正大等圆（4mm），光反射灵敏。无鼓室积血，无面部创伤。颈部待病情稳定后再做进一步检查。双肺呼吸音一致。背部自右侧三角肌至臀部可见擦伤。心脏：心动过速，无心音减弱。腹部：左腋中线肋缘处存在擦伤和软组织挫伤，肠鸣音存在，腹软，无腹胀。骨盆未见异常。直肠检查：正常，潜血阴性。四肢：左下肢可见约 30°角的外翻畸形并有骨外露。

创伤后超声重点评估检查（Focused Assessment by Sonography in Trauma Examination，FAST 检查）

右侧胸腔及左侧脾肾间隙可见游离液体（见图）。

创伤处理

给予吸入 100%氧气，置入次大号的静脉导管并快速输入乳酸盐林格氏液后，患者血氧饱和度达到 100%。右侧胸腔闭式引流术后立即引流出 500ml 血性液体，将其收集到密闭容器中。患者持续心动过速，血压 94/74 mmHg。鉴于患者存在明确的腹腔内游离液体及持续性低血压，故决定立即行剖腹探查手术。采用 Sellick 方法快速顺序诱导后插管，继续颈部制动。胸部 X 线检查证实气管内插管和胸腔引流管位置良好。患者在到达急诊科 17min 后被送往手术室。

问题

为什么患者未行 CT 扫描而被直接送入手术室？在治疗钝性创伤患者时，CT 扫描与床旁超声检查是如何发挥互补作用的？床旁超声检查在诊断腹腔内出血方面的准确性如何？

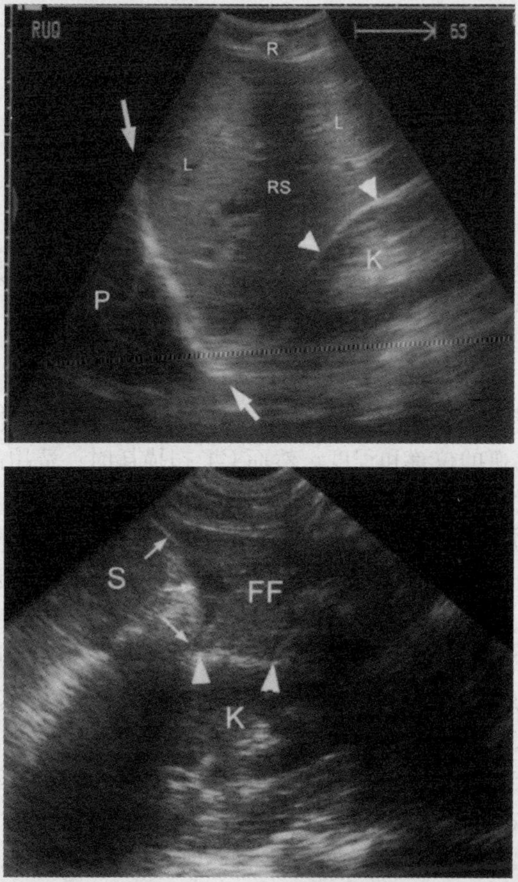
RUQ
63
R
L
L
RS
K
P
S
FF
K

论断

脾破裂

讨论

无呼吸道损伤的钝性躯干创伤患者的死亡原因通常是内出血。内出血的快速诊断是手术治疗成功与否的关键。最早确定腹腔内出血的诊断方法是发展于20世纪60年代的腹腔灌洗术。该方法在床旁能快速实施，且敏感性高。但该方法属有创检查，不能判定出血的来源，有时发现的出血无临床意义。20世纪80年代CT扫描广泛应用于临床，能明确显示损伤的器官、内出血的位置和程度。然而CT扫描耗时、费用高、需对重症患者频繁搬动。因此，在床旁超声检查发明以前，对于重症患者的检查通常首先选用腹腔灌洗术，而并非CT检查。

20世纪80年代，床旁超声首先在德国被用于创伤的检查。与其他用于急救医学的床旁超声检查一样，FAST检查由治疗医生（急诊内、外科医生）在床旁进行，并作为患者治疗和观察的重要组成部分。FAST检查并不干扰对患者其他抢救措施的实施，也不必将患者自抢救区域移出。因此在《重症创伤生命支持》手册中，该检查被美国外科医师协会推荐为创伤后再评估的重要组成部分。

与通常情况下的超声检查不同，FAST检查的重点是迅速发现体腔内出血，而并非是明确具体的损伤器官。检查的重点是腹腔，同时也要注意胸腔和心包腔。通常一次FAST检查需要1～5min。这是由抢救时间的局限和抢救的急迫所决定的，床旁超声仪是急诊科的必备设备。在本病例中，FAST检查未能显示脾损伤的程度。

FAST检查能可靠地探查出650ml以上的游离液体。因此，对伤后不久即进行检查及慢性内出血的患者，FAST检查可能出现假阴性的结果。如果患者出现血液丢失的血流动力学改变（如低血压或心动过速），FAST检查肯定能发现内出血的存在。故低血压的创伤患者，如果FAST检查结果未见异常，必须检查其他部位有无失血情况（如腹膜后、大腿），或有无其他原因导致的休克。FAST检查的另一个优点是可重复性，特别是在患者病情发生变化时。如上所述，FAST检查通常不能提供出血来源及实质脏器损伤的信息，因此对于病情稳定的伴有腹腔游离液体的患者通常需行CT检查，以了解内脏损伤的详细情况。对于那些FAST检查阴性的患者，如果血流动力学稳定，重要脏器损伤的可能性不大，可不必行CT检查。对于此类患者可进行一系列的临床观察（包括反复的FAST检查），在病情允许的情况下，患者可出院。

目前该患者血流动力学不稳定，FAST检查结果阳性。上图为右上部的矢状面影像，胸腔液体影像（P）呈黑色、低回声区；膈肌为高回声结构（白色区，箭头之间）；肝（L）和肾（K）之间是潜在的肝肾间隙（箭头头部），显示白色的影像，提示该区域无腹腔游离液体；肋骨（R）形成伪影（RS）。下图为左上部的矢状面影像（左侧为头侧，右侧为尾侧），显示脾（S，小箭头）和肾（K，箭头头部），两者之间为凝固血液的不均匀回声团块。它缺少阴影，并具有“点状图形”的特征，据此可与肠管相区别。

患者被送往手术室，术中将患者破裂的脾切除。患者血压稳定，骨科医师冲洗清创伤口后将胫、腓骨骨折复位。术后头颅CT扫描显示双侧额叶挫伤。患者病情平稳恢复，无神经系统后遗症出现。

临床要点

1. **到达急诊科时仍存活的钝性创伤患者最主要的致残和死亡原因是隐性出血（通常为腹部）。**
2. **FAST检查与创伤抢救可同时进行，是诊断腹腔或胸腔内出血的可靠检查方法。**
3. **对于多数病情稳定的腹腔内出血患者（FAST检查结果阳性），需进一步进行CT检查，以了解内脏损伤的详细情况。**

（王秀艳译　孟庆生校）

参考文献

1. Ma OJ，Kefer MP，Mateer JR，Thoma B：Evaluation of hemoperitoneum using a single-vs. multiple-view ultrasonographic examination. Acad Emerg Med. 2（7）：581-6，1995. Biffl WL，Moore EE，Kendall J：Postinjury torso ultrasound：FAST should be SLOH. J. Trauma，48（4）：781-2，2000.
2. Scalea TM，Rodriguez A，Chiu WC，et al（FAST Consensus Conference Committee）：Focused assessment with sonography for trauma（FAST）：Results from an international consensus conference. J Trauma 46：466-472，1999.
3. Rozycki GS，Ballard RB，Feliciano DV，et al：Surgeon performed ultrasound for the assessment of truncal injuries：Lessons learned from 1540 patients. Ann Surg 228：557-567，1998.
4. Porter RS，Nester BA，Dalsey WC，et al：Use of ultrasound to determine the need for laparotomy in trauma patients. Ann Emerg Med 29：323-330，1997.
5. Ma OJ，Mateer JR，Ogata M，et al：Prospective analysis of a rapid trauma ultrasound examination performed by emergency physicians. J Trauma 38：879-885，1995.
6. Jehle D，Guarino J，Karamanoukian H：Emergency department ultrasound in the evaluation of blunt abdominal trauma. Am J Emerg Med 11：342-346，1993.
7. Liu M，Chen-Hsen L，P'eng F：Prospective comparison of diagnostic peritoneal lavage，computed tomographic scanning，and ultrasonography for the diagnosis of blunt abdominal trauma. J Trauma 35：267-270，1993.

病例 28　对乙酰氨基酚过量

Thomas J. Lydon　Francis DeRoos

患者女性，22 岁。由急救车送入医院。既往病史不清。患者在厨房内被发现手握尖刀。护理人员在现场发现一个对乙酰氨基酚（扑热息痛）的空瓶。

体格检查

T 36.9℃，P 93 次/分，R 26 次/分，BP 117/76mmHg。一般情况：抽噎，呆滞，呼吸时散发出浓烈的酒精气味。头颅和五官：瞳孔 3mm，光反射存在。胸部：呼吸音清晰。心脏：无杂音、摩擦音、奔马律。腹部：软，无压痛、无腹胀，肠鸣音正常。四肢：无水肿，右侧前臂肘关节处多处抓痕，右腕掌侧有一长 4cm 平坦疤痕，愈合好。神经肌肉：仅有人物定向力，查体欠合作。

实验室检查

血生化：钠 141mmol/L，钾 3.1mmol/L（正常 3.5～5.0mmol/L），氯 101mmol/L，碳酸氢盐 24mmol/L，尿素氮 9mg/dl，肌酐 0.8 mg/dl，血糖 94 mg/dl。全血细胞计数：正常。肝功能：谷草转氨酶 25U/L，谷丙转氨酶 16 U/L，总胆红素 0.3 mg/dl，直接胆红素 0.1 mg/dl，碱性磷酸酶 99 U/L。特殊生化：酒精浓度 233 mg/dl，水杨酸盐浓度 0，对乙酰氨基酚浓度 171μg/ml（正常＜5μg/ml）。凝血试验：正常。尿妊娠试验：阴性。尿毒理学：酒精（＋）。心电图：正常窦性心律，电轴不偏，各间期和波形正常。胸部 X 线：正常。

问题

该患者血浆对乙酰氨基酚的浓度是否达到中毒水平？应如何治疗？

诊断和治疗

对乙酰氨基酚过量。是否使用解毒剂N-乙酰基半胱氨酸（NAC）治疗取决于更完整的病史。该患者还合并酒精中毒。

讨论

有关对乙酰氨基酚（N-乙酰基-P-氨基酚或APAP）的代谢知识对了解其毒性和治疗是非常关键的。对乙酰氨基酚在肝内主要通过与葡萄糖苷酸和硫酸盐结合发生代谢。少量对乙酰氨基酚通过单氧合酶系统（P-450）形成N-乙酰基-P-苯醌亚胺（NAPQI），该物质具有很高的肝毒性。通常，NAPQI与肝内的谷胱甘肽结合，谷胱甘肽可以有效地消除代谢产物的毒性。在对乙酰氨基酚过量情况下，硫酸盐和葡萄糖苷酸途径就会达到饱和，导致对乙酰氨基酚通过P-450系统代谢增多并显著增加NAPQI的生成。过量的NAPQI耗竭了肝内储存的谷胱甘肽，剩余的NAPQI就会与肝细胞的脂质膜和蛋白质发生反应。如果蓄积的NAPQI得不到清除，很快就会出现肝细胞死亡。

在显微镜下观察，服用过量对乙酰氨基酚后数小时开始出现肝细胞损伤，然而此时患者的症状可能并不明显。急性对乙酰氨基酚中毒的临床过程可分为四个阶段。开始，患者可以出现恶心、呕吐、出汗或完全没有症状。这些症状常在数小时内消失。18～24h后，消化道症状再次出现，部分患者出现右上腹压痛。此阶段实验室检查可以发现谷草转氨酶、谷丙转氨酶和胆红素升高。

如果中毒严重，72～96h内将发展至第三阶段，出现爆发性肝衰竭、黄疸、严重凝血障碍和脑病。转氨酶水平常可升至10 000U/L，由于肾P-450产物NAPQI的作用而出现急性肾衰竭。如果能够度过第三阶段，患者可以康复且肝功能可以恢复正常。

对乙酰氨基酚过量患者的治疗依赖于血浆中对乙酰氨基酚的浓度和服用该药与采血测量其浓度之间的准确时间。是否开始解毒治疗可根据 Rumack-Matthew 图表（见图）决定。服用对乙酰氨基酚后 4～24h 之间单次测得的血浆浓度可与图中治

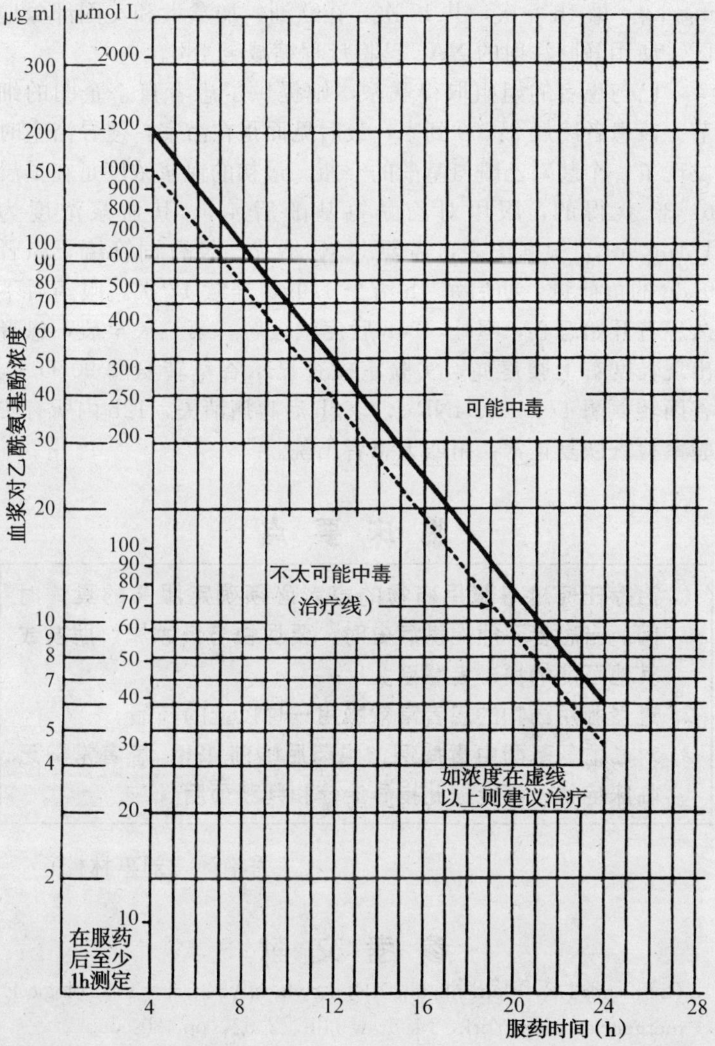

疗线进行比较。测得的血浆对乙酰氨基酚浓度位于治疗线右侧时，需要开始解毒治疗，解毒剂为 NAC。因为化学结构的相似性，NAC 通过保持谷胱甘肽的合成和作为谷胱甘肽替代品

能快速与NAPQI结合并解除其毒性，从而阻止肝细胞坏死。口服NAC治疗时，开始按140mg/kg给予负荷量，而后70 mg/kg，每4h一次，共17次。在欧洲、加拿大和美国部分地区，使用静脉注射的NAC已将疗程缩减至48h。

已与患者的姐姐取得联系，她提供了患者自杀企图的细节。该患者凌晨2：00到家，最后见面是在浴室，搜寻浴室时发现了一个装对乙酰氨基酚的空瓶。最初的血浆浓度是在早晨6：30获得的，服用对乙酰氨基酚后4.5h其血浆浓度为171μg/mL，根据图表，需要NAC治疗。经鼻饲管给予患者9.8g的负荷量，而后每4h给予4.9g，连续17次。服药后不久患者开始恶心，呕吐，24h后症状缓解。第三天早晨，患者出现轻度右上腹疼痛，实验室检查显示谷草转氨酶90 U/L、谷丙转氨酶47 U/L、INR 1.4。2h后腹痛消失，12h内所有实验室检查恢复正常。第四天患者出院。

临 床 要 点

1. 治疗任何过量服用药物的患者必须确定服药的具体时间。当患者不能提供病史时，要尽快与其家属、朋友或其他可能的目击者联系。
2. 过量服用药物的患者常常服用一种以上的药品。
3. 对乙酰氨基酚中毒病例，服药后的前48h，患者常缺乏临床症状，不能据此指导治疗和判断预后。

（王秀艳译　刘惠林校）

参 考 文 献

1. Goldfrank LR, Flomenbaum NE, Lewin NA, et al: Toxicologic Emergencies. New York, McGraw-Hill, 2002, pp 480-505.
2. Rumack BH, Peterson RC, Koch GG, Amara IA: Acetaminophen overdose. Arch Intern Med 141: 380-385, 1981.
3. Rumack BH, Matthew MD: Acetaminophen poisoning and toxicity. Pediatrics 55: 871-876, 1975.

病例 29　发热和皮疹

Evaline Alessandrini

患儿男性，9 个月龄。因发热 24h 伴全身皮疹就诊于急诊科。患儿已腹泻 2 天，进食减少 1 天，烦躁 12h。其母亲否认患儿旅游、虫咬伤、出血及外伤史。既往体健，按计划顺序免疫。

体格检查

神志清，烦躁，能被其母安抚。T 39.8℃（肛温），P 168 次/分，R 40 次/分，BP 85/56mmHg。皮肤：面部、躯干、上下肢多处可见直径 1～2mm 的红色皮疹。毛细血管充盈迅速。头颅和五官：黏膜湿润，鼓膜正常。颈部：软，未触及淋巴结。胸部：呼吸平稳，双肺呼吸音清。心脏：心动过速，无杂音、奔马律、摩擦音。腹部：正常。四肢：除皮疹外无异常发现。神经系统：肌张力正常。

实验室检查

全血细胞计数：白细胞 17 200/μl，其中中性粒细胞占 68%，杆状核细胞占 12%；血小板 371 000/μl，血红蛋白和血细胞比容正常。血生化：正常。凝血检查：凝血酶原时间（PT）11.1s，部分凝血活酶时间（PTT）30s。脑脊液：白细胞 2 个，红细胞 2 个；蛋白及葡萄糖含量正常；革兰染色未发现细菌及白细胞。血液及脑脊液培养结果尚未回报。

问题

最有可能引起患儿发热伴皮疹的病因是什么？与高致病率和病死率有关的潜在病原微生物是什么？对该患儿应采取何种治疗措施？

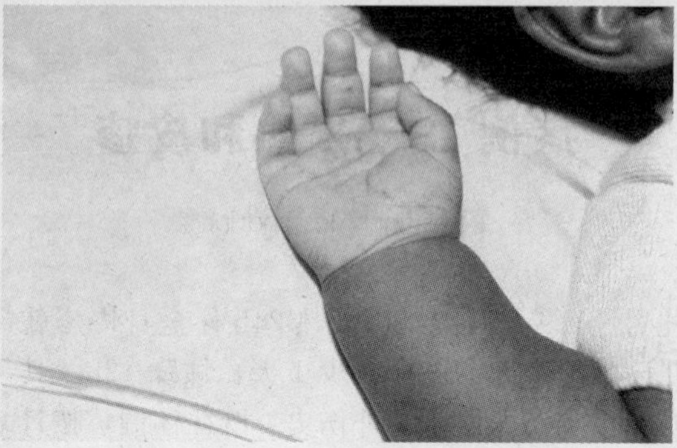

诊断和治疗

最可能引起患儿发病的是病毒感染，引起发热并破坏血管的完整性而引发皮疹。脑膜炎奈瑟菌也可引起发热和皮疹，其致病率及病死率高，必须引起注意。处理措施包括住院治疗、在进行败血症检查后应用广谱抗生素。

讨论

许多病原体（见表）可引起儿童发热和皮疹。但是临床医师必须注意引起侵袭性细菌疾病（invasive bacterial disease，IBD）的各种因素。几项前瞻性研究发现，在发热和出血性皮疹的患儿中，IBD 占 2%～17%。一项对儿童皮肤皮疹（非紫癜性）的研究表明，皮疹患儿中 IBD 的发病率为 8%（细菌培养证实）。在对流感嗜血杆菌 b 型免疫的年代，大多数发热伴皮疹的儿童所感染的为脑膜炎双球菌。总体上，大多数发热伴皮疹的患者，细菌培养和（或）血清学检查阴性，而被认为是病毒感染。大约 15%的患儿有明确的病毒感染史，常为肠道病毒或腺病毒感染。另外 10%非侵袭性细菌感染几乎都是链球菌性咽炎。偶尔，发热和皮疹也可成为其他疾病的症状，如 Henoch-Schönlein 紫癜、特发性血小板减少性紫癜、白血病，这些疾病可通过临床特征及实验室检查而得到证实。

对临床医师而言，能够确诊发热伴皮疹的患儿是否为 IBD 是非常重要的。据估计感染脑膜炎双球菌的病死率为 7%～

20%，相应的并发症包括瘫痪、神经系统后遗症、褥疮（必要时需植皮）。虽然没有一个指标对诊断 IBD 的敏感性达到 100%，但多项指标对确诊发热伴皮疹、而不太可能是 IBD 的患儿有利。多项研究表明，如果一个患儿一般情况良好，白细胞计数正常（5 000～15 000/μl），中性粒细胞绝对值正常（1 500～9 000/μl），杆状核细胞绝对值低于 500/μl，皮疹局限在双乳头连线以上部位，该患儿细菌感染的可能性极小。最近欧洲一项研究显示，IBD 患儿 C-反应蛋白不会低于 6mg/dl。

对于一般情况欠佳、有假性脑膜炎症状或皮疹患者应积极治疗。对这些患儿应全面检查，评估是否存在败血症，应住院并给予肠道外抗生素，静点液体和血管活性药物以维持正常的血流动力学。对于脑膜炎双球菌及链球菌感染，应慎重选择第三代头孢菌素，如头孢噻肟、头孢曲松。如果考虑立克次体感染，应选用多西环素治疗。如果考虑患儿有肺炎双球菌性脑膜炎的可能，除应用头孢噻肟或头孢曲松治疗外，还应使用万古霉素。而且，与流行的脑膜炎球菌血症不同，散发病例发生在 2 岁以内的儿童，这些患儿抵抗有荚膜细菌感染的免疫力尚不强，有经验的临床医师建议这样的患儿应住院治疗并判断有无败血症。

当然，并不是所有发热伴皮疹的儿童都需要进行腰椎穿刺或住院治疗。一般情况好的患儿应进行白细胞计数并分类、血培养及血凝分析（PT、PTT）等检查。经过数小时观察后，对于那些一般情况良好、无心动过速、皮疹无进展、实验室检查正常的患儿可在门诊治疗。必须依据患者具体情况选择抗生素。对于那些发热伴皮疹的门诊治疗患者，没有抗生素疗效的报道。但是，本文作者建议使用肠道外头孢曲松。因为在这种情况下，最可能的致病菌侵袭会导致较高的致病率和病死率。对于选择门诊治疗的患儿，他们必须接受完善的出院指导，由其卫生保健医师观察 12～24h，还应告知其如果出现病情加重或皮疹进展，应及时住院治疗。对于一般情况良好、链球菌抗原阳性的患儿可在门诊使用抗链球菌的抗生素治疗。

与发热和皮疹相关的感染

细菌	
	脑膜炎奈瑟菌
	肺炎链球菌
	流感嗜血杆菌 b 型
	金黄色葡萄球菌
	化脓链球菌
	大肠埃希杆菌
病毒	
	肠道病毒
	腺病毒
	流感病毒
	副流感病毒
	EB 病毒
	风疹
	呼吸道合胞病毒
	肝炎病毒
立克次体	
	立氏立克次体
	埃利希体属

该患儿 9 个月，烦躁，需要进行全面的败血症检查。收住院并应用肠道外抗生素治疗。血细菌培养阴性，但大便培养出肠道病毒。观察 48h 后出院。

临 床 要 点

1. **21 世纪引起小儿皮疹最常见的侵袭性细菌疾病（IBD）是奈瑟菌性脑膜炎。**
2. **总体上，病毒是引起皮疹和发热的最常见病因。**
3. **两岁以上患儿，若一般情况良好、白细胞计数正常(5 000～15 000/μl)、中性粒细胞绝对值正常（1 500～9 000/μl)及杆状核细胞绝对值小于 500/μl、皮疹局限在双乳头连线以上部位，在观察一段时间后，如果患儿重要生命体征稳定和皮疹无进展，可考虑于门诊治疗。**

（王秀艳译　王岩校）

参考文献

1. Neilsen HE, Andersen EA, Andersen J, et al: Diagnostic assessment of haemorrhagic rash and fever. Arch Dis Child 85: 160-165, 2001.
2. Wells LC, Smith JC, Weston VC, et al: The child with a non-blanching rash: How likely is meningoccal disease? Arch Dis Child 85: 218-222, 2001.
3. DiGiulio GA: Fever and petechiae: No time for a rash decision. Clin Ped Emerg Med 1: 132-137, 2000.
4. Mandl KD, Stack AM, Fleisher GR: Incidence of bacteremia in infants and children with fever and petechiae. J Pediatr 131: 398-404, 1997.
5. Cohen AR: Rash: Purpura. In Fleisher G, Ludwig S (eds): Textbook of Pediatric Emergency Medicine. Baltimore, Williams & Wilkins, 1993, pp 430-438.
6. Baker RC, Seguin JH, Leslie N, et al: Fever and petechiae in children. Pediatrics 84: 1051-1055, 1989.
7. Nguyen QV, Nguyen EA, Weiner LB: Incidence of invasive bacterial disease in children with fever and petechiae. Pediatrics 74: 77-80, 1984.

病例 30　意识模糊

M. Bradley Falk　Jill M. Baren

患者男性，44 岁。因在高速公路收费站被发现“行为怪异”和“言语含糊”送入急诊科。其朋友代诉患者有上呼吸道感染症状已 2 周，且在 24h 以前曾在另一急诊科观察治疗过，当时他“精神混乱”。行头颅 CT 扫描阴性，准许出院回家。此后直至此时其朋友才再次见到患者。

体格检查

生命体征：T 37℃，P 82 次/分，R 18 次/分，呼吸室内空气时外周血氧饱和度为 98%。一般情况：情感不稳定，哭泣。头颅和五官：双侧瞳孔等圆，光反射灵敏（4→3mm），眼球各向运动正常，黏膜湿润；流清涕且鼻黏膜充血。颈部：软，无压痛。胸部：正常。心脏：正常。腹部：正常。四肢：无水肿和皮疹。神经系统：神志清楚，仅有人物定向力；仅能完成简单的一个指令；间断感觉性失语；不能读出但能写出简单文字；第Ⅱ～Ⅻ对颅神经大致正常，无视野缺损；肌力 5 级，两侧对称；全身轻触觉正常；无小脑障碍（指鼻、跟膝胫试验稳准）；腱反射（＋＋），两侧对称；双侧巴宾斯基征阴性。

实验室检查

指尖血糖 88mg/dl。全血细胞计数：正常。电解质：尿素氮、肌酐正常。肝功能：正常。尿毒理学：阴性。心电图：正常窦性心律，电轴不偏，无急性损伤图形。头颅 CT（见图）：左脑岛区急性缺血性梗死。

问题

该患者是否适宜溶栓治疗？若他的朋友问，为了更舒适，患者是否可在床上坐起？你如何回答？

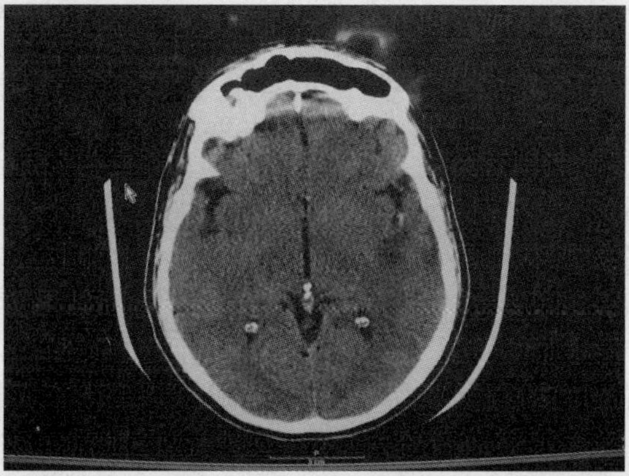

论断

缺血性脑卒中。因为患者神志障碍已达 24h，所以不适宜溶栓治疗。保持仰卧位并且头部平放对患者是有益的。

讨论

许多疾病可引起与该患者相同的症状，包括卒中（缺血性或出血性）、外伤性脑损伤、中毒、脑病、脑炎和急性精神病。然而，依据该患者的头颅 CT 扫描结果和失语可迅速做出缺血性卒中的诊断。当某一区域脑组织没有充足的血流供应导致该区域缺血或梗死时，就会发生缺血性脑卒中。梗死周围区域是缺血半暗带，半暗带区是指缺血但有存活潜力的脑组织。这些组织是否能够存活依赖于缺血的程度和时间。时间是治疗脑卒中患者的关键。及时诊断能缩短治疗时间。开始处理可疑卒中患者应遵循以下顺序：

1. ABC（气道、呼吸、循环系统）的评估和治疗，建立静脉通路，氧气吸入，心电监护，测指尖血糖。
2. 迅速向知情者询问病史。确定患者最后行为正常或较正常的时间是至关重要的，因为这是决定溶栓与否的关键。如果从症状开始到就诊的时间超过 3h，一般不予溶栓治疗（见表）。
3. 进行相关简要的神经系统检查以粗略评估神经系统功能缺损（瞳孔、凝视麻痹、面部瘫痪、偏瘫/局部麻痹、重要感觉缺失、失语、共济失调、视野缺损）。
4. 全血细胞计数，血生化 7 项，凝血功能检查。
5. 血压＞185/115mmHg 时应予治疗。
6. 尽快头颅 CT 平扫。
7. 如果在 3h 的时间窗内，评估溶栓治疗的禁忌证（见表）。

如果头颅 CT 扫描未显示颅内出血，患者症状持续存在，无禁忌证，应考虑溶栓治疗。病后 3 个月时，在卒中 3h 内接受溶栓治疗的患者症状有显著改善。

因该患者发病至就诊时间已超过 24h，所以不能进行溶栓治疗。溶栓治疗后 36h 内继发颅内出血的危险性增加。关于卒中溶栓治疗的益处和潜在危险必须告知患者和（或）家属。

脑灌注压对保障足够的脑血流是必须的。因此，保持患者仰卧位和正常的脑灌注非常重要。现已证明，血糖变化和体温不稳定对缺血的脑组织有害，应该及早纠正。谨慎地调控血压非常关键。如前所述，高血压可能是溶栓治疗的禁忌证。如果血压超过 185/110mmHg ，静脉注射拉贝洛尔可作为初始治疗。因为过度降压可加重缺血症状，所以应当避免。研究显示，肝素可以增加缺血性卒中患者出血的危险性，且无任何临床益处，因此不用肝素抗凝治疗。然而，如果患者不适宜溶栓治疗，应给予口服阿司匹林。对接受溶栓治疗的患者，24h 内应避免使用。

该患者被收入神经科治疗，数天后病情稳定，出院回家并进行语言康复。

溶栓治疗排除标准［组织纤溶酶原激活物（t-PA）］

- 症状持续时间＞3h
- 卒中发作时有癫痫
- 溶栓治疗前症状明显改善或孤立症状，轻微神经系统功能缺损，如单纯共济失调、感觉缺失、单纯构音障碍、肢体轻瘫。
- 治疗前血压＞185/110mmHg，或有必要积极控制高血压。
- 近 3 个月内有脑卒中或头部外伤史
- 有颅内出血病史
- 近 14 天内有手术史
- 近 21 天内有消化道出血病史
- 近期有心肌梗死病史
- 近 7 天内在不可压迫部位进行了动脉穿刺
- 正在口服抗凝药物或 INR＞1.7
- 48h 内使用过肝素且 PTT 延长
- 血小板＜100×10^9/L
- 血糖＜50mg/dl 或＞400mg/dl
- 除非控制出血并发症的急救治疗措施和设施准备齐全，否则不能进行溶栓治疗。
- 严重卒中患者（NIHSS 评分＞22）使用 t-PA 前应谨慎。

临床要点

1. 可疑卒中患者应该坚持“三早”原则：早期识别初始症状，早期头颅 CT 检查，如果符合溶栓标准则应尽早溶栓治疗。
2. 调整患者体位及用药物适当控制血压，以保证足够的脑灌注压。

（王秀艳译　王志彬校）

参考文献

1. Adams HP： Emergent use of anticoagulation for treatment of patients with ischemic stroke Stroke 33：856-861，2002.
2. Brott T，Bogousslavsky J： Treatment of acute ischemic stroke. N Engl J Med 343：10，710—722，2000.
3. Kasner SE，Grotta JC：Emergency identification and treatment of acute ischemic stroke. Ann Emerg Med 30：5，642-653，1997.
4. The NINDS t-PA Stroke Study Group：Generalized efficacy of t-PA for acute stroke：Subgroup analysis of the NINDS t-PA stroke trial. Stroke 28：2119-2125，1997.
5. The NINDS t-PA Stroke Study Group：Intracerebral hemorrhage after intravenous t-PA therapy for ischemic stroke. Stroke 28：2109-2118，1997.
6. American Heart Association Stroke Council： Guidelines for thrombolytic therapy for acute stroke：A supplement to the guidelines for the management of patients with acute ischemic stroke. Circulation 94：1167-1174，1996.
7. The National Institute of Neurological Disorders and Stroke rt-PA Stroke Study Group：Tissue plasminogen activator for acute ischemic stroke. N Engl J Med 333：1581-1587，1995.

病例 31　剧烈头痛、颈部强直和畏光

Chirag Patel　Stefanie Porges

患者男性，33 岁。因剧烈头痛就诊于急诊科。患者在铲雪时突感头痛，并在数分钟内达到高峰，同时伴有畏光、颈部僵硬、恶心和视物模糊。否认有发热、寒战、近期上呼吸道感染。无任何神经系统功能障碍。既往体健。

体格检查

T 36.4℃，P 78 次/分，R 20 次/分，BP 134/81mmHg。一般情况：痛苦不安。头颅和五官：因畏光未能行眼底检查，其他正常。胸部：听诊呼吸音清晰。心脏：心率、节律规整，无杂音、奔马律。腹部：正常。四肢：无发绀和水肿。神经肌肉：神志清，定向力完整。颅神经、肌力、感觉、步态、直线行走、指鼻试验、快速轮替动作均正常。足趾反射阳性，四肢腱反射（＋＋），正常步态，昂伯（Romberg）试验阴性。

实验室检查

血细胞计数：正常。血生化：正常。凝血检查：正常。心电图：正常窦性心律，正常间期。头颅 CT 扫描：见图。

问题

最有可能引起患者头痛和畏光的原因是什么？如果头颅 CT 扫描阴性，应进行什么诊断性检查？

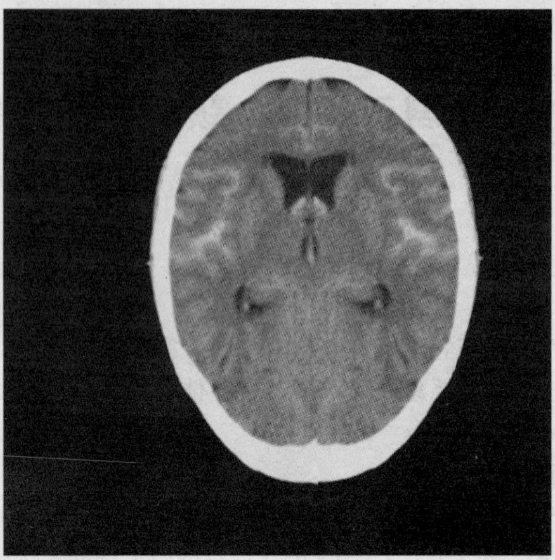

诊断

蛛网膜下腔出血。如果 CT 扫描阴性，应进行腰穿检查。大多数非外伤性蛛网膜下腔出血是由囊状动脉瘤破裂引起的。

讨论

每年有超过一百多万的患者因头痛到内科或急诊科就医。在这些患者中，一小部分需要紧急的诊断性检查和治疗。头痛可以是某些危及生命疾病的初始症状，这些疾病包括蛛网膜下腔出血、其他颅内出血、严重颅脑损伤、脑炎或脑膜炎、血管炎、静脉窦血栓、中毒代谢性疾病。10%～15%的蛛网膜下腔出血患者在到达医院前死亡，50%的患者在诊断蛛网膜下腔出血后 6 个月内死亡。

动脉瘤破裂导致血液进入脑脊液，并在脑脊液内蔓延，引起颅内压升高。虽然出血仅仅持续数秒钟，但再出血很常见，特别是在发病后 12h 内。患者典型表现为在紧张或劳累时出现严重头痛并于短时间内变得非常剧烈（常被描述为一生中最严重的一次）。头痛可伴有或不伴有意识丧失、畏光、恶心、呕吐、癫痫、假性脑膜炎、意识水平下降、局灶性神经系统症状。因为血细胞崩解引起无菌性脑膜炎，所以在数小时内出现假性脑膜炎症状和后背疼痛。50%的患者在出血前数天至数周内有动脉瘤破裂的先兆，但这一临床表现差异很大。

对于新出现的或剧烈的头痛要予以检查，既往有头痛的患者头痛性质发生变化时也是如此。检查内容包括头颅 CT 平扫。因目前 CT 扫描技术的限制，有 8%的患者在出血后 12h 内和 7%～14%的患者在 24h 内，CT 扫描不能发现出血。在开始出血的 5 天内 50%的 CT 扫描呈阴性结果。

如果临床症状提示蛛网膜下腔出血但头颅 CT 扫描阴性、可疑或技术有限时，必须行腰椎穿刺（腰穿）检查。如果是蛛网膜下腔出血，脑脊液压力通常升高，因此腰穿时应该测定脑脊液压力。脑脊液即刻离心可以鉴别是真正的蛛网膜下腔出血还是穿刺所致的损伤出血。蛛网膜下腔出血患者在发病后 2h 脑脊液出现黄变（脑脊液呈粉红色或微黄色），在此之前腰穿脑脊液无黄变现象。脑脊液在序列试管中不清澈透明并含有红细胞，提示蛛网膜下腔出血，但脑脊液清澈透明，也不除外陈旧性蛛网膜下腔出血。如果 CT 和腰穿结果正常，则不必行脑血管造影检查。这些患者可转诊至保健医生或神经科专家进行诊治。

如果 CT 扫描或腰穿提示蛛网膜下腔出血，需急请神经外科会诊，行进一步检查以明确病因。脑血管造影是显示动脉瘤最常用的检查方法，但有 14%～20%的病例通过此项检查不能发现病因。非先天性动脉瘤破裂所致的出血可由动脉硬化性动脉瘤、血管造影未显示的血管畸形、软膜瘘、脑桥前静脉破裂引起。这些患者的发病率和死亡率各不相同。对需要紧急开颅手术的患者应做 CT 血管造影检查以快速诊断。

一旦诊断蛛网膜下腔出血，应立即开始积极治疗，包括必要时应用新鲜冰冻血浆以改善凝血功能、建立中心静脉通路、降低升高的血压。在出血后 12h 内患者具有较高的再出血危险，降低血压可以减少这种危险，但由于同时降低了脑灌注压，也增加了脑梗死、脑积水和脑组织水肿的风险。治疗高血压常选择静脉内应用拉贝洛尔、尼卡地平或肼屈嗪。如果无效，可以滴注硝普钠。降低平均动脉血压至 90mmHg 且不能低于该水平，这有利于防止脑梗死。认知水平下降标志着脑灌注减少，需进行颅内压监测。急性脑积水时脑室造瘘引流手术可减轻颅内压力。缺氧、高碳酸血症、低血糖或高血糖对脑组织均有害，应及时纠正，避免继发性脑损伤。

一旦诊断蛛网膜下腔出血，应立即开始防治并发症。出血后 3 天左右易发生脑血管痉挛，用钙通道阻滞剂尼莫地平可以减轻血管痉挛。用苯妥英、卡马西平或苯巴比妥可以预防癫痫发作。外科治疗或有选择的神经介入治疗有确切疗效。

该患者血管造影结果阴性。第 4 天出血吸收，脑积水消失。患者未接受任何外科治疗，出院后给予尼莫地平和抗惊厥药物治疗。

临 床 要 点

1. 对初发的或剧烈的头痛要进行评估，既往有头痛的患者头痛性质发生变化时也要评估。
2. 头颅 CT 扫描阴性不能除外蛛网膜下腔出血，需进行腰穿检查。如果二者均阴性，没有必要行脑血管造影。
3. 对蛛网膜下腔出血伴高血压的患者，应避免过度降压。
4. 如果蛛网膜下腔出血是动脉瘤破裂所致，应在急诊科给予钙通道阻滞剂以预防脑血管痉挛。

（王秀艳译　王志彬校）

参 考 文 献

1. Jagoda AS, Dalsey WC, Fairweather PG, et al：Clinical policy：Critical issues in the evaluation and management of patients presenting to the emergency department with acute headache. Ann Emerg Med 39：108-122, 2002.
2. Edlow JA, Caplan LR：Avoiding pitfalls in the diagnosis of subarachnoid hemorrhage. N Engl J Med 342：29-35, 2000.

3. Vespa PM, Gobin YP: Endovascular treatment and neurointensive care of ruptured aneurysms. Crit Care Clin 15: 667-684, 1999.
4. Charpentier C, Audibert G, Guillemin F, et al: Multivariate analysis of predictors of cerebral vasospasm occurrence after aneurysmal subarachnoid hemorrhage. Stroke 30: 1402-1408, 1999.
5. Stieg PE, Kase CS: Intracranial hemorrhage: Diagnosis and emergency management. Neurol Clin 16: 374-390, 1998.
6. Ruptured cerebral aneurysms: Perioperative management. In Ratcheson RA, Wirth FP (eds): Concepts in Neurosurgery, vol6. Baltimore, Williams Wilkins, 1994.
7. Vermeulen M, Lindsay KE, Murray GD, et al: Antifibrinolytic treatment in subarachnoid hemorrhage. N Engl J Med 311: 432-437, 1984.

病例 32　窒息

Reza Daugherty　Evaline Alessandrini

患儿男性，11 个月龄。因窒息发作约 30min 由其母送入急诊科。当母亲正在厨房烹调时，孩子坐在厨房的地板上玩耍。其母忽然听到患儿咳嗽且呼吸急促，并发现他口唇发绀，但神志清楚。她立即抱起孩子，孩子开始哭泣，遂立刻把孩子送入医院。患儿近期无呕吐、发热及其他疾病。未发现癫痫发作。此次窒息发作前 30min 正常进食晚餐。足月分娩无并发症。3 个月大小时因反复呕吐被诊断为“胃食管反流”。经过雷尼替丁和甲氧氯普胺（胃复安）治疗后症状消失。发育正常，无其他疾病史。

体格检查

生命体征：T 37.2℃（肛温），P 135 次/分，R 52 次/分，BP 92/54mmHg。一般情况：神志清楚，哭声轻度嘶哑，激动不安时有喘鸣。间断性干咳和频繁哭泣。皮肤：粉红色，温暖，灌注良好，无皮疹和血管瘤。头颅和五官：鼻腔无分泌物，口咽正常，无异物、红斑、损伤。胸部：安静时两肺呼吸音清晰，双侧对称。心脏：心律规整，无杂音。腹部：正常。神经系统：无异常，神志清楚。

实验室检查

胸片：气管居中，管径正常，纵隔无移位，双肺无浸润，双肺膨胀对称，无异物。颈部侧位 X 线：见图。

急诊科诊治过程

监测患儿的外周血氧饱和度，患儿的呼吸频率维持在 40～50 次/分，血氧饱和度正常。时有哭泣且偶尔伴有喘鸣，但无窒息或发绀。在急诊科时拒绝饮水。

问题

如果可能，如何对患儿做进一步检查？

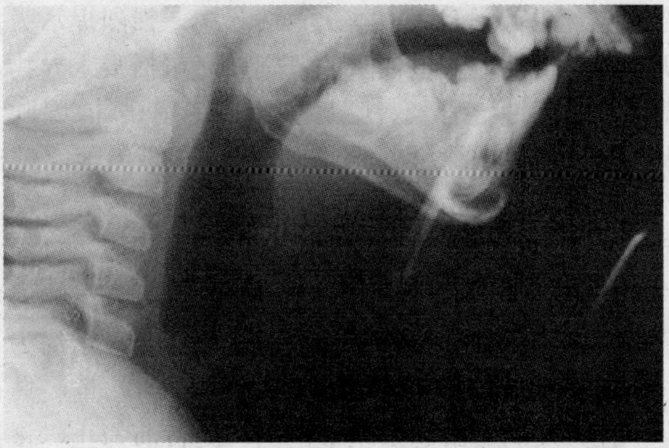

进一步诊断和治疗方法

全麻下行硬支气管镜检查

讨论

该患儿既往身体健康，本次急性起病，强烈提示吸入异物的诊断。不完全性上气道梗阻的鉴别诊断包括吸入异物、会厌炎、哮喘、细菌性气管炎、咽后壁脓肿、扁桃体/腺肿大、血管性水肿、机械性或化学性损伤。根据1998年国家健康统计中心的统计资料，有142名5岁以下儿童因吸入异物窒息而死亡。因幼儿易于将物品放进口中以探究周围环境，且尚未形成完好的牙列，不能进行足够的咀嚼，故发生吸入异物的危险性很大。男孩的发病率明显高于女孩，一些研究显示约为女孩的2倍。具有神经系统疾病和（或）发育迟滞的儿童，具有更大的危险，且其发病年龄超出正常范围。到目前为止，食物是最常见的吸入物，占吸入物的70%～80%。大量研究表明，在支气管镜检时发现坚果（特别是花生）为最常见的吸入异物，占所吸入异物的70%以上。在非食品吸入物中，最多见的是塑料玩具部件和钢笔帽。一般来讲，误吸气球引起死亡的危险最大，占吸入相关死亡的1/3。

吸入异物所致的不完全性上气道梗阻，其常见症状包括急性发作的窒息，伴有随后的咳嗽、喘鸣、发音困难、流涎、胸部紧缩感。有些患者吸入的异物小并位于声门以下，可以无症状。许多患者无任何症状或仅具有上述症状的一部分。其机理是由于吸入异物对气管持续刺激超过15min，气管内咳嗽感受器适应的结果。

诊断完全性气道梗阻要根据病史和体格检查。当需要立即治疗时，不必做其他检查。不能因放射学检查而延误解除梗阻。当患者被迫改变了比较舒适的体位时，部分性梗阻可能会变成完全性梗阻。如果诊断不明确，具有娴熟气道处理技能的医生应陪同患者前往放射科行胸部和颈部软组织X线检查，以了解气道情况。然而，X线检查对怀疑气道吸入异物的患儿的诊断价值有限。因为吸入物多是食品，放射线可以穿透这些物质。一些研究表明仅6%～17%的吸入异物不能透过放射线。至少一项研究发现，X线检查的敏感性低于病史和体格检查，特异性也较病史低。

如果孩子哭泣、咳嗽、能发出声音，表明至少有部分气道尚通畅。诊治过程中要保持冷静，并尽其所能避免患儿焦躁不安。用脉搏血氧测定仪监测血氧饱和度，在需要时给予非侵袭性吸氧。高度怀疑吸入异物的儿童应尽快直接送入手术室，全麻下行硬支气管镜检查。避免长时间的X线检查。硬支气管镜有以下优点：(1) 可靠地保证气道安全；(2) 操作过程中允许患者保持通气；(3) 允许使用各种器械取出异物。最近有几个研究小组报道了使用纤维支气管镜成功取出儿童气道异物。其不足之处在于气道异常时，仍需换用硬支气管镜，纤维支气管镜需要直径至少4.5mm的支气管内置管支撑。然而，纤维支气管镜具有取出支气管树远端异物的优势。有较少数病例(不足1%)，硬或纤维支气管镜均不能取出异物，需行开胸手术。

通常，取出异物后，患儿应留院观察。使用硬支气管镜取异物的术后并发症发生率为1%～8%，因此这些患儿需要术后监护。随异物在气管内滞留的时间延长，周围组织水肿加重且易于受损，其并发症的危险随之增加。

该患儿由小儿耳鼻喉科医生护送入手术室。在全麻下行硬支气管镜检查，发现在声带上方有一1cm×1cm大小的蓝色扁平异物，并部分阻塞气道。顺利取出易物，异物是一个系面包用的塑料绳。患儿留院过夜观察，第二天出院。该病例使急诊科医生感到后怕。该患儿的体格检查和X线结果基本正常，病史值得关注，但警惕性差的医生可能把这些症状归因于胃食管反流或病毒感染。

临 床 要 点

1. 即使儿童在就诊时无明显症状，如果病史提示吸入异物，临床医师也必须高度警惕吸入异物的可能。
2. 由于假阴性率太高，普通X线检查对吸入异物的诊断价值有限。
3. 对病史提示吸入异物的儿童，应请有经验的儿童支气管镜检查方面的专家会诊。

（王秀艳译　刘硕然校）

参 考 文 献

1. Swanson KL，Prakash UB，Midthun DE，et al：Flexible bronchoscopic management of airway foreign bodies in children. Chest 121：1695-1700，2002.
2. Rovin JD，Rodgers BM：Pediatric foreign body aspiration. Pediatr Rev 21：86-90，2000.
3. Skoulakis CE，Doxas PG，Papadakis CE，et al：Bronchoscopy for foreign body removal in children：A review and analysis of 210 cases. Int J Pediatr Otorhinolaryngol 53：143-148，2000.
4. Metrangelo S，Monetti C，Meneghini L，et al：Eight years'experience with foreign-body aspiration in children：What is really important for a timely diagnosis? J Pediatr Surg 34：1229-1231，1999.
5. Zerella JT，Dimler M，McGill LC，Pippus KJ：Foreign body aspiration in children：Value of radiography and complications of bronchoscopy. J Pediatr Surg 33：1651-1654，1998.
6. Muniz AE，Joffe MD：Foreign bodies，ingested and inhaled. Contemp Pediatr 14 pp：78-98，1997.
7. Rimell FL，Thome A Jr，Stool S，et al：Characteristics of objects that cause choking in children. JAMA 274：1763-1766，1995.

病例 33　突发呼吸困难

Jill M. Baren

患者女性，22 岁。因呼吸困难由救护车送至急诊科。患者在参加聚会时突感呼吸困难，聚会在一个由燃木壁炉供暖的公寓里举行，房间内拥挤。同时患者发现没有带舒喘灵气雾剂，于是离开聚会现场返回家中，使用舒喘灵气雾剂吸入治疗。15min 后，其丈夫发现她极度呼吸困难并呈昏睡状态，遂送入医院。丈夫诉患者有哮喘病史，经常服用药物（按需使用舒喘灵和口服氟替卡松每日 2 次），上次哮喘发作时，病情危重并在重症监护病房治疗 2 周。

体格检查

体温正常，P 144 次/分，R 40 次/分，BP 110/78mmHg。呼吸室内空气时血氧饱和度 86%。一般情况：面色苍白，大汗，言语困难。头颅和五官：鼻翼煽动。颈部：无颈静脉怒张。胸部：胸腹矛盾运动，双肺呼吸音低，可闻及少量哮鸣音。心脏：律规整，心动过速。四肢：湿冷，脉搏细弱而频数。神经系统：意识水平下降，但对疼痛刺激有反应且能准确定位。

实验室检查

胸片（见图）：双肺充气过度，肺纹理增强，无浸润征象。

问题

哪些体征提示患者哮喘病的严重程度？应立即采取哪些治疗措施？如果患者对初始治疗无反应还需采取什么治疗措施？

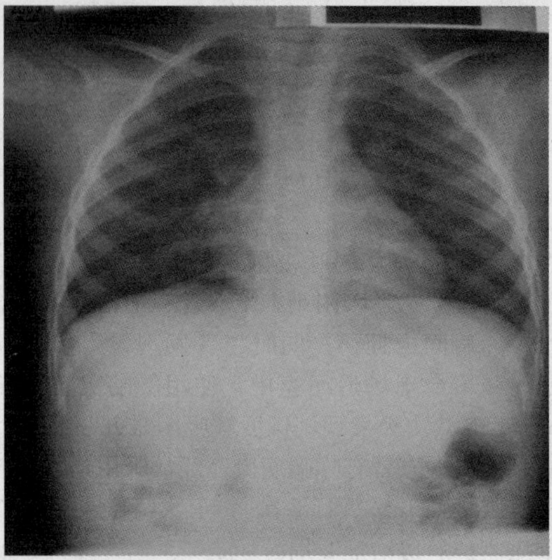

诊断

严重哮喘急性发作。患者极度呼吸困难并伴有胸腹矛盾运动，提示呼吸度明显增加。鼻翼煽动、意识水平下降、低灌注，提示低氧血症、高碳酸血症和即将发生呼吸衰竭。哮鸣音稀疏提示肺通气不良。患者需立即吸入氧气、吸入舒喘灵气雾剂和静点肾上腺皮质激素。应持续心电和外周血氧饱和度监测。如果无效，应加用异丙托溴铵气雾剂吸入和静点镁剂，同时做好静点β受体激动剂和气管插管的准备。

讨论

在美国，哮喘是一种常见慢性病。在 1 500 万～2 000 万的患者中，每年约有 200 万人到急诊科就诊。在 1980～1990 年的 10 年间，因哮喘死亡的人数有所增加，此后该人数稳定在每年 5000 人左右，但哮喘住院率却持续增加，尤其是儿童哮喘患者。虽然目前对哮喘病理生理和治疗的研究已取得明显进展，但这些数据令人不安。

哮喘是一种慢性炎症性疾病，以反复发作、缓解为特征。

许多患者长期具有轻微症状，如喘息、运动耐力下降和夜间咳嗽。在急性发作期，大多数患者表现为急性呼吸困难、咳嗽、喘息或由于支气管炎症、平滑肌高反应性以及气道阻塞引起的胸部紧缩感。

哮喘发作期的典型体征是呼吸增快、心率增加、辅助呼吸肌（肋间肌、肋间内肌和锁骨上肌肉）参与呼吸、可闻及哮鸣音以及其他异常呼吸音，而整体通气功能下降。在治疗呼吸窘迫的过程中，哮鸣音消失提示气道不畅，患者病情危重，急诊科医生应高度警惕。对呼吸窘迫的总体评估应包括氧合和通气功能情况。呼吸急促和辅助呼吸肌参与呼吸是通气不足的指标，而氧合不良则表现为鼻翼煽动、口唇皮肤颜色变化（苍白或发绀）、神志改变（模糊、易激惹或昏睡）。氧合功能也可通过外周血氧饱和度监测和动脉血气分析进行评估。显著的神志改变提示高碳酸血症、低氧血症并预示着呼吸衰竭即将发生，需立即气管插管。

急诊科治疗哮喘急性发作有三个目标：(1) 准确评估患者的低氧血症及哮喘发作的严重程度；(2) 应用速效缓解药物、抗炎药物和其他药物解除气道阻塞；(3) 运用适当的处理方式减少哮喘复发并进行随诊。

大多数轻至中度哮喘发作的患者，不需要吸氧。根据美国哮喘治疗指南，孕妇、儿童、合并其他疾病和呼吸室内空气时血氧饱和度低于90%的哮喘患者应当给予吸氧。只要可能，在处理哮喘急性发作时都应检查呼吸功能，以判定其严重程度。因为呼吸功能检测是判定疾病严重程度的几个客观指标之一。临床评估结果与呼吸功能的实际情况并不十分一致。在急诊科，呼气流量峰值是最常见的呼吸功能检测指标，这项检查需要患者保持持续、正确的姿势及努力，分析结果时应该考虑这些因素。如果患者没有接受过呼吸功能检测的训练，或者说不知道自己的呼气流量峰值，那么成年女性400L/min、成年男性500L/min可作为正常值。

β受体激动剂气雾剂是公认的治疗支气管哮喘急性发作的一线药物，也是解除气流阻塞最有效的抢救药物，起效时间不超过 5min。舒喘灵的推荐剂量为第 1h 内每 15～20min 给予 2.5～5.0mg，如果病情需要，给药频率还可增加，甚至可以持续使用。人们愿意接受带有剂量标记的舒喘灵气雾剂，每 5min 喷雾 2～8 次。这种包装的气雾剂有更好的疗效，但对呼吸窘迫的患者，气雾剂的使用很难与呼吸同步。

对于大多数哮喘急性发作的患者，我们建议规范使用类固醇激素治疗。类固醇激素可以很快解除气流阻塞，增加β受体激动剂的疗效，并减少患者的住院次数。除吸入舒喘灵气雾剂后症状完全缓解的患者外，我们推荐其他所有患者口服泼尼松（40～60mg）治疗。如果患者不能耐受，或因病情危重不能口服类固醇激素时，也可静脉点滴。异丙托溴铵是一种抗胆碱能的吸入药物，通过调节迷走神经，与舒喘灵协同改善气道阻塞。在治疗中至重度的哮喘患者时，其推荐剂量为每次 25～50μg。

大多数患者对吸入性的β受体激动剂、抗胆碱能药物和类固醇激素反应良好。对于疗效差的少部分患者，应加用其他治疗。硫酸镁对部分哮喘急性发作的患者有辅助治疗作用。对于舒喘灵和异丙托溴铵治疗无效及即将呼吸衰竭的患者，应该考虑硫酸镁治疗。给药方法为 50～100ml 生理盐水中加入 2.0g 硫酸镁 10min 内静脉注入。副作用包括烧灼感、面部潮红、嗜睡、虚弱、低血压和心律失常。严重病例应考虑规范使用β受体激动剂，可选择皮下或静脉注射肾上腺素或高选择性β受体激动剂特布他林。

如果上述这些治疗无效，对伴有呼吸衰竭、严重低氧血症、精神状态改变的患者，最终必须气管插管。在急诊科，哮喘急性发作患者应在快速诱导麻醉后行气管插管。氯胺酮（1～3mg/kg，IV）是用于诱导麻醉的极好药物，因为它可引起支气管扩张。依托咪酯、琥珀胆碱和咪达唑仑也是很好的选择，肌松药也可应用。对于一个气管插管的哮喘患者，肺通气是具有挑战性的，因为呼气期的延长可导致气体过快吸入、肺膨胀过度和气压伤。为了防止这些并发症，可采取允许性高碳酸血症策略，即通过降低呼吸频率至 8～12 次/分，寻求恰当的呼气时间。

该患者接受了舒喘灵气雾剂、异丙托溴铵、甲泼尼龙静脉输入和100%面罩吸氧治疗。患者烦躁，经皮下注射肾上腺素后，查体合作。再次体检双肺出现高调而粗糙的哮鸣音。继续给予舒喘灵治疗并送入重症监护病房。5天后患者出院，出院后口服皮质类固醇并逐渐减量。医生要求她参加一个哮喘培训班，以了解哮喘的症状、诱发因素、预防以及如何正确使用急救药物。

临床要点

1. 根据胸廓代偿机制，患者越年轻，就越有可能因加强呼吸运动而出现辅助呼吸肌参与呼吸。因此，一个胸腹矛盾运动的成年哮喘发作患者很可能伴有严重的呼吸衰竭。
2. 哮鸣音消失是呼吸困难患者的一个恶性征兆，提示哮喘严重恶化。
3. 在急诊科处理哮喘患者，除临床评估外，应进行气流阻塞客观指标检测（呼气流量峰值）。一般来讲，患者呼气流量峰值/预计值>70%时，可以安全出院。

（王秀艳译　刘硕然校）

参考文献

1. Emond. SD, Camargo CA Jr, Nowak RM：1997 National Asthma Education and Prevention Program Guidelines：A practical summary for emergency physicians. Ann Emerg Med 31：579-589, 1998.
2. Lin RY, Pesola GR, Bakalchuk L, et al：Superiority of ipratropium plus albuterol over albuterol alone in the emergency department management of adult asthma：A randomized clinical trial. Ann Emerg Med 31：208-213, 1998.
3. National Asthma Education and Prevention Program：Expert panel report 2：Guidelines for the diagnosis and management of asth-

ma. DHHS pub ＃ NIH 97-4051，1997.

4. Idris AH，McDermott MF，Raucci JC，et al：Emergency department treatment of severe asthma：Metered-dose inhaler plusholding chamber is equivalent in effectiveness to nebulizer. Chest 103：665-672，1993.
5. Rowe BH，Keller JL，Oxman AD：Effectiveness of steroid therapy in acute exacerbations of asthma：A meta-analysis. Am J Emerg Med 10：301-310，1992.

病例 34　左胁部疼痛

Bruce D. Rubin

患者男性，68 岁。因左胁部疼痛 2 天就诊于急诊科。疼痛呈锐性绞痛，与劳累、活动、体位及进食无关。既往高血压病史，但 10 年来未看过医生，未服用过任何药物。否认有胸痛、呼吸困难、背痛及排尿困难。

体格检查

体温正常，P 86 次/分，BP 185/90mmHg。一般情况：发育正常，营养良好，痛苦面容。头颅和五官：正常。胸部：听诊正常。心脏：正常心率、节律，无杂音。腹部：软，无腹胀，左中腹部可触及小的搏动性肿块，有轻压痛，无肌紧张及反跳痛。直肠：褐色便，潜血阴性。四肢：股动脉搏动对称（＋＋）。

实验室检查

电解质：正常。全血细胞计数：正常。尿常规：血红蛋白（＋＋）。心电图：正常。CT 平扫：见图。

问题

CT 扫描中有何异常发现？正常腹主动脉直径是多少？腹主动脉直径与动脉破裂有何关联？放射线检查发现主动脉瘤后应如何处理？

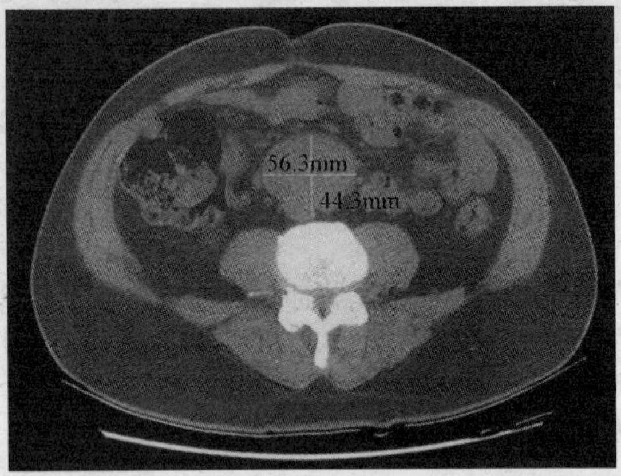

诊断

腹主动脉瘤

讨论

腹主动脉瘤在老年人致死病因中位居第十位。每年有10 000～15 000名患者因主动脉瘤破裂死亡。如果不予治疗，1/3患者的腹主动脉瘤最终会发生破裂，急性期病死率为80%。9%的65岁以上老年人患有无症状的腹主动脉瘤。

主动脉瘤是指动脉壁三层组织均扩张（与夹层动脉瘤相对比，后者指内膜与中层分离），是由于慢性退行性变导致局部动脉壁变薄弱而造成。与胸主动脉相比，腹主动脉由于收缩压及脉压升高更容易引起动脉瘤形成。形成动脉瘤的危险因素包括结缔组织病、家族史、年龄大于50岁、动脉粥样硬化性疾病、吸烟及高血压。

腹主动脉瘤有不同的临床表现，包括持续腹痛，疼痛常位于左中、下腹并向背部放射。大多数患者症状不典型，这些不典型症状包括双侧或单侧胁部、肋椎角、臀部疼痛。患者也可表现为晕厥、休克或猝死。

临床上常将腹主动脉瘤的症状归咎于背部肌肉骨骼痛、肾绞痛或胰腺炎而忽视腹主动脉瘤的诊断。有价值的体格检查是腹部触诊，其发现腹主动脉瘤的敏感性为76%～100%。腹部触诊是安全的，目前尚无由此引发动脉瘤破裂的报道。检查时患者应仰卧位，膝关节屈曲以使腹部肌肉放松。检查者双手掌心向下、食指伸开触诊腹部，应进行深部触诊以感觉动脉搏动，常在脐周触及搏动（主动脉分叉处），食指应放置于搏动处的两侧以测量其大小。

普通X线检查一般无助于腹主动脉瘤的诊断。大约65%有症状的腹主动脉瘤患者存在主动脉钙化，但X线检查结果阴性不能排除腹主动脉瘤的诊断。诊断腹主动脉瘤的金标准是动脉造影，但超声及CT检查也有一定的价值，而且安全、易于操作。最近对急诊床旁超声检查的研究发现，其对腹主动脉瘤诊断的敏感性接近100%。但在技术上急诊床旁超声检查受到了肥胖和肠积气的限制，使操作变得困难，而且腹主动脉瘤的破裂也很难被检出，除非Morrison隐窝有大量积液。急诊床旁超声检查特别适合于病情不稳定的患者。CT平扫检查能够显示主动脉的实际直径，增强CT扫描有助于显示漏口或血栓等解剖学细节。

治疗腹主动脉瘤的适合方法是外科修补手术。目前建议对直径4～6cm的主动脉瘤行修补手术（正常主动脉直径小于2.5cm）。动脉瘤的大小直接与其破裂的可能性有关。直径小于4cm的动脉瘤每年发生破裂的风险为0%，而直径在4～4.9cm的动脉瘤每年破裂的风险为1%，随着动脉瘤的增大，其破裂的可能性也明显增大（见表）。

开始考虑该患者是肾结石。给予CT平扫检查发现一直径5.6cm的腹主动脉瘤（见图）。经血管外科医生评估后在手术室实施紧急修补手术。术后出现短暂的缺血发作；除此之外，患者恢复良好。

动脉瘤直径与其年破裂发生率的关系

动脉瘤直径（cm）	1年内动脉瘤破裂发生率（%）
5.5～5.9	9.4
6.0～6.9	10.2
7.0～8.0	32.5

临 床 要 点

1. 对 50 岁以上背部、胁部或腹部疼痛的患者，应考虑腹主动脉瘤的可能性。
2. 对于更易破裂的大动脉瘤（直径大于 5cm），腹部触诊是有价值的检查方法。但对大部分患者这种检查方法有限，因此不能凭此方法完全除外腹主动脉瘤。
3. 对于老年患者，当把胸、背及腹痛归因于良性病变时，应警惕是否有腹主动脉瘤的可能。

（王秀艳译　王志彬校）

参 考 文 献

1. Thompson R： Detection and management of small aortic aneurysms. N Engl J Med 346：1484-1486，2002.
2. Fink H，Lederle F，Roth C et al： The accuracy of physical examination to detect abdominal aortic aneurysm. Arch Intern Med 160：833-836，2000.
3. Lederle F，Johnson G，Wilson S，et al： The aneurysm detection and management study screening program：Validation cohort and final results. Arch Intern Med 160：1425-1430，2000.
4. Hallett J： Management of abdominal aortic aneurysms. Mayo Clin Proc 47：395-399，2000.
5. Gillum RF：Epidemiology of aortic aneurysm in the United States. J Clin Epidemiol 48：1289-1298，1995.
6. Lederle FA，Walker JM，Reinke DB：Selective screening for abdominal aortic aneurysms with physical examination and ultrasound. Arch Intern Med 148：1753-1756，1988.
7. Ingoldby CJH，Wujanto R，Mitchell JE： Impact of vascular surgery on community mortality from ruptured aortic aneurysms. Br J Surg 73：551-553，1986.

病例 35　流涕和剧咳

Amy L. Puchalski

患儿女性，4 个月龄。因咳嗽和鼻炎被送入急诊科。患儿于 2 周前出现流涕，1 周前出现发作性咳嗽，每次发作持续 1 min。咳嗽时不能正常呼吸，但从未出现过发绀。3 天前出现咳嗽后呕吐。患儿无发热，咳嗽间歇时表现近乎正常，进食正常。既往体健。

体格检查

T 37.4℃，P 132 次/分，R 28 次/分，BP 84/56mmHg，外周血氧饱和度 98%（呼吸室内空气）。患儿活泼，无不适。头颅和五官：口腔黏膜湿润，右结膜下有小出血点，流清涕。呼吸系统：双肺听诊呼吸音清，无三凹征。查体时患者出现持续咳嗽 30s 后呕吐。神经系统：神清，颅神经基本正常，四肢肌张力和肌力正常。

实验室检查

白细胞 29 000/μl，淋巴细胞 84%。胸部 X 线检查：无灶性浸润。

问题

可能的诊断是什么？如何诊治该患儿？

答案

患儿的临床病程及淋巴细胞增多符合百日咳诊断。患儿被留院观察，根据以往经验给予红霉素治疗，24h 后鼻咽分泌物的 PCR 结果回报为百日咳阳性。

讨论

百日咳或“哮吼性咳嗽”的临床症状是由百日咳杆菌引起的，该杆菌为需氧的革兰阴性杆菌。自 1980 年起，美国患百日咳的病例逐年增加。2000 年报道了 7867 例，一半以上是 5 岁以下的儿童。遗憾的是，自 20 世纪九十年代开始，死于百日咳的病例数逐年增加，特别是婴儿。1997～2000 年间，死于百日咳的患儿中 90％是 6 个月以下的婴儿。此年龄组百日咳患儿的死亡率非常高，这一点可被以下事实所证明：在这期间，小于 6 个月龄的患儿中，有 63％曾住院治疗。1993 年，关于 5 岁以下儿童接种百日咳疫苗可预防该病的报道很多。因为疫苗免疫并不是终身免疫，因此儿童期接种的成人对百日咳易感性增加。成人感染的过程轻微而常被忽视，因而这个群体成为儿童和婴儿感染的传染源。

百日咳是一种传染性强的疾病，据估算，儿童感染率可达 60％。虽然一些百日咳患者通过密切接触呼吸道分泌物而感染，但细菌主要通过吸入传播。细菌直接感染呼吸道上皮细胞，但临床过程是由细菌毒素所介导。细菌毒素使呼吸道纤毛麻痹，并且导致支气管及支气管周围组织炎症。这种炎性反应导致气道阻塞、黏液栓和肺不张。

典型的百日咳临床病程分为三个阶段。第一阶段是卡他期。以轻咳及流涕为特征，有时伴有发热和结膜炎。典型病例此期持续 1～2 周后进展至第二阶段，即阵发期。通常患者是在这一时期被怀疑感染了百日咳，其特征是突然发作长时间的痉挛性咳嗽，然后是长时间的吸气，类似哮吼声。但是，小婴儿在痉挛性咳嗽后没有典型的哮吼声。有时，患者在阵发性咳嗽后呕吐，婴儿在发作时口唇青紫，但发作间歇期却相当正常。此阶段可持续 6 周，继而进展到第三阶段，即恢复期。恢复期是一个 2～3 周的逐渐康复的过程，在以后的几个月中患儿可由于病毒性上呼吸道感染而致阵发性咳嗽。

6 个月以下的婴儿极易出现百日咳并发症。其中以细菌性肺炎最常见，1997～2000 年间其在婴儿患者中的发病率为 11.8%，而且是百日咳最常见死因。神经系统并发症，如癫痫发作、脑病等，在婴儿患者中也很常见，其发病率分别为 1.4%和 0.2%。其他罕见并发症包括气胸、鼻出血、结膜下出血、硬膜下血肿，直肠脱垂。因此建议所有 6 个月以下的婴儿，如果已明确或可疑感染百日咳时均应住院治疗。

实验室诊断可以通过鼻咽分泌物培养、荧光抗体试验或 PCR 检查而获得。儿童外周血涂片检查可呈现明显的淋巴细胞增多、淋巴细胞绝对计数超过 20 000，但此征象在小婴儿或成人中并不典型。胸片可出现特征性的右心缘“毛糙征”，但常常阴性。重要的是成人及青少年百日咳的临床过程比儿童要轻得多，其特征为至少干咳 7 天。

虽然 14 天的红霉素治疗可以消灭分泌物中的细菌并使病情减轻，但支持治疗是必不可少的。对其家人和密切接触者应给予红霉素药物预防 14 天。7 岁以下的接触者应当完成他们的初期疫苗接种系列，而那些 3 年内未经疫苗接种的接触者应予加强。该患儿在住院期间治疗效果良好，5 天后咳嗽好转出院。

临 床 要 点

1. 成人及青少年的百日咳患者常常不被人们所认识。对于干咳 7 天以上的患者，应考虑诊断为百日咳。
2. 由百日咳引起的典型的淋巴细胞增多，通常并不出现在 3 个月以下的婴儿或成人患者中。
3. 6 个月以下的百日咳患儿，由于其发绀、呼吸停止及其他并发症的危险性较大，应住院治疗。

（王秀艳译　王岩校）

参考文献

1. Centers for Disease Control and Prevention：Pertussis. Health Topics 2002，http://www. cdc. gov. Accessed July 2002.
2. Centers for Disease Control and Prevention：Summary of notifiable diseases—United States，2000. MMWR Morbid Mortal Wkly Rep. 49：1-102，2002.
3. Fleisher GR：Infectious disease emergencies. In Fleisher GR；Ludwig S（eds）：Textbook of Pediatric Emergency Medicine. Philadelphia Lippincott，Williams，& Wilkins，2000.
4. Hoppe JE：Neonatal pertussis. Ped Infect Dis J 19：244-247，2000.
5. Black S：Epidemiology of pertussis. Ped Infect Dis J 16：S85-89，1997.
6. Qiushui H，Mertsola J：Epidemiology and prevention of pertussis. Curr Opin Ped 9：14-18，1997.

病例 36　腹痛、发热

Anthony J. Dean

患者女性，43 岁。因上腹部疼痛逐渐加剧 4 天就诊，继往无类似发作症状。诉恶心伴食欲减退和自感发热。无腹泻或便秘。否认腹部手术史，无泌尿系统或妇产科的症状。否认胃肠疾病史。有高血压和高脂血症，目前服用氢氯噻嗪、氨苯蝶啶和阿伐他汀。

体格检查

生命体征：T 37.7℃（肛温），HR 88 次/分，R 18 次/分，BP 148/94 mmHg。一般状况：肥胖，痛苦表情。头颅和五官：黏膜湿润，巩膜无黄染。腹部：腹软，无胃肠型，未触及包块，腰大肌征和 Murphy 征阴性，弥漫性上腹部压痛伴部分肌紧张，肠鸣音存在。直肠指诊可见棕色大便，潜血阴性。余体格检查均正常。

实验室检查

白细胞 11 000/μl（分叶核粒细胞 73%，未见杆状核细胞），余正常。血生化及尿液分析：正常。急诊床旁超声检查（EMBU）：胆囊多发结石，胆囊壁厚 8mm，胆囊壁水肿、粗糙。胆囊周围水肿伴可疑周围积液（如图）。超声 Murphy 征阳性。

问题

该患者是患胆绞痛还是胆囊炎？二者如何鉴别？与其他诊断手段相比，超声在评价胆道疾病中有何价值？

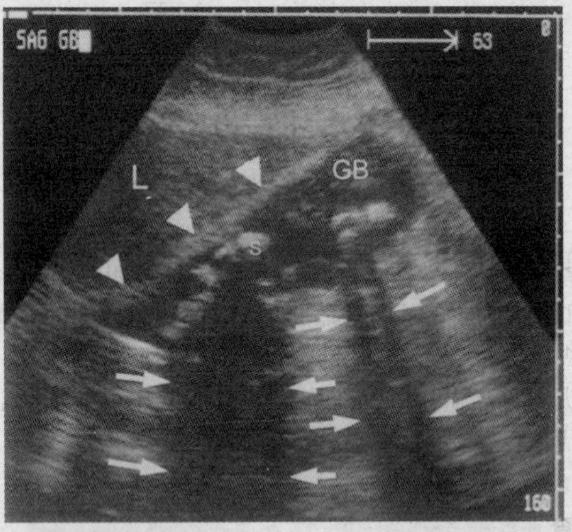
SAG GB
63
L
GB
S
160

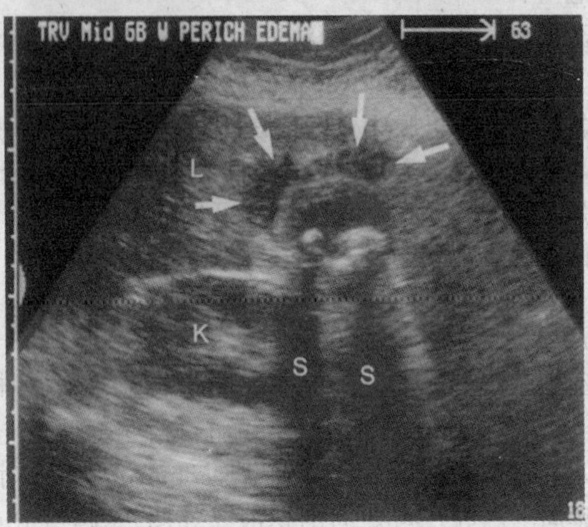
TRV Mid GB W PERICH EDEMA
63
L
K
S
S

诊断

患者有胆囊结石、胆囊壁粗糙、水肿及胆囊周围积液，故提示急性胆囊炎。

讨论

胆囊结石通常无症状，且胆绞痛的发作是自限性的。而胆囊炎却提示机体存在急性炎性反应，需住院治疗，甚至需要外科切除病变胆囊。

在美国，男性和女性一生中发生胆囊结石的几率分别为15％和30％。多数胆囊结石患者可长期无不适感。约1％～3％的胆囊结石患者会不定时间出现症状。其首发症状通常为胆绞痛。这种阵发性疼痛是因为结石阻塞胆囊颈部而引起胆囊扩张、反射性痉挛收缩所致。结石从胆囊颈排出（可能导致常见的胆管阻塞）或落回至胆囊底后，疼痛逐渐缓解。首次胆绞痛发作后，约66％的患者在一年之内会再次发作。如果不将胆石去除，则会引发胆囊炎，胆汁内有害的化学物质在压力下会引发炎性正反馈反应，导致胆囊壁张力增加，黏膜和胆囊壁水肿、缺血。大约50％的患者继发细菌感染。

有症状的胆结石患者典型表现为右上腹疼痛/触痛，常于进食后加剧并伴发热，但仅有少数患者具备这种典型表现。50％的胆囊疾病患者诉右上腹疼痛，而胆结石患者则常表现为弥漫性上腹疼痛，或从右上腹至左侧髂嵴任何部位的疼痛。尽管60％的胆石症患者诉不能耐受油腻食物或症状与进食有关，但40％的非特异性腹部疼痛的患者也有相同主诉。胆石症患者通常伴有呕吐、胃灼热、消化不良、嗳气和胃痉挛，但无特异性。仅5％的患者有发热。

急性胆囊疾病患者的处理取决于急性胆绞痛与急性胆囊炎的鉴别诊断，前者可在门诊治疗，而后者需住院治疗。典型的胆绞痛表现为局限于右上腹的逐渐加重后逐渐减轻的剧烈疼痛。一般无发热，白细胞正常。相反，急性胆囊炎临床表现为持续的右上腹疼痛，伴低热和轻度白细胞增高。单凭临床症状鉴别胆绞痛和急性胆囊炎是不可靠的。胆绞痛患者疼痛可以持续 16h，发作后不久达到高峰而后逐渐缓解；而许多急性胆囊炎患者也没有发热或白细胞增多的表现。因此，胆绞痛和急性胆囊炎的鉴别依赖于进一步的诊断性检查。

对大部分腹痛患者都应考虑到胆囊疾病的可能。因为绝大多数非胆结石患者无胆道疾病，因此接下来应确定或除外是否有胆结石。如果一旦发现胆结石，就必须要确定该患者是否存在急性胆囊炎。能回答这些问题的诊断性检查包括普通 X 线、超声、放射性同位素扫描（HIDA，DIDA 扫描）、口服法胆囊造影、内镜逆行性胰胆管造影（ERCP）和经皮肝穿胆道造影。以上这些检查，仅前两项简单、方便，可作为急诊常规检查。普通 X 线对诊断胆结石的敏感性差，仅可发现极少数并发症如气肿性胆囊炎。超声检查诊断胆结石的灵敏度在 95%以上，因此在几乎所有的医疗机构，该方法已成为评价胆道疾病的首选检查，包括急诊检查。如果存在胆结石，超声可以识别胆囊壁有无异常（特别是胆囊壁增厚）、胆囊周围有无积液、胆管有无扩张，以提示胆囊炎的诊断而非胆绞痛。超声 Murphy 征是指超声探头按压胆囊（而非腹部其他部位）时出现疼痛，其诊断胆结石的特异性是 90%，敏感性达 60%，且对胆囊炎患者敏感性更高。

上图是该患者胆囊的纵切面。按常规图的左侧是胆囊颈，右侧是胆囊底。在肝（L 标记）下方，胆囊壁（箭头头部所指方向）和肝界限模糊不清，提示存在炎症反应。胆囊（GB）内充满了强回声的结石，后方伴声影（箭头所指方向）。下图为胆囊的横切面。肝（L 标记）在胆囊的前方，胆囊内同样充满了强回声的结石，后方伴声影（箭头所指方向）（S 标记）。肝区（箭头所指方向）的胆囊周围水肿，呈低回声。胆囊壁水肿、边缘不光滑。肾（K 标记）与肝和胆囊相邻。

急诊床旁超声可在床旁由经治医生完成，既及时，又节省技术人员或专家出诊的费用。但急诊床旁超声仅能提供有限的超声检查评估，其目的是识别或除外可能有关的疾病。对于该病例，主要需要识别有无胆石症。然而在实际工作中，急诊科医生掌握急性胆囊炎的超声特点并不困难。另外，急诊床旁超声还有助于鉴别如膈肌、肝、肾周脓肿或胰腺假性囊肿引起的上腹疼痛。急诊床旁超声因具有及时方便、快速完成的特点，所以能很快明确腹痛是否源于胆结石，缩短了诊断和治疗的时间。

一般来说，无症状的胆石症无须治疗。虽然对无急性胆囊炎或胆囊颈部梗阻的患者，可以采取非手术疗法（如给予前列腺素抑制剂、熊去氧胆酸、碎石术），但对有症状者则常需行择期或急诊胆囊切除术。

对该病例予以静脉补液，并经验性给予针对肠道细菌的抗生素。经外科医生会诊，患者接受住院治疗，住院后数天行胆囊切除术。

临床要点

1. 男性和女性一生中胆结石的患病率分别为15%和30%，大部分患者无症状。不足25%的患者出现症状并需要治疗。
2. 单凭病史和体格检查确诊胆石症并不可靠，即使能确诊胆石症，亦不能区分是胆绞痛还是急性胆囊炎。
3. 一旦确诊为胆石症并且考虑其与患者症状有关，急诊医生首先要明确是胆绞痛还是急性胆囊炎，如果是胆绞痛可以在门诊治疗，而急性胆囊炎则需住院治疗。
4. 超声是评价胆道疾患最常用的检查手段。急诊床旁超声能更有效的判断有无胆石症，并能鉴别胆绞痛和急性胆囊炎。

（高景利译　王文鸽校）

参考文献

1. Blaivas M，Harwood RA，Lambert MJ：Decreasing length of stay with emergency ultrasound examination of the gallbladder. Acad

Emerg Med 6：1020-1023，1999.
2. Gruber PJ，Silverman RA，Gottesfeld S，et al：Presence of fever and leukocytosis in acute cholecystitis. Ann Emerg Med 28：273-277，1996.
3. Singer AJ，McCracken G，Henry MC，et al：Correlation among clinical，laboratory，and hepatobiliary scanning findings in patients with acute cholecystitis. Ann Emerg Med 28：267-272，1996.
4. Attili AF，De Santis A，Capri R，et al：The natural history of gallstones：The GREPCO experience. Hepatology 21：656-660，1995.
5. Traverso LW：Clinical manifestations of gallstone disease. Am J Surg 165：405-409，1993.
6. Hopper KD，Landis JR，Meilstrup JW，et al：The prevalence of asymptomatic gallstones in the general population. Invest Radiol 26：939-945，1991.
7. Diehl AK，Sugarek NJ，Todd KH：Clinical evaluation for gallstone disease：Usefulness of symptoms and signs in diagnosis. Am J Med 89：29-33，1990.
8. Jorgenson T：Abdominal symptoms and gallstone disease：An epidemiological investigation. Hepatology 9：856-860，1989.

病例 37 慢性粒细胞性白血病患者发热、寒战

Vivian Hwang

患者男性，33 岁。因发热、寒战 4h 就诊于急诊科。既往有慢性粒细胞性白血病史，一周前曾做化疗。诉头痛、肌肉痛，呕吐和腹泻一次。否认其他症状。

体格检查

生命体征：T 40.3℃（口腔温度），P 153 次/分，R 20 次/分，BP 94/58 mmHg；吸室内空气时外周血氧饱和度 97%。一般状况：营养佳，发育良好，神志清，面色发红。头颅和五官：双侧瞳孔正大等圆，对光反射灵敏，眼球活动自如，无损伤，口腔清洁，鼻窦无压痛，鼻黏膜干燥，双侧鼓膜透明。颈部：柔软。胸部：心前区未见红斑，无压痛，双肺呼吸音清晰。心脏：心动过速，律齐，无杂音。腹部：腹软，无腹胀，无压痛，肝脾不大，肠鸣音存在。四肢：正常。生殖器：正常男性生殖器，外观无损害，未见红斑和脓性分泌物，无触痛。皮肤：无皮疹。神经系统：言语流利，反应灵敏。

实验室检查

全血细胞计数：白细胞 600/μl，血红蛋白 12.0g/dl，血小板 83 000/μl。电解质：血钠 136mmol/L，血钾 3.5mmol/L，血氯 99mmol/L，碳酸氢盐 27mmol/L，尿素氮 26mg/dl，肌酐 1.4mg/dl，血糖 109mg/dl。心电图：窦性心动过速，130 次/分，电轴不偏，各间期正常。胸片：无渗出性改变，心脏大小正常。尿液分析：正常。

问题

该患者出现了什么肿瘤并发症？

诊断

中性粒细胞减少性发热

讨论

在急诊科，中性粒细胞减少性发热是最常见的肿瘤急症。对患者应迅速做出评估并给予治疗，因为感染是癌症患者死亡的最常见原因。

中性粒细胞减少症的定义为中性粒细胞绝对值小于 $500/mm^3$，或其绝对值小于 $1000/mm^3$ 并预计可能降至 $500/mm^3$ 以下。对恶性肿瘤患者，单次口腔温度高于 38.3℃，或高于 38.0℃持续 1h 以上就可诊断为发热。

具有细胞毒性的化疗可以使肿瘤患者出现中性粒细胞减少症，通常发生在化疗后的 7～15 天。其次，放疗或原发肿瘤也可导致中性粒细胞减少症。随着中性粒细胞减少程度的加重、减少时间的延长以及其下降速度的增加，感染的风险也增加。

中性粒细胞减少性发热患者常常无特殊不适，但 90％以上的患者已并发感染，其余 10％的发热为药物、肿瘤或输注血制品的反应。

评价恶性肿瘤伴中性粒细胞减少性发热的患者时，查找所有潜在的发热原因至关重要，这些潜在的病因包括口咽部、耳部、鼻窦、直肠周围、皮肤以及置入导管部位的感染。初步实验室检查应包括血细胞计数和分类、尿液分析、连续两次血培养、尿培养和胸片检查。

仅有 30％～40％的患者可以明确病原菌。尽管革兰阴性菌如大肠埃希菌、肺炎克雷伯菌、绿脓杆菌和肠杆菌仍是引起发病和死亡的重要原因，但近年来，革兰阳性菌特别是草绿色链球菌呈明显上升趋势。除了细菌感染，中性粒细胞减少的患者也容易并发真菌和病毒感染。

未经治疗的中性粒细胞减少性发热患者，48h 内的病死率为 50％。如果中性粒细胞的绝对值小于 $1000/mm^3$，则应立即根据经验给予广谱抗生素治疗。经验性广谱抗生素治疗包括抗假单胞菌的青霉素或三代头孢菌素和氨基糖苷类抗生素联合应用，或者单一应用碳青霉烯类抗生素或四代头孢菌素例如头孢吡肟。许多研究对单一用药和联合用药进行了比较，结果显示，这两种方法均无不可接受的高死亡率。下列情况可经验性加用万古霉素：严重的黏膜感染；预防性应用喹诺酮类抗生素；针对性的治疗耐甲氧西林的金黄色葡萄球菌和耐青霉素的肺炎链球菌；明确的导管相关性感染；感染伴低血压。

除了应用抗生素，也可使用白细胞生长刺激因子如粒细胞集落刺激因子和粒细胞-单核细胞集落刺激因子，刺激骨髓产生白细胞。这可以降低伴有中性粒细胞减少的实体肿瘤患者感染的发病率和病死率。其对初始的中性粒细胞减少性发热的使用应留给有并发感染高风险的患者。

中性粒细胞减少性发热患者应住院以评价和处理发热。近来的研究在探讨“低风险”的中性粒细胞减少性发热患者院外治疗的可能性，但尚需随机大样本的研究进一步验证，对于这些患者静脉应用抗生素尚须慎重。

患者在急诊科静脉输液及经验性应用抗生素后被收入 ICU 进一步治疗。其血培养结果为大肠埃希菌。3 天后病情好转出院，改用口服抗生素。

临 床 要 点

1. **对于中性粒细胞减少的发热患者，因为 90%存在感染，所以，尽管一般情况尚可，也应静脉给予经验性抗生素治疗。**
2. **导致发热性中性粒细胞减少患者感染的致病菌有向革兰阳性菌转移的趋势，因此经验性应用抗生素的抗菌谱应覆盖革兰阳性菌种。**

（高景利译　刘惠林校）

参 考 文 献

1. Glauser MP ： Neutropenia ： Clinical implications and modula-

tion. Intens Care Med 26：5103-5100，2000.

2. Jones RN：Contemporary antimicrobial susceptibility patterns of bacterial pathogens commonly associated with febrile patients with neutropenia. Clin Infec Dis 29：495-502，1999.
3. Ramphal R：Is monotherapy for febrile neutropenia still a viable alternative? Clin Infect Dis 29：508-514，1999.
4. Zinner SH：Changing epidemiology of infections in patients with neutropenia and cancer：Emphasis on gram-positive and resistant bacteria. Clin Infect Dis 29：490-494，1999.
5. Hughes WT，Armstrong D，Bodey GP，et al：1997 Guidelines for the use of antimicrobial agents in neutropenic patients with unexplained fever. Clin Infect Dis 25：551-573，1997.

病例 38 无力、腹痛

Eron Friedlaender

患儿女性，4 岁。因右侧腹痛进行性加重 2 周就诊于急诊科，伴间断呕吐，呕吐物不含血及胆汁。病后无发热、腹泻及便秘，既往体健。其父母叙述患儿自发病以来明显无力、面色苍白、食欲下降、夜间平卧后呼吸浅促。

体格检查

生命体征：T 37.8℃（口腔温度），P 123 次/分，R 24 次/分，BP 94/54mmHg。一般状况：面色苍白，烦躁。头颅和五官：黏膜湿润、无黄染，未触及淋巴结。胸部：呼吸平稳，双肺底呼吸音减弱。心脏：心动过速，律齐，S_1 和 S_2 正常，未闻及杂音，似可闻及奔马律。腹部：脐下可触及肝。四肢：末梢动脉搏动有力，无水肿。

实验室检查

血红蛋白：11.4g/dl。电解质和肝功能均在正常范围。胸片（如图）：心影增大，双肺淤血，少量胸腔积液。心电图：窦性心动过速，电轴左偏，T 波低平，轻度低电压。

急诊处理过程

进行持续心肺监测，给予鼻导管吸氧 2L，放置两条大孔径静脉插管，并请心脏病专家会诊，心脏超声提示左右心室轻度扩张，左室功能显著下降，短轴缩短率为 16%（正常值 30%～45%）。收住心脏监护病房（CCU）给予强心和利尿治疗。

问题

患儿最可能的诊断是什么?

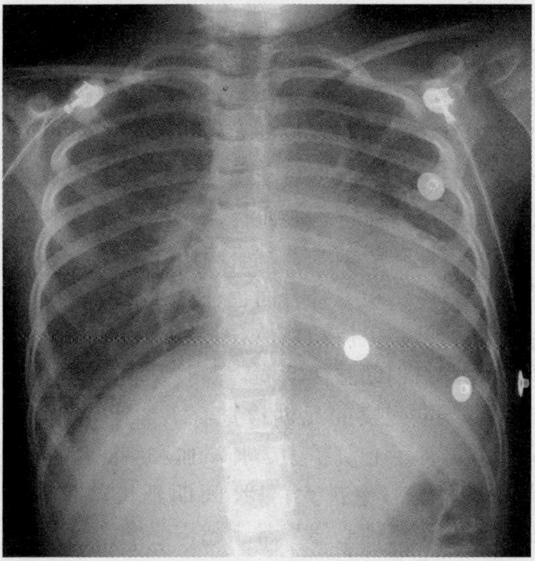

诊断

扩张型心肌病

讨论

扩张型心肌病以左心室或全心室扩大和心肌收缩力下降为特征，可导致心肌收缩功能受损。心肌功能下降的量化指标是短轴缩短率、射血分数、心输出量或心指数，在临床上可转化为充血性心力衰竭，即心排血量不能满足机体重要器官和外周组织代谢的需求。

据报道，该病年发病率为 2/100 000～8/100 000。许多潜在病因可引起扩张型心肌病，其中最常见的病因是感染后心肌炎。另外，特发性疾病、营养不良、先天性脂肪酸氧化缺乏症、糖原贮积症、内分泌疾病（如甲亢）、长期快速性心律失常和遗传性疾病也可引发扩张型心肌病。

心肌功能下降可激活一系列的神经内分泌代偿反应，以满足自身组织的氧供。由于心肌收缩力下降，心室充盈压、舒张末压和舒张末容积增加，引起心肌肥厚和心室扩张。肾灌注减少则刺激肾素-血管紧张素轴，使其活性增加，引起水钠潴留，从而使血容量增加、血压增加。低血压和外周低灌注同时又刺激机体交感神经系统，使心率增快、心排血量增加。

扩张型心肌病发展为充血性心力衰竭时患者出现症状。由于心肌收缩力下降，心脏后负荷增加，导致出现肺淤血和外周水肿，最终为了维持血压，心肌代谢增加。典型的症状包括恶心、厌食、劳累性呼吸困难、端坐呼吸、胸痛、晕厥、心悸和运动耐力下降。体格检查常有面色苍白、心动过速、呼吸急促和肺部啰音，可见心尖搏动移位、脉压差减小和奔马律，可合并肝大和腹水，末梢动脉搏动弱，四肢发凉、水肿。

评价病情严重程度的无创检查有 X 线、心电图和超声心动图。胸片常可提示心脏扩大、肺淤血和胸膜渗出性改变。心电图可提示心房、心室扩大，PR 间期延长，非特异性 ST-T 改变，低电压和快速性心律失常。超声心动图可确认心肌收缩力下降。

扩张型心肌病的治疗主要是支持疗法。可用地高辛等增加心肌收缩力，应用利尿剂、血管扩张剂和正压机械通气减轻肺水肿症状，对于心电不稳的患者可用抗心律失常药。扩张型心肌病因其心肌收缩力下降，在心腔内很容易形成附壁血栓，如果这些栓子脱落则导致栓塞，因此应常规使用抗凝剂。

扩张型心肌病的预后取决于病因。一般而言，约 1/3 的患者死亡，1/3 病情稳定但遗留不同程度的心脏功能障碍，另 1/3 患者完全康复。

临 床 要 点

1. 儿童扩张型心肌病最常见的原因为特发性和感染后心肌炎。
2. 扩张型心肌病患者常表现出充血性心力衰竭的症状和体征。
3. 扩张型心肌病患者具有发生恶性心律失常和栓塞的危险。

（高景利译 高竞生校）

参考文献

1. O'Laughlin M： Congestive heart failure. Pediatr Clin North Am 46：263-273，1999.
2. Towbin J： Pediatric myocardial disease. Pediatr Clin North Am 46：289-312，1999.
3. Gajarski R，Towbin J：Recent advances in the etiology，diagnosis，and treatment of myocarditis and cardiomyopathies in children. Curr Opin Pediatrics 7：587-594，1995.
4. Stockwell J，Tobias J，Greeley W：Noninflammatory，noninfiltrative cardiomyopathy. In Nichols D，Cameron D，Greeley W，et al（eds）：Critical Heart Disease in Infants and Children. St. Louis，Mosby，1995.
5. Gilbert E，Bristow M： Idiopathic dilated cardiomyopathy. In Schlant R，Alexander R（eds.）：Hurst's The Heart，8th ed. New York，McGraw-Hill，1994.
6. Manolio T，Baughman K，Rodenheffer R，et al：Prevalence and etiology of idiopathic dilated cardiomyopathy（Summary of a National Heart Lung and Blood Institute Workshop）. Am J Cardiol 69：1458，1992.

病例 39 流感样症状和晕厥

Kevin Hardy

患者女性，65 岁。深秋的一天，因在家中“晕倒”被丈夫送至急诊科。诉头疼，乏力，恶心和呕吐。并称丈夫与其同患感冒。

体格检查

T 37.5 ℃，HR 132 次/分，R 22 次/分，BP 142/88mmHg。一般状况：神志清，反应灵敏，对人物和时间有定向力。头颅和五官：无外伤，黏膜干燥。颈部：软，无颈静脉怒张及淋巴结肿大。胸部：双肺呼吸音清，叩诊无异常。心脏：心动过速，律不齐，无杂音、摩擦音或奔马律。腹部：正常。四肢：无发绀、水肿或畸形。神经系统：轻度辨距障碍，余正常。皮肤：稍苍白。

实验室检查

全血细胞计数：白细胞 11 800/μl，血红蛋白 12.5g/dl，血细胞比容 37.4%，血小板 340 000/μl。血电解质：血钠 140mmol/L，血钾 4.0mmol/L，血氯 102mmol/L，碳酸氢盐 23mmol/L，尿素氮 15mg/dl，肌酐 0.9mg/dl，血糖 120mg/dl。血气分析（吸室内空气）：pH 7.34，PCO_2 34mmHg，HCO_3 24mmol/L，PO_2 92mmHg，氧饱和度 96%。心肌酶：正常。心电图：心房颤动。胸片：无显著改变。

问题

下一步需做什么检查？初步诊断是什么？需立即采取什么治疗措施？

诊断和治疗

立即检测碳氧血红蛋白水平，结果为28%。首先，给予面罩高流量吸氧，同时请高压氧医生会诊，静脉输液治疗。

讨论

在全球中毒事件中，一氧化碳中毒的发病率和死亡率占据首位。因其症状不具有特异性，即使精明的医生也可出现漏诊。表中提供了有诊断价值的病史资料。

提示一氧化碳中毒的病史资料

- 相同的时间和地点，多人出现相同的症状
- 家中的小宠物死亡或发病
- 在通风条件差的地点（暖气设备或燃油设备）使用易燃燃料
- 在寒冷季节或大雪过后发病

体格检查常无明显异常。异常的生命体征包括心动过速和气促，但在中毒早期生命体征正常者并不少见。感觉迟钝的患者可有持续性局灶神经系统体征，但多数患者查体正常或仅有轻微异常。患者若出现小脑功能障碍则预示可能会有认知障碍的后遗症。传统的“樱桃红色”皮肤是尸检所见，而非临床体征。有经验的抽血者、护士或现场急救人员描述患者的静脉血比正常静脉血鲜红，但无法量化分析。

一氧化碳中毒所导致的心律失常以房颤最为常见，但多见于伴有潜在心血管疾病的患者（通常以前未曾诊断）。大部分患者为窦性心律。偶见白细胞增多。一氧化碳中毒引起低氧血症，导致乳酸中毒，阴离子间隙增大。这些表现常见于重症中毒患者，但也可能缺乏这些表现，尤其是在未怀疑中毒而导致误诊时。

一氧化碳和血红蛋白的亲和力是氧气的200倍，因此对机体主要的损害是组织缺氧。一氧化碳中毒的死因主要源于心脏，然而临床中常见中毒患者遗留迟发性神经损害（认知障

碍）。碳氧血红蛋白水平与预后无关，即使及时积极治疗，近45%的中毒患者在中毒后2～42天出现迟发性神经损害。

治疗主要是通过高浓度的氧竞争性结合血红蛋白，促进一氧化碳和血红蛋白解离。急诊科常用的开放式面罩输氧浓度低于50%，因此如果可能，应该使用一个合适的密封面罩吸氧。在高压氧仓内吸入高于一个大气压的氧气能更快地促进一氧化碳解离。然而，由于随机临床试验的结果不同，对是否应用高压氧治疗尚有争议。目前统一的意见是若患者伴精神症状和神经系统异常、有意识丧失史、碳氧血红蛋白＞25%或碱剩余≤2mmol/L则应给予高压氧治疗。

患者的病史提示一氧化碳中毒的诊断。房颤、白细胞增多、部分代偿性代谢性酸中毒伴阴离子间隙增大，均支持一氧化碳中毒的诊断，碳氧血红蛋白水平明确了诊断。因存在小脑功能障碍和晕厥史，可行高压氧治疗。房颤在高压氧治疗过程中自行复律，观察16h后出院，随诊6周无后遗症。

临床要点

1. 对系统症状不典型的患者，鉴别诊断应包括一氧化碳中毒。
2. 详细的病史可以为一氧化碳中毒的诊断提供依据，查体和现场救护检测可进一步为诊断提供确切的证据。
3. 对晕厥、神经系统异常或高碳氧血红蛋白水平的患者可行高压氧治疗。

（高景利译　刘惠林校）

参考文献

1. Weaver LK, Hopkins RO, Chan KJ, et al: Hyperbaric oxygen for acute carbon monoxide poisoning. N Engl J Med 347: 1057-1067, 2002.
2. Thom SR: Hyperbaric oxygen for acute carbon monoxide poisoning. N Engl J Med 347: 1105-1106, 2002.

3. Raub JA, Mathieu-Nolf M, Hampson NB, Thom SR：Carbon monoxide poisoning：A public health perspective. Toxicology 145：1-14, 2000.
4. Hampson NB (ed) ：Hyperbaric oxygen therapy：Committee report. Kensington, MD：Undersea and Hyperbaric Medical Society, 1999.
5. Ernst A, Zibrak JD：Carbon monoxide poisoning. N Engl J Med 339：1603-1608, 1998.

病例 40　静息性心动过速和腹痛

Steven Larsen

患者男性，83 岁。因持续、弥漫性腹痛两周就诊于急诊科。未诉发热、寒战或出汗。食欲好，无体重减轻。大便正常，无血便或柏油样便。否认胸痛、气短、恶心或出汗。除有临界高血压外，平素体健。

体格检查

T 36.2℃，P 117 次/分，BP 113/89 mmHg。皮肤：温暖、干燥。头颅和五官：正常。颈部：颈动脉搏动有力，未闻及杂音。胸部：双肺呼吸音清。心脏：无抬举性心尖搏动及震颤，心律齐，S_1、S_2 正常，未闻及 S_3，无杂音、心包摩擦音及奔马律。腹部：无搏动性包块，有弥漫性深压痛，无肌紧张及反跳痛；肠鸣音正常。直肠检查可见褐色大便，便潜血阴性。四肢：正常。

实验检查

血细胞计数：正常。生化：正常。腹部透视：非特异性肠胀气，无游离气体。心电图：窦性心动过速，电轴及各间期正常；无缺血性改变。

问题

临床医生能否因体检无典型体征而除外腹膜炎？对于该老年患者，无白细胞增高和发热能否除外隐匿性感染？什么特异性体检结果能使医生认识到该患者病情非常严重，急需进一步处理？

诊断和治疗

不典型急腹症。初步治疗应包括静脉输液、抗生素和外科评估。

讨论

老年患者的腹痛给医生的诊断带来了挑战。因为生理上的老化，老年急腹症患者常无典型的临床体征，如腹膜炎征。另外，常缺乏其他提示感染的指征如发热和（或）外周血白细胞增高。例如，老年急性胆囊炎患者，仅有30%～55%的体温达到38℃或更高，只有50%白细胞增高，而且25%体检时无腹部压痛。老年急腹症患者临床表现不典型，加之缺乏特异体征和实验室异常发现，常导致延误诊断，使致病率和死亡率增加。

医生必须对老年患者细微的、不可解释的、相互矛盾的临床症状保持高度警惕。关注生命体征可以提供有关感染或失血的线索，从而挽救生命。随着年龄的增加，生命体征会变化。例如，老年患者的呼吸频率在16～25次/分之间。收缩压常增加，最高心率降低（最高预期心率＝230 － 年龄）。体温调节机制的钝化导致体温调节中枢的基值下降，对感染的预期反应减弱。

该患者最令人担心的体征是静息状态下心动过速。对一个老年患者而言，117次/分的窦性心动过速有非常重要的临床意义。它警示着生理状态的改变，必须迅速作出判断。针对窦性心动过速，临床医生必须判定其可能的原因并据此进行治疗。窦性心动过速可能提示生理应激如疼痛、焦虑、组织缺氧、低血容量和（或）发热。该患者的窦性心动过速，结合腹痛、低体温和低血压，提醒医生患者可能存在隐匿感染，医生需要对这些症状、体征做出合理的解释。

因缺乏客观的临床表现和实验室结果，医生开始考虑患者的病情稳定可以出院。但急诊科医生进行了更细致的检查，腹部CT提示急性肠憩室炎伴巨大脓肿，有微小穿孔的证据。随后患者被收住院，静脉应用抗生素治疗并行肠切除术。

临 床 要 点

1. 老年患者对腹部疾病反应不敏感或其症状不典型。
2. 一个老年患者在急性感染时可能无发热和白细胞增高。
3. 低血压、心动过速和（或）低体温可能是老年患者严重感染仅有的临床证据。

（高景利译　李东坤校）

参 考 文 献

1. Woolard R, Becker B, Haronian T: Geriatric considerations. In Harwood-Nuss (ed): Clinical Practice of Emergency Medicine. Philadelphia, Lippincott pp 1769-1777, 2000.
2. Sanson T, O'Keefe K: Evaluation of abdominal pain in the elderly. Emerg Med Clin North Am 14: 615-627, 1996.
3. Bugliosi T, Meloy T, Vukov L: Acute abdominal pain in the elderly. Ann Emerg Med 19: 12, 1990.

病例41　发热伴右肩活动受限

Louis M. Bell　Hillary Bogner

患儿男性，7个月龄。因反复发热和右肩活动受限13天就诊于急诊科。最初曾因右上肢活动受限伴发热（40.2℃）就诊于附近医院急诊科，行右肩X线检查，结果正常，给予退热处理后回家。次日因仍发热而就诊于另一所医院的急诊科，被转至第三家医院，复查右肩X线未发现异常，热退后出院。治疗期间未使用抗生素。之后，患儿右手臂的活动范围有所改善，但肩部的活动范围未完全恢复正常。今晨其母发现患儿右肩部出现红肿。患儿既往体健，否认外伤、上呼吸道感染、呕吐、腹泻及疾病接触史，无特殊病史。目前除退热药外未服用其他药物。药物过敏史不详。按期进行免疫接种。

体格检查

生命体征：T 37.6℃（肛温），P 92次/分，R 28次/分，BP 90/60mmHg。一般情况：营养良好、发育正常、无痛苦面容。胸部：呼吸音清。心脏：心率正常，律齐，无杂音。腹部：腹软，未触及包块，肝脾不大。四肢：右肩红、肿、硬，触之有波动感，被动运动疼痛，自主运动减少；其他关节无异常。

实验室检查

血红蛋白：8.9g/dl；白细胞：15 800/μl，其中杆状核中性粒细胞6%、中性粒细胞30%、淋巴细胞52%、单核细胞6%和不典型淋巴细胞5%；血小板912 000/μl。血沉：109mm/h。已做血培养。右肩X线显示关节间隙增宽、软组织肿胀、肱骨近端溶骨性损害（见图1）。

问题

最可能的诊断是什么？根据病史，可能的病原菌是什么？应选用何种抗生素？

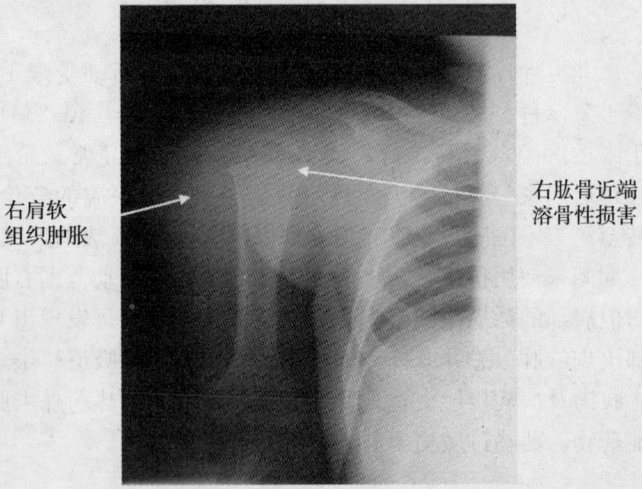

图 1

诊断

右肱骨骨髓炎并化脓性肩关节炎。家中豢养宠物，患儿与蛇有接触史，因此推断可能的病原菌为沙门菌。

讨论

对该患儿行右肩关节腔穿刺术，穿刺液检查结果为白细胞10 300/μl，其中中性粒细胞占 86%，革兰染色可见大量白细胞和革兰阴性杆菌。右肩关节 MRI 显示关节腔积液和骨髓炎(见图 2)。右肩关节腔穿刺液培养结果为亚利桑那沙门菌，对氨苄西林敏感。锝标记的骨扫描显示，在右肱骨近端同位素聚集。住院期间两次予以切开引流。追问病史，患儿家中豢养的一条“黑蛇”和两只鸽子可以在房间周围自由出没，虽无蛇咬伤史，但患儿与它们时有接触。蛇的粪便培养为亚利桑那沙门菌，蛇口腔分泌物培养未发现亚利桑那沙门菌。

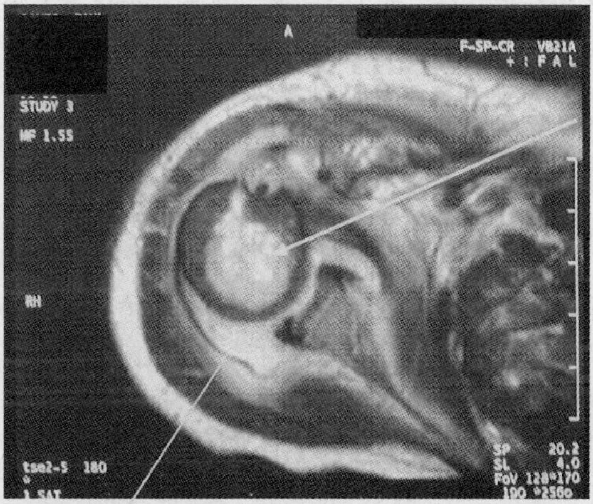

图 2

儿童骨髓炎最常见于血源性感染，生长期的骨骼常为易感部位，尤以长骨最常见，这是由其病理生理学特点决定的。这些长骨包括股骨、胫骨和肱骨。免疫力正常的患儿，常见的致病菌为金黄色葡萄球菌。因此，通常给予耐青霉素酶的抗生素如苯唑西林治疗。该患儿曾有蛇接触史，其感染可能与爬行动物携带的常见致病菌有关。宠物蛇的粪便中检出亚利桑那沙门菌，由此判断该菌感染导致菌血症，并在右肱骨定殖而引发骨髓炎。

亚利桑那沙门菌可引起不同部位的感染，其临床表现和其他类型的沙门菌感染相似。感染包括肠胃炎、败血症、肺炎、脑膜炎、感染性关节炎和骨髓炎。细菌污染的食物如蛋粉、蛋酒、冰淇淋、蛋糕和未经高温消毒的牛奶都可引起爆发流行。最近发现，接触爬行动物、食用响尾蛇肉或沿用民间偏方食用焙干压碎蛇肉制成的胶囊也可引起感染。

也有报道称，许多患有慢性病的成人也存在亚利桑那沙门菌感染。易感人群包括肿瘤、艾滋病、系统性红斑狼疮、心脏病、镰状细胞性贫血患者以及应用免疫抑制剂如波尼松的患者。慢性病患儿也有亚利桑那沙门菌感染的报道。早在1953年就有报道，一个患有婴儿型组织细胞增生症的2岁男童，血培养和多处骨损部位培养均证实为亚利桑那沙门菌感染。1973年又报道了一个患镰状细胞性贫血的2.5岁女童并发亚利桑那沙门菌骨髓炎。

无慢性病的患者发生亚利桑那沙门菌感染的报道极少，但也有报道称无慢性疾患的儿童可发生亚利桑那沙门菌感染。例如，在一次爆发流行中，6名儿童在野餐时食用自制的冰淇淋，其中5名出现严重的胃肠道症状，而所有儿童的便培养均发现亚利桑那沙门菌。

Croop等报道，一个11岁的男孩清扫蛇笼后发生髋关节亚利桑那沙门菌骨髓炎，这是人类接触宠物蛇而引发亚利桑那沙门菌感染的首次报道。同样，接触宠物小海龟或蜥蜴也可引起亚利桑那沙门菌感染。已证实，爬行动物是成人或儿童沙门菌感染的重要传染源。如果怀疑沙门菌感染，抗生素应首选第三代头孢菌素，然后根据药敏结果再作调整。

临床要点

1. 婴儿和儿童骨髓炎是血源性感染，长骨最易受累。
2. 儿童骨髓炎最常见的致病菌为金黄色葡萄球菌。
3. 对婴幼儿也应详细追问病史，尤其宠物接触史，因为这有助于推断有无沙门菌感染，以便决定应用抗生素。

（高景利译　吴啸波校）

参考文献

1. D'Aoust JY, Daley E, Crozier M, Sewell AM：Pet turtles：A continuing international threat to public health. Am J Epidemiol 132：233-238, 1990.
2. Noskin GA, Clark JT：*Salmonella arizonae* bacteremia as the presenting manifestation of human immunodeficiency virus infection following rattlesnake meat ingestion. Rev Infect Dis 12：514-517, 1990.
3. Riley KB, Antoniskis D, Maris R, Leedom JM：Rattlesnake capsule-associated *Salmonella arizonae* infection. Arch Intern Med 148：1207-1210, 1998.
4. Ewing WH：Edwards and Ewing's Identification of Enterobacteriaceae, 4th ed. New York, Elsevier Science, 1986.
5. Kelly J, Hopkin R, Rimsza ME：Rattlesnake meat ingestion and *Salmonella arizonae* infection in children：Case report and review of the literature. Pediatr Inf Dis J 14：320-322, 1985.
6. Croop JM, Shapiro B, Alpert G, et al：*Arizona hinshawii* osteomyelitis associated with a pet snake. Pediatr Infect Dis 3：188, 1984.
7. Marzouk JB, Josep P, Lee TY, et al：*Arizona hinshawii* septicemia associated with rattle snake powder. Calif Morbidity 1：25, 1983.
8. Fainstein V, Yancey R, Trier R, Bodey GP：Overwhelming infec-

tion in a cancer patient caused by *Arizona hinshawii*: Its relation to snake pill ingestion. Am J Infect Control 4: 147-153, 1982.

9. Johnson H, Lutwick LI, Huntley GA, Vosti KL: *Arizona hinshawii infection*: New cases, antimicrobial sensitivities, and literature review. Ann Intern Med 85: 587-592, 1976.
10. Hruby MA, Honig GR, Lolekha S, et al: *Arizona hinshawii* osteomyelitis in sickle cell anemia. Am J Dis Child 125: 867-868, 1973.
11. Wolfe MS, Armstrong D, Louria DB, Blevins A: Salmonellosis in patients with neoplastic disease. Arch Intern Med 128: 546-554, 1971.
12. Guckian JC, Byers EH, Perry JE: *Arizona* infection of man: Report of a case and review of the literature. Arch Intern Med 119: 170-175, 1967.
13. Fisher RH: Multiple lesions of bone in Letterer-Siwe disease: Report of a case with culture of paracolon *Arzona* bacilli from bone lesions and blood, followed by response to therapy. J Bone Joint Surg Am 35: 445-464, 1953.
14. Murphy WJ, Morris JF: Two outbreaks of gastroenteritis apparently caused by a paracolon of the *Arzona* group. J Infect Dis 86: 255-259, 1950.

病例 42　突发左侧肢体麻木、无力

Sumeru Mehta　C. Crawford Mechem

患者男性，45 岁。主因突发左侧肢体无力、麻木、麻刺感伴言语不清近 1h 被急救车送至医院。6 年前曾患一过性脑缺血发作，有高血压病史。

体格检查

T 36.7℃，P 95 次/分，R 20 次/分，BP 191/122mmHg。皮肤：未见异常。头颅和五官：双侧瞳孔圆形，对光反射、调节反射及辐辏反射灵敏。胸部：正常。心脏：正常。腹部：正常。神经系统：左上肢肌力 0/5 级，右上肢肌力 5/5 级，左下肢肌力 1/5 级，右下肢肌力 5/5 级。左侧轻触觉减弱，左侧面瘫伴言语不清。神清，对人物、空间和时间有定向力。

实验室检查

血细胞计数：正常。血生化：血钠 139mmol/L，血钾 4.1mmol/L，血氯 103mmol/L，二氧化碳结合力 21mmol/L，尿素氮 35mg/dl，血肌酐 1.4mg/dl，血糖 92mg/dl。血沉：1mm/h。乳酸脱氢酶：995U/L。凝血检查：正常。心电图：窦性心律，下壁导联 Q 波，孤立的 V_2 导联 ST 段轻度抬高，与以前心电图比较无变化。头颅 CT（见图）：急性右侧丘脑出血。

问题

缺血性脑卒中与出血性脑卒中在治疗和处理上有何不同？对出血性脑卒中患者可接受的目标血压值是多少？自发性脑出血的患者应使用什么药物治疗？

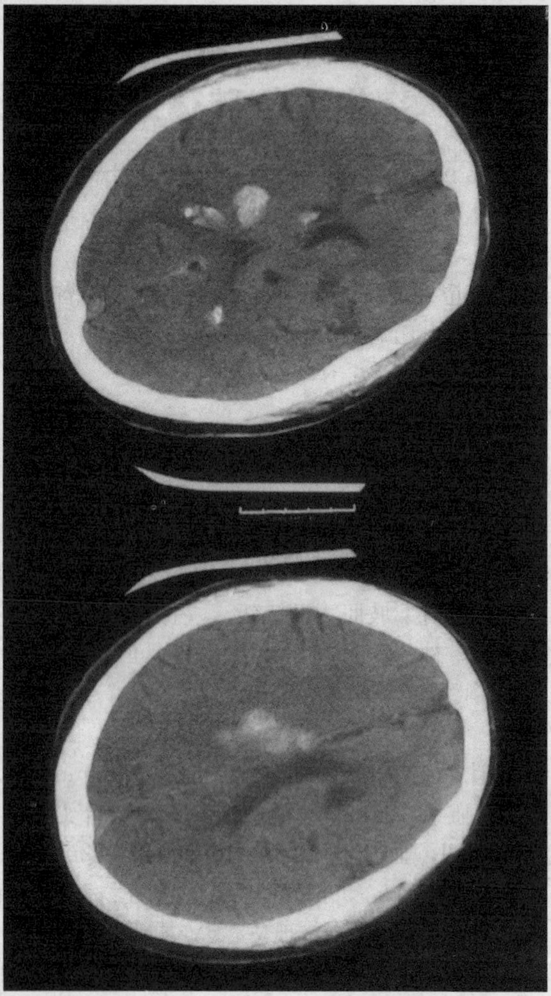

诊断和治疗

自发性脑出血。早期的治疗目标是控制血压和颅内压，且应尽早请神经外科医生评估病情。抗凝药物如阿司匹林、肝素、糖蛋白Ⅱb/Ⅲa抑制剂和溶栓药物应严格禁用。仅在严重高血压（即收缩压超过220mmHg，舒张压超过120mmHg或平均动脉压超过130mmHg）时，才使用拉贝洛尔或硝普钠降压。

讨论

脑卒中的定义为因血管病变持续24h以上而导致的脑局部神经系统的急性损害。自发性（非创伤性）颅内出血是一种常见病，占脑卒中的10%～15%，病死率较高，在发病的第1年只有38%的患者能够存活。颅内出血可分为原发性和继发性。原发出血占78%～88%，是由小血管破裂引起，导致这些小血管损害的主要病因为慢性高血压或其他血管病。高血压仍是自发性颅内出血的首要病因，约55%的自发性颅内病变是由高血压引起。少数患者为继发性颅内出血，出血主要与血管异常有关，如动脉瘤、动静脉畸形、肿瘤或凝血障碍疾病。脑出血多发生于脑叶、基底节、丘脑、脑干和小脑。大量出血可破入脑室。

脑出血形成的血肿导致周围脑实质水肿和神经损害，可持续5天至2周。早期水肿是因血凝块中具有渗透活性的血清蛋白释放和积聚所致，继之，血脑屏障的破坏和神经细胞死亡产生血管源性和细胞毒素性水肿。

大量脑出血的临床表现为意识障碍，这是由于颅内压增高直接压迫丘脑、脑干和网状结构激活系统所致。幕上脑出血的患者可表现为对侧不同程度的感觉运动障碍以及高级皮层功能不全，包括偏向凝视、偏盲和失语。幕下的颅内出血表现为脑干功能损害，包括异常凝视、其他颅神经异常和对侧运动障碍。当颅内出血累及小脑时主要表现为共济失调和辨距障碍。其他非特异症状包括头痛、呕吐和脑室内积血引起的脑膜炎症状。自发性颅内出血 6 个月死亡率在 23%～58%之间。患者死亡的三个高危因素包括：Glasgow 昏迷评分低（<9 分）、大量出血（>60ml）和首次 CT 扫描脑室内有积血。

头部影像学检查可准确鉴别脑梗死与脑出血。考虑到溶栓治疗，早期鉴别脑梗死或脑出血是非常必要的。首次 CT 扫描要注意出血部位和量的大小、脑室内是否有血液及是否存在脑水肿。有选择的对某些患者行脑血管造影找寻继发性脑出血的原因。

在卒中后的前 24h 内，出现神经系统症状和体征的恶化以及心血管事件的危险性最大。若患者意识障碍逐渐加重或气道保护反射减弱，则应立即予以气管插管。发现患者病情迅速恶化、有小脑幕疝的表现或 CT 提示脑积水，应当立即请神经外科会诊。在出血后数天内，血肿的占位效应、周围水肿、阻塞性脑积水引发的脑疝占死亡原因的第二位。若即将出现脑疝，则应用渗透性脱水药（如甘露醇）和过度通气治疗，并选择性在脑室内放置引流管引流脑脊液，直至外科减压术完成。随机试验未能证实皮质激素治疗的疗效。

出血后常出现血压升高，而且血压升高与血肿扩大、预后不良有关。目前尚不清楚高血压是脑卒中的结果，还是高血压引起血肿扩大。高血压可能是一种保护性的反应（Cushing-Kocher 反应），以维持脑灌注压。然而关于脑卒中后如何控制血压仍存激烈的争议。目前，美国心脏协会指南指出若平均动脉压高于 130mmHg 则给予静脉降压治疗。

神经外科血肿清除术目的是减轻血肿的占位效应，阻止神经源性产物的释放和防止血块与脑实质长时间相互作用。目前，外科血肿清除术的指征为血肿直径大于 3cm 和 Glasgow 昏迷评分小于 14 分。中到大量脑叶出血及临床情况恶化的年轻患者和（或）与神经系统进行性恶化有关的基底节区出血量增加也应考虑行血肿清除术。

多数与卒中相关的癫痫发生在出血的即刻或最初 24h 内，应静脉给予抗癫痫药物治疗。如果未再出现癫痫发作，30 天后可停药。

该患者平均动脉压高于 130mmHg，故静脉给予拉贝洛尔，并收住神经科 ICU 病房进一步监护治疗。由于出血量不大、血流动力学稳定，故未考虑行血肿清除术。出血后 1h 复查头颅 CT 未见血肿增大。患者逐渐好转出院，行康复治疗。

临床要点

1. 在未做头部影像学检查以鉴别是出血还是梗死之前，阿司匹林应慎用。
2. 虽然仍有争议，但多数研究推荐在平均动脉压高于 130mmHg 时，应静脉使用抗高血压药物（拉贝洛尔或硝普钠）。
3. 对病情迅速恶化、有小脑幕疝的临床证据或头颅 CT 提示脑积水的患者，应紧急请神经外科会诊。

（高景利译　高竞生校）

参考文献

1. Brown MM：Brain attack：A new approach to stroke. Clin Med 2：60-65，2002.
2. Qureshi AI，Tuhrim S，Broderick JP，et al：Medical progress：Spontaneous intracerebral hemorrhage. N Engl J Med 344：1450-1460，2001.
3. Broderick JP，Adams HP，Barsan W，et al：Guidelines for the management of spontaneous intracerebral hemorrhage：A statement for healthcare professionals from a special writing group of the Stroke Council，American Heart Association. Stroke 30：905-915，1999.
4. Qureshi AI，Wilson DA，Hanley DF，et al：No evidence of ischemic penumbra in massive experimental intracerebral bemorrhage. Neurology 52：266-272，1999.
5. MacKenzie JM：Intracerebral haemorrhage. J Clin Pathol 49：360-364，1996.

病例 43　膝关节疼痛

Jane Lavelle

患儿男性，13 岁。因左膝疼痛就诊于急诊科。患儿今日在上学途中不慎在台阶上跌倒，左膝部撞于金属护栏。在分诊室发现患儿左膝部青紫，防痛步态。进一步了解情况，患儿否认其他外伤史。数小时前服用布洛芬后，症状有所缓解，无发热、皮疹及胃肠道不适症状，近期体健，否认镰状细胞性贫血病史，精神、食欲及活动能力均正常，患儿不爱运动，近几个月未参加任何体育活动。据其母亲介绍，患儿近几个月曾因左膝疼痛而数次就诊，查 X 线结果均正常，被诊为“生长痛”。

体格检查

生命体征：T 37.8℃（口腔温度），P 72 次/分，R 20 次/分，BP 128/72mmHg；体重 82kg。一般状况：营养佳，体型肥胖，无痛苦表情。左膝正中可见小片状瘀斑，无渗液和局部压痛，皮温正常，关节稳定。仰卧时患肢外旋，左髋关节内旋活动受限。未发现其他骨关节异常。

实验室检查

髋关节 X 线：见图 1。

问题

最可能的诊断是什么？

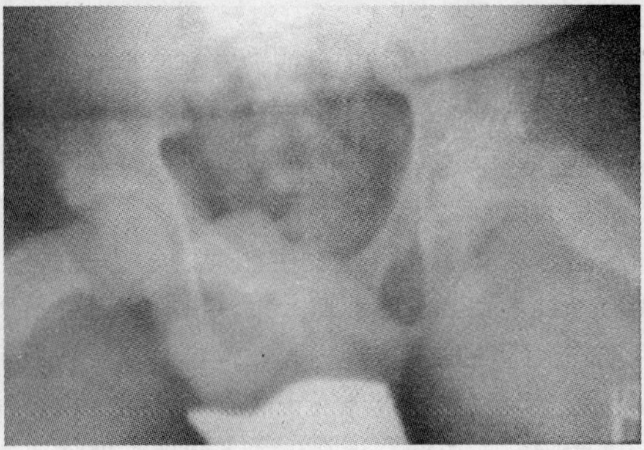

图 1

诊断

股骨头骨骺滑脱症。

讨论

股骨头骨骺滑脱症是青少年最常见的髋关节疾病，早期正确诊断的关键在于医生对该病的了解，并能与其他疾病进行鉴别。尽管对此病的报道较多，但误诊的情况仍经常发生。许多患者仅表现为膝部或股部疼痛，膝关节 X 线正常，为了确诊而进行了许多相关的检查。误诊可使滑脱更严重，并发症的发病率增加。

股骨头骨骺滑脱症的发生率约 2/100 000，以男孩较常见，青春期阶段发病占 78%，男性的易发年龄 10～16 岁，女性则为9～15岁。此外，多数患儿存在骨骼发育延迟的情况。有研究显示，该病的发生与肥胖有关，约 2/3 的患儿体重在同年龄组中大于第 90 百分位数。此类患儿中，25%的患儿为双髋部均有症状，其中约 50%的患儿就诊时已双髋部发病，其余患儿1～2年后也出现双侧病变。股骨头的骺板因其肥大区的扩大而增宽。股骨头骨骺滑脱可使软骨和软骨下骨的发育成熟均出现异常。此病的病因尚不清楚，但无疑是多因素所致，可能的原因包括局部创伤、肥胖、股骨前倾角度的改变、炎性反应和内分泌疾病。

股骨头骨骺滑脱症的患儿表现为髋部、腹股沟部、股部或膝部疼痛，髋部活动受限，可伴有异常步态。疼痛自髋关节放射至股中部或膝部，这是由于髋关节受股神经和闭孔神经支配所致。疼痛多为酸痛，走路和上楼时加重，休息和服用止痛药物可暂时缓解症状，疼痛可以发生在双侧。膝关节检查正常。临床表现有 4 种类型：滑脱前期、慢性滑脱、急性滑脱和慢性滑脱急性发作。滑脱前期表现为腹股沟部、髋部或股部间歇性疼痛，多在劳累时发作，查体发现髋部旋转时轻度疼痛，可出现内旋轻度受限，X 线检查正常。大多数患者就诊时为股骨头骨骺慢性滑脱，表现为腹股沟部、股中部或膝部持续 3 周以上的疼痛，伴有防痛步态。患肢呈外旋位，髋关节内收和内旋时疼痛和活动受限。被动屈髋时，患肢自动处于外展、外旋位。慢性滑脱急性发作的患者在既往髋部或膝部疼痛病史的基础上出现疼痛突然加剧伴活动受限。急性滑脱患者占患者总数不足 10%，其特点为症状突然发作，剧烈疼痛。

经髋关节正、侧位，或正位、蛙式位 X 线检查即可做出诊断。剧烈疼痛的患者应避免行蛙式位 X 线检查，以免使滑脱加重。正位 X 线片显示骺板增宽，不规则，近股骨颈处可见一半月形高密度影像，被称为“银白色征”(Blanch sign of Steel)。正位 X 线片上沿股骨颈外缘划线（Klein 线）应与股骨头的骺板相交。侧位 X 线片可见股骨头向后移位。这些影像学的改变在肥胖的患儿不易被发现，股骨头的后移位和中央移位较为明显，在蛙式位较易被发现。股骨头骨骺滑脱伴有股四头肌萎缩的患儿可行超声检查做出诊断。如怀疑骨骺滑脱，但 X 线检查未见异常，应行 CT 检查明确诊断。有资料显示，MRI 检查比 CT 检查能更早发现骺板的异常表现。

发现股骨头骨骺滑脱后应立即请骨科医生会诊，并且避免患者负重。骨科医生通常将此类患者分为 2 组，稳定型和不稳定型。稳定型患者可以走路，不稳定型患者疼痛剧烈，应避免负重。不稳定型患者出现股骨头缺血性坏死的危险性较大，采用轻柔手法使滑脱骨骺复位后，经皮置入空心螺丝钉以固定骨骺（见图 2）。该患儿出院时扶拐行走，疼痛缓解后，方可负重行走。滑脱骨骺愈合前严禁奔跑及跳跃，通常需 2 年。股骨头骨骺滑脱的重要并发症包括股骨头缺血性坏死和骨关节炎，并发症的发生与确诊时骨骺滑脱的严重程度密切相关。

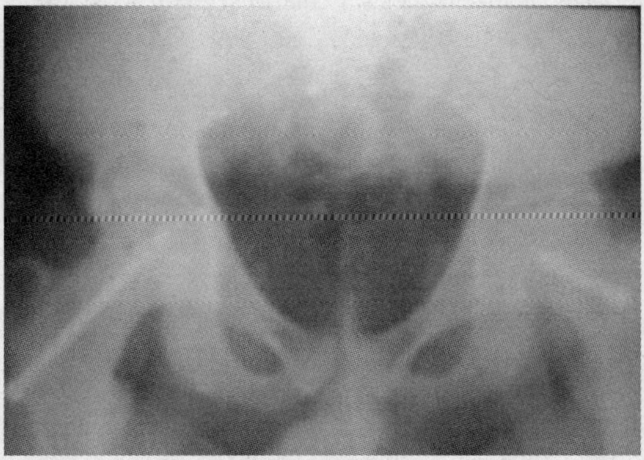

图 2

临 床 要 点

1. 股骨头骨骺滑脱是青少年最常见的髋部疾患，能否及时诊断直接关系到患儿的预后。
2. 当儿童或青少年出现腹股沟部、股部或膝部疼痛时，应考虑髋关节疾病的可能。
3. 及时的骨科治疗和禁止负重是防止骨骺滑脱进一步加重的必要措施。

（高景利译　吴啸波校）

参 考 文 献

1. Kehl DK：Slipped capital femoral epiphysis. In Morrissy RT，Weinstein SL（eds）：Lovell and Winter's Pediatric Orthopedics，5th ed. Vol 2. Philadelphia，Lippincott，2001，pp 999-1033.
2. Matava MJ，Patton CM，Luhmann S，et al：Knee pain as the initial symptom of slipped capital femoral epiphysis：An analysis of ini-

tial presentation and treatment. J Pediatr Orthop 19：455，1999.

3. Reynolds RAK：Diagnosis and treatment of slipped capital femoral epiphysis. Curr Opin Pediatr 11：80-83，1999.
4. Ledwith CA，Fleisher GR：Slipped capital femoral epiphysis without hip pain leads to misdiagnosis. Pediatrics；89：660，1992.

病例 44　嗜睡

Robert Cloutier

患儿女性，2 岁。主因发热、烦躁、呕吐、纳差 2 天由家人带至急诊科就诊。患儿平时上幼儿园，因高热和进行性活动减少而未去。

体格检查

生命体征：T 40.3℃（肛温），P 178 次/分，R 27 次/分，BP 88/51 mmHg，吸室内空气时血氧饱和度 100%。一般状况：表情淡漠，对疼痛刺激反应迟钝。瞳孔：等大，对光反射存在。黏膜：干燥。颈部：双侧颈部淋巴结肿大，屈颈时明显抵抗。胸部：双肺呼吸音清，无喘鸣、啰音或鼾音。心脏：心动过速，无杂音。腹部：平坦，无腹胀，无触痛。皮肤：无瘀斑皮疹；皮温低，毛细血管再充盈时间 3s。神经系统：无感觉及运动异常。

实验室检查

全血细胞计数：白细胞 44 000/μl，血小板 234 000/μl，血红蛋白 13.1g/dl。电解质：血钠 129mmol/L，血钾 3.9mmol/L，血氯 97mmol/L，尿素氮 34mg/dl，血肌酐 0.9mg/dl。血糖 79mg/dl。凝血酶原时间 12.1s。尿常规：阴性。胸片：无浸润影及心影增大。脑脊液：白细胞 4400/高倍视野，红细胞 5/高倍视野，蛋白质 111mg/dl，糖 29mg/dl。脑脊液细胞分类：中性粒细胞 82%，淋巴细胞 19%。尿、血及脑脊液培养结果未回报。

急诊处理过程

迅速建立静脉通路，反复静脉推注生理盐水 20ml/kg，行腰椎穿刺检查后立即静脉输入抗生素。然后患儿被收入儿科ICU继续治疗。

问题

该患儿最可能的诊断是什么？并发症是什么？恰当的经验性治疗是什么？

诊断

细菌性脑膜炎

讨论

在儿童广泛接受免疫接种的年代，细菌性脑膜炎越来越少见。及时抗生素治疗是预防并发症的关键。对 2 岁以内的患儿很难通过症状和体征做出细菌性脑膜炎诊断，特别是新生儿，常表现为非特异性症状，包括呕吐、发热、兴奋和嗜睡。对这一易感人群，临床注意除外本病显得尤为重要。随年龄的增加，患儿的症状逐渐变得容易识别；但直到 2 岁以后，包括头痛、发热、颈部僵硬、活动减少在内的症状才变得更为普遍。

新生儿年龄组常见的致病菌包括 B 型链球菌和肠内革兰阴性杆菌如大肠埃希菌、单核细胞增多性李斯特菌、肺炎链球菌、脑膜炎奈瑟菌和沙门菌。一般来说，在 2～3 个月以上的儿童其主要致病菌发生变化，分别为肺炎链球菌、脑膜炎奈瑟菌和嗜血流感杆菌。脑膜炎常因病原体经血行播散至中枢神经系统所致，这些病原体来源于鼻黏膜的定殖菌或远隔器官的感染（如中耳炎）。

此患儿的临床表现非常典型，有嗜睡、颈部抵抗、发热。其腰穿结果具有特异性脑膜炎病症。脑脊液的白细胞计数常在 200～20 000/mm^3 之间，蛋白质常高于 100mg/dl。脑脊液中以中性粒细胞为主，可以作为鉴别细菌性和非细菌性脑膜炎的一个特征，但无特异性。

生命体征提示患儿处于休克早期，需立即补充液体并持续加强监护。除休克外，细菌性脑膜炎的其他并发症包括癫痫发作、低血糖、继发于抗利尿激素分泌失调综合征的低钠血症和窒息。

治疗包括支持措施和及时应用抗生素，应在腰穿后立即或在腰穿同时给予抗生素。类固醇药物作为辅助性的治疗尚有争议，未被用于标准治疗。经验性的抗生素选择应包括三代头孢如头孢曲松或头孢噻肟，如针对肺炎链球菌可选用万古霉素。

3个月内的婴幼儿可经验性选择氨基糖苷类抗生素或三代头孢菌素与氨苄西林，其抗菌谱可以覆盖上述提及的病原菌。

临床要点

1. 脑膜炎是较少见的急症，但如果发现及时对治疗反应良好。
2. 在腰穿同时或腰穿后立即给予抗生素是至关重要的。脑脊液培养可能无细菌生长，但有助于诊断。
3. 细菌性和非细菌性脑膜炎患者的脑脊液中均可以中性粒细胞为主，这与以往观点相反。

（高景利译　王淑婷校）

参考文献

1. Kanegaye JT, Soliemanzadeh P, Bradley JS: Lumbar puncture in pediatric bacterial meningitis: Defining the time interval for recovery of cerebrospinal fluid pathogens after parenteral antibiotic pretreatment. Pediatrics; 108: 1169-1174, 2001.
2. Fleisher GR, Ludwig S, Henretig FM, et al: Meningitis. Textbook of Pediatric Emergency Medicine. Baltimore, Williams& Wilkins, 2000, pp 731-735.
3. Negrini B, Kelleher KJ, Wald ER: Cerebrospinal fluid findings in aseptic versus bacterial meningitis. Pediatrics; 105: 316-319, 2000.

病例 45　钝器伤后胸痛、气短

Edward Dickinson

患者男性，27 岁。因棒球比赛中左侧胸部被击伤而就诊于急诊科。患者步行入院，诉左胸部下外侧疼痛、吸气时加重，伴呼吸困难。伤后无意识丧失及腹痛。

体格检查

一般状况：轻度痛苦面容，以手按压左下侧胸部以缓解不适。生命体征：T 37.2℃，HR 122 次/分，R 25 次/分（呼吸动度表浅），BP 130/72mmHg。初次外伤检查：神清，反应灵敏，气管居中，气道通畅、无梗阻，双侧呼吸音对称，双侧桡动脉搏动有力，无内脏出血征象。再次外伤检查：头部正常，颈无抵抗，左腋前线下胸部擦伤处有触痛。腹软、无压痛。复查生命体征：HR 130 次/分，R 28 次/分，BP 84/46mmHg，左侧呼吸音减弱。

实验室检查

血细胞计数：正常。胸片（见图 1）：左下肺挫伤，少量气胸。

问题

患者突发低血压最可能的原因是什么？应如何进一步处理？首要的治疗措施是什么？

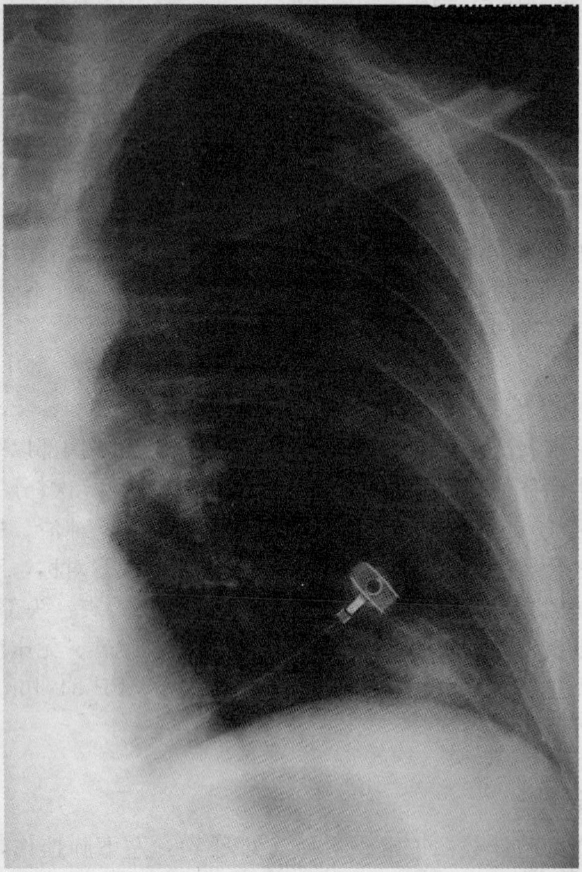

图 1

诊断和治疗

肺挫伤、气胸、脾破裂。首要的治疗措施包括吸氧、建立两条大静脉输液通路、查验血型及配血、放置左侧胸腔闭式引流管以减轻压迫症状。

讨论

低血压常见于胸部钝挫伤和穿通伤。由于胸腔内有心脏、肺和大血管，很容易发生严重、致命的损伤。胸部钝挫伤所致低血压的病因包括：主动脉损伤、张力性气胸、大量血胸或直接心脏损伤。主动脉损伤常因突然减速而产生的剪切力所致，除非有精良的手术设备和技术高超的外科医生参与抢救，否则患者常很快死亡。引起低血压的直接心脏损伤包括心脏破裂和心脏压塞。心脏贯通性破裂是灾难性的而且迅速死亡。单纯心室壁损伤，因其外有心包包绕，故可迅速导致心脏压塞，出现低血压和颈静脉怒张。创伤所致的心脏压塞需要立即开胸，直视下修补损伤的心肌，纠正循环衰竭，挽救生命。

张力性气胸较容易处理，但如果对胸外伤合并低血压和呼吸音减弱或消失的患者不能迅速怀疑到该诊断，也可危及生命。张力性气胸可引起颈静脉怒张和气管移位，但并不是所有患者均具有这些体征。怀疑有张力性气胸时，则应立即在患侧腋中线第2～3肋间隙行胸膜腔穿刺术，放置胸腔闭式引流管。一旦胸片提示大量血胸，则应立即在患侧放置粗的胸腔引流管。如果首次胸腔引流量超过1500ml或2～4h出血超过200ml，应行开胸手术。

胸部钝器伤导致低血压的另一个可能原因是腹腔内出血。该患者经上述治疗后仍处于低血压状态，腹部CT扫描（见图2）显示脾破裂和腹腔积血。胸腹腔在解剖学上的“重叠部位”对外伤的评价和治疗尤为重要。膈肌的位置和呼吸过程相关，深呼气末，膈肌位于乳头水平。对下胸部的任何损伤，必须仔细检查有无并发腹腔脏器损伤。该患者被暴力所致左下肺挫伤的同时，合并脾破裂，脾破裂是引起低血压的真正原因。

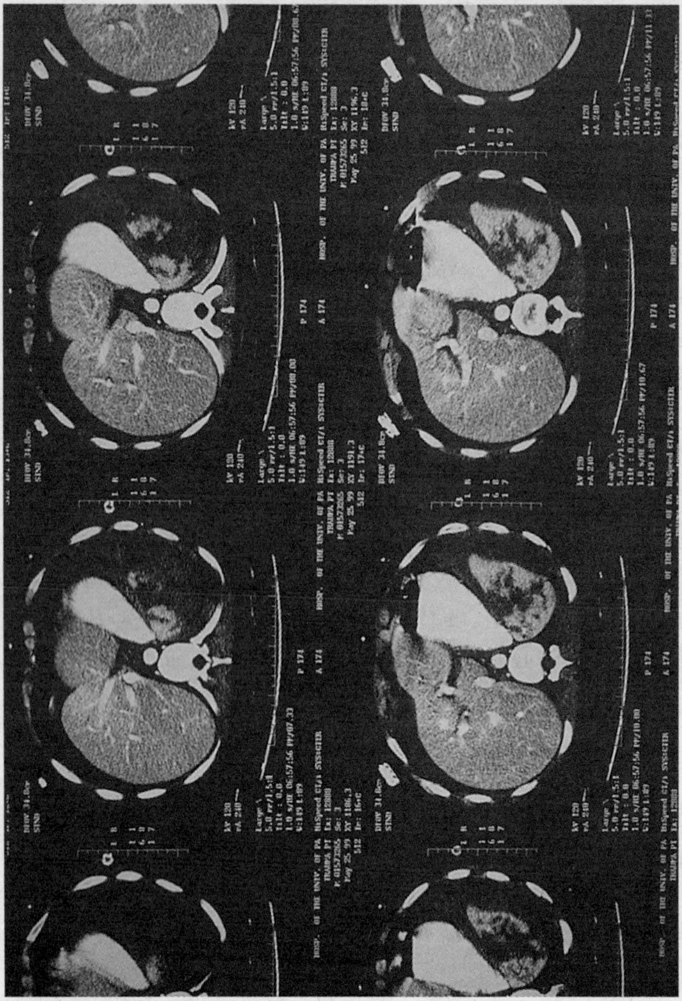

图2

临 床 要 点

1. 胸部外伤可同时合并腹腔内损伤，尤其常见于乳头线以下的胸部钝器伤和穿通伤。
2. 钝器伤患者若合并低血压，即使无颈静脉怒张和气管移位也应怀疑存在张力性气胸。

（高景利译　李可宾校）

参 考 文 献

1. Peitzman AB，Rhodes M，Schwab CW，Yearly DM：The Trauma Manual. Philadelphia，Lippencott-Raven，1998.
2. Advanced Trauma Life Support for Doctors-Student Manual. Chicago. American College of Surgeons，1997.

病例 46　腹痛 2 天

Jane Lavelle

患者女性，14 岁。主因中下腹部疼痛 2 天就诊。疼痛为持续性剧痛。其阴道内有略带白色稀薄难闻的分泌物。感排尿困难，但无尿急、尿频。饮食、饮水正常。未诉呕吐、腹泻、发热或寒颤，无不规则阴道出血。末次月经约在 3～4 周前。3 周前曾有过未加保护的性行为。既往未接受过性传播疾病的治疗。无怀孕史。

体格检查

生命体征：T 37.8℃（口腔温度），P 110 次/分，R 20 次/分，BP 128/72 mmHg。一般状况：反应灵敏，痛苦面容。胸部：呼吸音清，无肋骨脊柱叩击痛。腹部检查：双下腹压痛，以右侧为重；轻度腹肌紧张，无反跳痛。盆腔检查：阴道内可见灰色、稀薄的分泌物。子宫和左侧附件触痛。未触及包块和卵巢肿大。

实验室检查

白细胞 14 000/μl（其中中性粒细胞 76%，淋巴细胞 16%，单核细胞 7%），血红蛋白 12.9g/dl，血小板 336 000/μl；血沉 30mm/h。尿液分析：白细胞每高倍视野 4～8 个，红细胞每高倍视野 1～2 个，亚硝酸盐阴性。尿绒毛膜促性腺激素（HCG）阴性。尿培养：无菌落生长。宫颈涂片淋球菌及衣原体的聚合酶链式反应（PCR）均为阴性。直接涂片未发现滴虫。

问题

最可能的诊断是什么？应进行哪些诊断性检查？应如何治疗？

诊断

盆腔炎

讨论

盆腔炎是女性患者经性行为所致的上生殖道逆行感染，可由多种细菌引起。最常见的菌种为衣原体和淋球菌，亦可见于其他病原菌。由于临床表现症状差异性较大，给诊断带来一定困难。盆腔炎是一种临床诊断。与腹腔镜相比，有经验的临床医生诊断的正确率约为2/3。及时准确的诊断对减少远期后遗症至关重要。肝周炎（Fitz-Hughes-Curtis综合征）是盆腔炎的一种，其特征是急性右上腹压痛，常见于无症状盆腔炎患者。其发病机理是病原体由输卵管扩散，沿结肠侧沟上升定殖于肝包膜所致。当上生殖道的感染迁延不愈或出现输卵管瘢痕（见图）时，则并发输卵管-卵巢脓肿。青少年盆腔炎患者并发输卵管-卵巢脓肿的发病率尚不明确，据报道不同人群的发病率在5%～20%之间。需与盆腔炎鉴别的疾病很多，但主要应与下列疾病进行鉴别：阑尾炎、异位妊娠、卵巢蒂扭转/囊肿和子宫内膜异位症。许多患者因无症状而被漏诊或因症状轻微、无特异性而被误诊。

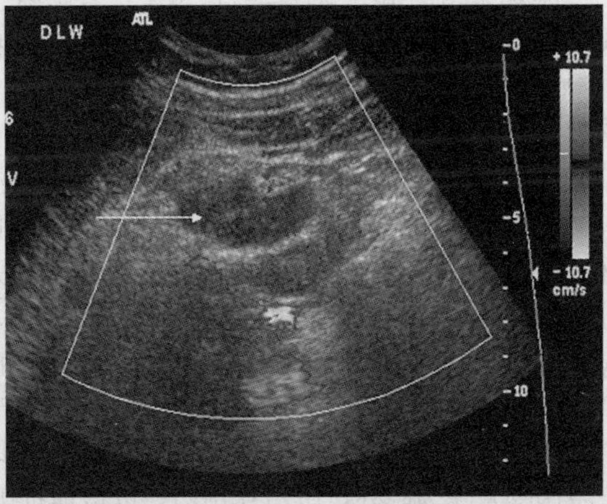

大部分（80%）患者有腹痛症状。疼痛的性质常为持续性的钝痛、绞痛或剧痛，且多为双侧。部分患者表现为右上腹疼痛，很少有或无其他腹部症状。绝大多数患者在末次月经后7天之内出现症状。患者常有异常的阴道出血或分泌物，也可出现食欲减退或恶心，但消化道症状一般不是主要就诊原因。盆腔检查的目的是明确阴道的异常分泌物、宫颈的脆性、子宫和（或）附件有无触痛或包块及宫颈举痛。重要的实验室检查包括全血细胞计数（CBC）、红细胞沉降率（ESR）或C-反应蛋白（CRP）、宫颈或阴道涂片的淋球菌及衣原体的聚合酶链式反应或培养、尿绒毛膜促性腺激素、尿常规和培养、湿片法滴虫计数、阴道分泌物革兰染色观察每高倍镜视野白细胞数是否大于10个等。盆腔超声能除外其他诊断以及明确有无盆腔炎或输卵管-卵巢脓肿。

在2002年性传播疾病指南中，疾病控制和预防中心（CDC）修改了盆腔炎的诊断标准。该指南放宽诊断标准的目的是为了尽可能的筛查和治疗更多的患者。如果出现下列症状之一而不能用其他疾病解释，对于具有患性传播疾病风险的妇女，应按盆腔炎给予经验性治疗，这些症状包括子宫/附件触痛或宫颈举痛。增加其诊断特异性的标准包括口腔温度大于38.3℃、血沉增快、C-反应蛋白增高、宫颈或阴道异常黏液脓性分泌物、显微镜下阴道分泌物中有白细胞、有感染淋球菌或衣原体的实验室证据。宫颈或阴道分泌物革兰染色若未发现白细胞，则感染的诊断不成立。

推荐使用广谱抗生素，根据经验其抗菌谱应覆盖淋球菌、衣原体、厌氧菌、兼性革兰阴性杆菌和链球菌。准确、及时地应用抗生素可防止出现后遗症。若患者怀孕、病情严重、诊断不清、不能坚持在门诊口服用药、门诊治疗失败、并发输卵管-卵巢脓肿或存在免疫缺陷时则应住院治疗。静脉和口服用药均有疗效（见表）。如果临床症状改善，则24h后停止静脉治疗，改用多西环素100mg口服，每日两次，持续14天。对于输卵管-卵巢脓肿的患者，大部分的临床医生建议至少住院治疗24h。甲硝唑常作为院外口服治疗用药，以增加抗厌氧菌的效果。两项研究表明，虽然单用氧氟沙星对厌氧菌无效，但可有效的杀灭淋球菌和衣原体。

对口服抗生素的青少年应随访 48～72h，期间其临床症状应显著改善，若症状未改善，则应采取进一步检查并住院经静脉给予抗生素治疗。患者前 2 月的性伴侣也应给予治疗。另外，应该对青少年开展有关性传播疾病的症状、体征以及可能导致的后遗症的教育，告知他们哪些行为可以增加和减少其患病的风险。后遗症包括疾病复发（12%～33%）、输卵管-卵巢脓肿、不孕（一次发病后为 13%～20%，而 3 次发作后增加至 55%～75%）、异位妊娠（一次发病后风险增加 6～10 倍）和慢性腹痛（一次发病后发生率为 18%）。

该患者被收住院，经进一步治疗，并安排行盆腔超声检查，结果显示合并输卵管-卵巢脓肿。给予静脉注射头孢西丁，口服多西环素治疗。应用酮咯酸后，疼痛缓解。

CDC 推荐的静脉用药方法

A. 头孢替坦 2g，IV，每 12h 一次 或 头孢西丁 2g，IV，每 6h 一次

加

多西环素 100mg，口服或 IV，每 12h 一次。

B. 克林霉素 900mg，IV，每 8h 一次

加

首剂静注/肌注庆大霉素 2mg/kg，然后 1.5mg/kg，每 8h 一次

CDC 推荐的口服药用法

A. 氧氟沙星 400mg，口服每天两次，共 14 天

加

甲硝唑 500mg，口服每天两次，共 14 天

B. 头孢曲松 250mg，肌注或头孢西丁 2g，肌注和（或）丙磺舒 1g，口服或其他三代头孢菌素

加

多西环素 100mg，口服，一天两次，共 14 天

加或不加

甲硝唑 500mg，口服，一天两次，共 14 天

临 床 要 点

1. 盆腔炎仅是临床诊断，临床医生应放宽诊断标准并给予经验性治疗盆腔炎以减少后遗症。
2. 按时随访、性伴侣同时治疗、对性传播疾病的症状和体征及预防措施的宣教是治疗的重要组成部分。
3. 盆腔炎的鉴别诊断包括阑尾炎、异位妊娠、卵巢蒂扭转/囊肿和子宫内膜异位症。

（李晓岚译　牛建清校）

参 考 文 献

1. Centers for Disease Control and Prevention：Sexually transmitted treatment guidelines 2002. MMWR Morbid Mortal Wkly Rep；51（RR-6）：1-77，2002.
2. Pletcher JR，Slap GB：Pelvic inflammatory disease. In Neinstein LS（ed）：Adolescent Health Care：A Practical Guide，4th ed，Philadelphia，Lippincott Williams & Wilkins，2002，p 1161.
3. Lawson MA，Blythe MJ：Pelvic inflammatory disease in adolescents. Pediatr Clin North Am 46：767，1999.
4. McCormack WM：Pelvic inflammatory disease. N Eng J Med；330：115，1994.
5. Kahn JG，Walker CK，Washington AE，et al：Diagnosing pelvic inflammatory disease：A comprehensive analysis and considerations for developing a new model. JAMA 226：2594，1991.
6. Shafer M，Sweet RL：Pelvic inflammatory disease in adolescent females. Adolesc Med 1：545，1990.

病例 47　发作性头痛

Paul Ishimine

患儿女性，11 岁。主因头痛 3h 就诊于急诊科，头痛呈弥漫性、搏动性，伴恶心、呕吐，无发热、颈部疼痛、皮疹或外伤史。4 个月以来，几乎每周都有类似头痛发作。

体格检查

T 37.2℃，P 104 次/分，R 22 次/分，BP 122/76mmHg。一般状况：痛苦表情。头颅和五官：无压痛；瞳孔正大等圆，轻度畏光；视乳头正常。颈部：软。肺：呼吸音清。心脏：心率正常，心律齐，无杂音、摩擦音或奔马律。腹部：腹软，无腹胀，无压痛。皮肤：无破损。神经系统：颅神经、肌力及腱反射正常，感觉正常，指鼻试验和步态正常，神清，反应灵敏，定向力正常。

问题

在急诊科应如何评估此患者？最可能的诊断是什么？

诊断和治疗

在急诊科无需进一步检查，该患者最可能的诊断是偏头痛。

讨论

头痛是儿童的一种常见症状，约75%的儿童在15岁前至少有一次头痛经历。虽然其中大多数为良性头痛，但7%～15%头痛的原发病因具有较高的致残率和死亡率。

不论头痛的原发病因如何，引起头痛的常见原因有紧张、牵拉及炎症对颅内组织（如硬脑膜、颅底大动脉和大静脉窦及其分支）的刺激。然而，颅内的大部分组织对痛觉不敏感。因此头痛更多是由颅外组织如皮肤、窦、黏膜和牙齿受到刺激而引起。

因为引起头痛的原因很多，因此头痛鉴别诊断的一个有效方法是依据起病的时间将头痛分类。**急性**头痛：单发事件，既往无头痛反复发作史，常见原因有中枢神经系统感染、非中枢神经系统感染（在急诊科是儿童头痛最常见的原因）和创伤。**急性反复发作性**头痛：病情反复发作，但间歇期无头痛，如偏头痛和高血压性头痛。**慢性非进展性**头痛：是指头痛阶段性加重，但一般不会完全消失（如紧张性头痛）。**慢性进展性**头痛：随着时间的推移，头痛逐渐加重，包括脑肿瘤和特发性颅内压增高引起的头痛。**混合性**头痛：同时具备以上几种类型的疼痛。

通常单凭病史和体格检查即可做出病因诊断。有意义的病史资料包括头痛发作的时间、部位、性质、使头痛加重或减轻的诱因、伴随症状以及与以往疼痛的比较。体格检查应重点注意儿童的一般情况和生命体征。另外，检查者应检查和触诊患儿的头部，并检查眼（包括眼底镜检查）、耳、口咽部及喉部，颈部检查应注意有无脑膜刺激征，同时应进行完整的神经系统检查。

一般来说，实验室检查在诊断儿童头痛方面的作用有限，只有当临床需要时才进行检查。例如，快速链球菌检测可能对头痛伴咽炎的患者有帮助。对诊断头痛最有帮助的检查是腰穿和神经系统影像学检查。腰穿对疑似中枢神经系统感染的患者至关重要。对怀疑特发性颅内压增高症的患儿可测定脑脊液的压力，对蛛网膜下腔出血患者可于脑脊液中检出少量红细胞。虽然大多数头痛患儿不需要行急诊神经系统影像学检查，但CT或MRI扫描有助于某些患儿的诊断，若出现表1中所列的病史和体征则提示需行急诊检查。在急诊科，应用最广泛且易行的影像学检查方法是CT扫描。CT扫描在发现占位、脑水肿和出血方面灵敏度高，MRI扫描对垂体、后颅窝病变和炎性病变的灵敏性更高。但是急诊MRI比急诊CT扫描要困难，因为需MRI检查的患者，可能更需要镇静和监护。

表1　神经影像学检查的适应证

突然起病
头痛加重或频率增加
和以往疼痛相比有变化
持续呕吐
头痛不能入睡/睡眠中痛醒
卧位加重
伴精神状态改变
有神经系统定位体征
年龄≤3岁

头痛的治疗主要应针对潜在的病因治疗。一些头痛患者需特殊的干预治疗（如特发性颅内压增高症的患者需行腰穿，脑膜炎患者需应用抗生素），但一般来说，儿童头痛的原因不易明确。幸运的是，大多数头痛患儿应用非处方药（OTC）镇痛药的疗效很好。

该患儿被诊断为偏头痛。在小儿神经科领域，偏头痛是儿童头痛最常见的原因。虽然其确切机制尚不清楚，但认为头痛的症状是由于神经和颅内血管的综合作用所致。

偏头痛是依据国际头痛协会修订后的标准而作出的临床诊断（见表2）。同大多数病因引起的儿童头痛一样，对乙酰氨基酚（扑热息痛）和布洛芬对偏头痛的疗效良好，二线药物包括多巴胺拮抗剂，如甲氧氯普胺（胃复安）、普鲁氯嗪。其他抗偏头痛药包括 5-羟色胺类药物，较古老的 5-羟色胺类药如二氢麦角胺已被新型的曲坦类药物（如舒马曲坦）所代替。

该患儿应用布洛芬治疗后头痛完全消失，然后收入小儿神经科病房，进一步确诊为偏头痛。

表 2　国际头痛协会偏头痛诊断标准

无先兆的偏头痛

1. 头痛发作至少 5 次并满足第 2～4 项条件
2. 头痛持续 2～48h ［1～48h］
3. 头痛至少具备以下两个特征
   a. 单侧［或双侧，额部或颞部］位置
   b. 血管搏动性
   c. 中到重度头痛
   d. 日常体力活动使头痛加重
4. 发作时，至少伴随下列症状中的一项
   a. 恶心和/或呕吐
   b. 畏光和［和/或］恐声

有先兆的偏头痛

1. 头痛发作至少 2 次并满足第 2 项条件
2. 至少满足下列标准中的 3 项
   a. 1 个或多个完全可逆性先兆症状，提示大脑皮质局部或脑干功能障碍
   b. 至少 1 个持续时间超过 4min 的先兆症状或连续出现 2 个或 2 个以上的症状
   c. 先兆症状持续时间不得超过 60min
   d. 随先兆症状出现的头痛症状与先兆症状的间隔时间不超过 1h

［　］表示适用于年龄小于 15 岁患儿的诊断标准

改编自：Burton LJ，Quinn B，Pratt-Cheney JL，et al. Headache etiology in a pediatric emergency department. Pediatr Emerg Care 13：1-4，1997.

临床要点

1. 大多数的儿童头痛是良性头痛，且可应用非处方镇痛药缓解。
2. 通过病史和体检可对多数头痛的病因做出诊断，实验室检查对诊断偶有帮助。
3. 虽然大多数头痛患儿无需神经系统影像学检查，但如果既往史或体格检查有异常发现则应行急诊 CT 或 MRI 扫描。

（李晓岚译　崔永鹏校）

参考文献

1. Goadsby PJ，Lipton RB，Ferrari MD：Migraine—Current understanding and treatment. New Engl J Med 346：257-270，2002.
2. Bullock B，Tenenbein M：Emergency department management of pediatric migraine. Pediatr Emerg Care 16：196-201，2000.
3. Burton LJ，Quinn B，Pratt-Cheney JL，et al：Headache etiology in a pediatric emergency department. Pediatr Emerg Care 13：1-4，1997.
4. Winner P，Martinez W，Mate L，et al：Classification of pediatric migraine：Proposed revision to the IHS criteria. Headache 35：407-410，1997.
5. Rothner AD：Pathophysiology of recurrent headaches in children and adolescents. Pediatr Ann 24：458-466，1995.

病例 48　腹痛、黄疸

Rex Mathew　Anthony J. Dean

患者女性，23 岁。主因腹部绞痛 2 周于急诊科就诊。近两天来腹部疼痛加剧并向后背部放散，伴恶心、呕吐，无其他不适症状。既往有遗传性球形红细胞贫血和胆石症病史，过敏史不详。

体格检查

T 37℃，P 91 次/分，R 34 次/分，BP 116/57mmHg。一般状况：痛苦表情。头颅和五官：皮肤及巩膜黄染，黏膜干燥。胸部：两肺呼吸音清晰。心脏：心率正常，节律规整。腹部：无膨隆，右上腹及上腹正中压痛、肌紧张，无反跳痛，脾不大，肠鸣音正常。腰背部：腰背部无压痛。四肢：无浮肿。神经系统：正常。

实验室检查

全血细胞计数：白细胞 11 300/μl，血红蛋白 11.3g/dl，血小板 201 000/μl。血生化：正常。肝功能：总胆红素 17.5mg/dl（正常值 0～1.2 mg/dl），直接胆红素 12.8 mg/dl（正常值 0～0.1 mg/dl），间接胆红素 2.0 mg/dl（正常值 0～1.0 mg/dl），碱性磷酸酶 315U/L（正常值 35～125 U/L），天冬氨酸转氨酶 234U/L（正常值 14～36 U/L），丙氨酸转氨酶 522U/L（正常值 9～52 U/L）。胰酶分析：淀粉酶 2172U/L（正常值 0～140 U/L），脂肪酶 24762U/L（正常值 0～300 U/L）。急诊床旁超声：胆囊（GB）内多发结石，胆囊壁无增厚，胆总管（CBD）内一枚结石，完全性胆总管梗阻，肝内外胆管扩张（见图）。

问题

患者腹痛最可能的病因是什么？该患者必须引起重视的、可能危及生命的其他疾病是什么？

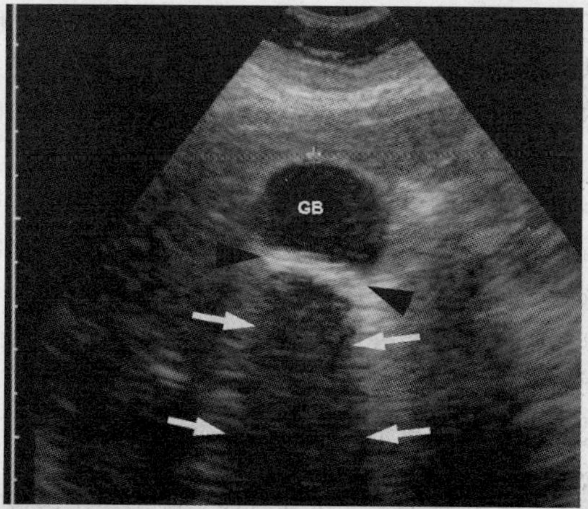

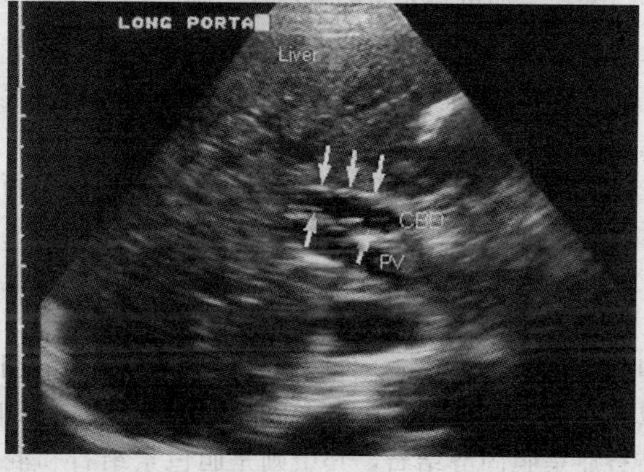

诊断和治疗

胆总管结石继发胆道完全梗阻造成的急性胰腺炎是引起患者腹痛、黄疸、胰酶显著升高及急诊床旁超声检查异常发现的病因。本患者具备 Charcot 三联症中的两种症状，即黄疸、右上腹痛（第三种症状为发热）。虽然上述异常情况及白细胞数升高可以用胆源性胰腺炎来解释，但是高胆红素血症和肝超声检查提示肝内胆汁长时间淤积，应考虑到可危及生命的严重并发症——逆行性胆管炎的存在。在溶血性贫血和脾大的患者，还应考虑到脾破裂的可能，但若生命体征和血象平稳则不太可能是该病，若急诊床旁超声检查未发现腹腔内有游离液体则可以排除该病的存在。鉴别诊断包括消化道溃疡穿孔、其他脏器穿孔、急性胆囊炎、肠梗阻、腹主动脉瘤、肺炎、心肌梗死、糖尿病酮症酸中毒以及肾绞痛。

首要的治疗措施包括止疼、静脉补液、禁食水。有关是否应用胃肠减压尚存在争议。胆囊切除、胆总管切开探查是最有效的治疗方法。如果存在手术禁忌证，则应行内镜逆行胆管胰造影术（ERCP）取石或是放置内支架。由于逆行性胆管炎存在的可能，应该经验性地应用覆盖肠道菌群的广谱抗生素，可合理选用下列抗生素：氨苄西林/舒巴坦、替卡西林/克拉维酸、三代头孢菌素之一加上克林霉素或甲硝唑或氨苄西林、庆大霉素以及克林霉素。

讨论

胆石症和酗酒是引起急性胰腺炎最常见的两大病因。女性患者以胆石症为常见，男性患者以酗酒为常见。在美国 80% 的胆结石症是胆固醇结石，其余则是胆色素结石和混合性结石。形成胆固醇结石的高危因素包括女性、怀孕、雌激素替代药物、肥胖、禁食、体重减轻、某些降胆固醇药物、肠道慢性丢失（例如 Crohn 病或回肠切除）、年龄和遗传（例如美国西南部的特定人群）。

胆色素结石是由胆红素和钙沉积而成。绝大多数胆色素结石发生在亚铁血红素转运增加和（或）间接胆红素分泌增加等病理情况下（例如肝硬化、慢性酒精性肝病、溶血性疾病、脾机能亢进或无效造血）。

胆结石性胰腺炎通常表现为上腹正中或右上腹部持续性疼痛，有时疼痛向后背部放散。该病症常继胆绞痛或餐后右上腹疼痛之后发生。体格检查可有发热和心动过速。胸部叩诊出现浊音则提示胸腔积液的存在。约1%的患者可出现两侧腰部瘀斑（Grey-Turner征）或脐周瘀斑（Cullen征），但是这些体征也可以出现在其他疾病如腹膜后或腹腔内出血时。实验室检查可见淀粉酶或脂肪酶升高（淀粉酶通常大于正常值上限的3倍以上）。胆红素升高、肝功能异常则提示为胆源性胰腺炎。如果胰腺炎患者的丙氨酸转氨酶在正常数值的3倍以上，则95%的可能性是由胆石症所引起。

尽管90%的急性胰腺炎患者可以在没有并发症的情况下痊愈，但是部分急性胰腺炎可以危及生命并出现许多并发症。急性胰腺炎最严重的并发症主要有低钙血症、高血糖、低血压、急性肾衰竭、休克、弥漫性血管内凝血和腹腔内胰腺周围组织坏死。临床上常用Ranson评分来判断高危患者的预后（见下表）。另外，肥胖也是重症胰腺炎的高危因素。用Ranson评分来评估患者，如果不能达到评分中的三项标准，死亡率为1%；如果达到3～4项标准，死亡率为16%；如果达到5～6项标准，死亡率为40%；如果大于6项标准，死亡率可达100%。

Ranson 评分

入院时	入院后48h内
年龄>55岁	血细胞比容下降>10%
血糖>200mg/dl	BUN增高>8mg/dl
白细胞>16 000/μl	动脉氧分压<60mmHg
LDH>700IU%	碱剩余>4mmol/L
AST>250SFU%(56U/dl)	体液潴留(入量减出量)>6L

腹部超声或CT可以明确诊断胆源性胰腺炎。超声检查对胆囊结石的诊断有很高的敏感性，它能提供胆道内图像，包括胆道内引起梗阻的结石以及十二指肠壶腹部的情况。通过探查胆囊壁及胆囊周围组织，可以明确有无急性胆囊炎发生。对于无明显特征的腹痛患者，超声检查还能鉴别疼痛来源于肝还是胰腺或是脾。胰腺呈低回声弥漫性增大是急性胰腺炎的典型超声特点。胆源性胰腺炎时经常可见到扩张的胰管。

急诊床旁超声检查右上腹痛患者的主要目的在于明确有无胆石症存在。对于有经验的急诊科医生来说，用超声检查来分辨胆总管并明确肝内有无胆汁淤积并不是一件困难的事情。正常胆总管直径小于3mm，尽管有许多关于非病理情况下胆总管直径大于此值的报道。部分作者认为年龄每增加10岁，胆道直径可以增加1mm。如果胆总管直径大于9mm，通常认为胆总管存在病理性扩张。急诊床旁超声检查应结合急诊内科的所有检查，并考虑患者的整体临床状况而加以解释。本病例的胆总管明显扩张，直径达12mm，高度存在胆道梗阻的可能。正常情况下，肝内胆管在超声检查中是看不见的。当梗阻存在时，胆管扩张看起来好像是门静脉（PV）系统的再复制一样，在超声检查中很容易被发现，超声检查将其描述为“多管征”、“铁轨征”或“双管猎枪征”。肝内胆汁淤积通常在24h以上时超声检查才能发现扩张的肝内胆管。胆总管梗阻时，胆道内细菌于梗阻近端繁殖，并可引发逆行性胆管炎。本病例存在胆总管扩张和肝内胆汁淤积，因此急诊科医生诊断该患者存在严重的并发症——逆行性胆管炎。所以，本病例常规给予抗生素治疗，并急请会诊以确定下一步的治疗方案。

本病例引起胆石症最可能的原因是溶血性贫血导致的红细胞破坏和胆色素结石的形成。胆色素结石是遗传性球形红细胞贫血患者最常见的并发症，50%的遗传性球形红细胞贫血患者可发生胆色素结石。对于有轻到中度溶血的患者，建议行脾切除术以预防胆色素结石并发症的发生。本例患者行ERCP检查时发现胆总管内有一枚黑色的胆色素结石并予以取出。患者随后在门诊行胆囊切除和脾切除手术。

临床要点

1. 急诊科医生必须识别出部分胰腺炎患者合并的危及生命的并发症。
2. 急性胰腺炎的临床表现和许多其他疾病相似，在诊断之前应进行鉴别诊断。
3. 床旁超声检查由经治医生完成，可以筛选出危重患者，使其得到及时有效的治疗。

（李晓岚译　王文鸽校）

参考文献

1. Bank S，Indaram A：Causes of acute and recurrent pancreatitis：Clinical considerations and clues to diagnosis. Gasrtroenterol Clin North Am 28：571-589，1999.
2. del Giudice EM，et al：Coinheritance of Gilbert syndrome increases the risk for developing gallstones in patient with hereditary spherocytosis. Blood 94：2259-2262，1999.
3. Mergener K，Baillie J：Endoscopic treatment for acute biliary pancreatitis：Clinical considerations and clues to diagnosis. Gasrtroenterol Clin North Am 28：601-613，1999.
4. Tenner S，Dubner H，Steinberg W：Predicting gallstone pancreatitis with laboratory parameter：A meta analysis. Am J Gastroenterol 89：1863-1866，1994.

病例 49　发热、不适、体重下降

Allyson Kreshak　Stephanie Abbuhl

患者女性，57 岁。因发热、不适和体重下降 2 周余就诊。否认咳血、胸痛、呼吸困难、腹痛或其他症状，患人类免疫缺陷病毒（HIV）疾病多年，未服用任何治疗 HIV 疾病的药物，无其他病史记载。

体格检查

T 36.7℃，P 106 次/分，R 22 次/分，BP 110/70 mmHg，外周血氧饱和度（SpO_2）95%。一般情况：慢性病容，痛苦表情。头颅和五官：结膜苍白。肺部：双肺呼吸音清。心脏：心动过速，律齐。腹部：未见异常。四肢：无杵状指（趾），无发绀或水肿。神经系统：未见异常。皮肤：未见异常。

实验室检查

血细胞计数：白细胞 3.9×10^{12}/L，血红蛋白 6.7g/dl，与 1 个月前结果比较无变化。血生化：正常。尿检：正常。心电图：窦性心动过速。胸部 X 线（见图）：左肺上叶可见空洞，伴双肺浸润。

问题

对于伴有发热、不适和体重下降的 HIV 阳性患者，肺部出现空洞样损害的可能原因是什么？患者到急诊室时，应采取什么有效措施？

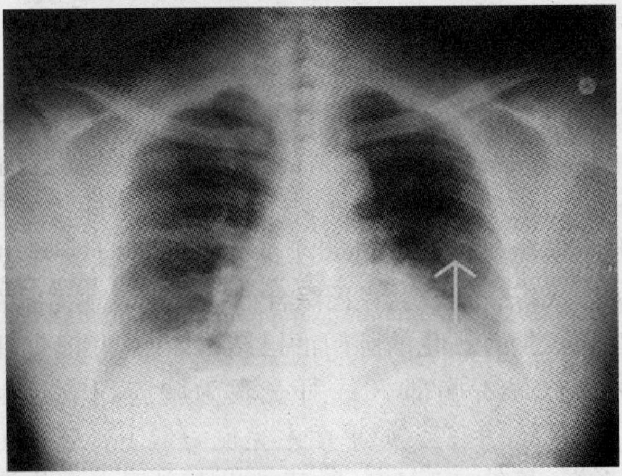

诊断和治疗

HIV 患者肺部空洞样损害可能的原因为结核分支杆菌、卡氏肺囊虫、细菌和真菌感染。根据患者的症状、既往史、现病史、胸部 X 线、CD4 细胞计数和体格检查，可以做出疑似的临床诊断。近期的 CD4 细胞计数有助于诊断，例如，CD4 细胞计数在 200～500/μl 的患者常感染结核，而卡氏肺囊虫肺炎和真菌感染直到免疫抑制特别严重、CD4 细胞计数低于 200/μl 时才会发生。虽然在急诊室很难做出明确诊断，但急诊医生应该对结核分支杆菌感染保持高度警惕，只有这样才能及时隔离患者，从而阻止向其他患者和医护人员的传染。

讨论

吸入活动性肺结核患者咳嗽和喷嚏产生的飞沫微粒（直径≤5μm）可导致结核分支杆菌传染。这些微小飞沫可长时间悬浮在空气中，急诊室是结核传播的高危区域，而且一旦意识到结核的可能就应该实行感染控制措施。对疑诊结核患者理想的隔离措施是让患者住在负压病房，空气交换每小时至少 6 次，而且空气直接排放到室外，其他措施包括紫外线杀菌照射。很多急诊室没有这些设备，然而，当医护人员密切接触疑似结核患者且无其他防护措施时，就应该戴完全密封的“N-95”面罩，其他像高效微粒过滤口罩（而不是外科手术用的口罩）也可使用。这些口罩能够滤过直径1～5μm的微粒并且周边不漏气。

一旦感染性飞沫被吸入，就会被呼吸道巨噬细胞吞噬并增殖，感染扩散到局部淋巴结然后播散。感染4周后，宿主免疫系统从感染组织清除大部分分支杆菌，未被清除的分支杆菌形成肉芽肿，避免机体遭受进一步的侵袭，并且一些患者X线可表现为冈氏综合征或兰克氏综合征（分别表现为原发钙化灶和原发钙化灶伴有钙化的肺门淋巴结），在这一时期往往没有症状。另一些患者胸部X线可表现为胸腔积液、肺浸润和（或）同侧淋巴结病变。如果宿主免疫力低下，感染可发展为活动性结核。另外，近10%的感染患者以后发展为活动性病变，相当一部分结核患者是旧疾复发。原发感染和感染复发的高危人群包括免疫力低下者（尤其是HIV阳性）、移民、内地城市的少数低收入者、囚犯、难民和流浪街头的无家可归者。

结核的症状可以是全身的或局部的。全身症状包括低热、乏力、不适、厌食和盗汗。局部症状常累及肺，包括咯血、胸膜疼痛、气短和咳嗽。也可以出现肺外症状，尤其多见于严重免疫力低下的患者。症状起始隐匿，往往在诊断前已存在数周至数月。体检时患者常表现为慢性病容和营养不良。复发型结核的胸部X线一般表现为肺上叶浸润伴空洞形成，但高达30%的病例X线表现不典型，尤其在HIV阳性患者中。CD4计数低的晚期HIV患者，结核常表现为播散性间质肺炎，与卡氏肺囊虫感染相似。

非结核分支杆菌（NTM）感染来源于自然界，而且流行呈增加趋势，尤其在HIV阳性患者中。非结核分支杆菌感染的症状多变且缺乏特异性，常表现为类似结核的慢性进展的肺感染，除免疫力低下的患者外很少播散。胸部X线表现为肺浸润，伴或不伴结节、空洞或多发结节。

评价可疑结核或非结核分支杆菌感染患者的手段包括全血细胞计数、电解质、胸部X线和HIV检测，因为HIV是结核感染的一个重要的危险因素。即使已感染结核，高达60%的HIV患者和30%的非HIV感染患者PPD试验阴性，即使如此也应做结核菌素皮肤试验。应该送痰标本或支气管灌洗液进行涂片和培养，抗酸杆菌阳性涂片可做为怀疑结核分支杆菌或非结核分支杆菌感染的初步诊断方法，确诊需培养菌种鉴定或DNA分析。

如果患者不愿意遵从医嘱，或有缺氧、明显咯血，或患有其他系统疾病，在不能明确诊断的情况下，必须住院治疗。经验性治疗可在3个方案（见表）中任选其一。根据雷米封耐药性的地区流行特点，联合使用雷米封、利福平和吡嗪酰胺，另外加用乙胺丁醇或链霉素。如果当地雷米封耐药性达4%或更多（尤其在美国），建议四联用药，即雷米封、利福平、吡嗪酰胺加乙胺丁醇或链霉素；如果当地雷米封耐药性低于4%，则可不用乙胺丁醇或链霉素。药敏结果回报后调整治疗方案。对HIV阳性患者的药物治疗可在这3个方案中任选其一，但同时接受抗逆转录病毒治疗的患者必须选择利福平。向公共卫生机构报告是必需的，另外，治疗应该与其保健医协调，后者将监测治疗效果及其不良反应。对结核菌素皮肤试验阳性但无活动病变的高危人群，应服用雷米封治疗隐匿性结核。

该患者收入呼吸隔离病房，送检痰标本。开始时，痰涂片为抗酸杆菌阳性，给予联合用药抗结核治疗。住院期间，DNA扩增结果显示存在结核分支杆菌感染。该患者最终好转出院，在公共卫生机构的协调下继续联合用药治疗。

疑似结核的初始治疗方案

方案1	如果菌株对雷米封和利福平敏感，应用雷米封、利福平、吡嗪酰胺和乙胺丁醇或链霉素，每天1次，共8周，然后雷米封和利福平每周2～3次给药，共16周
方案2	如果菌株对雷米封和利福平敏感，应用雷米封、利福平、吡嗪酰胺和乙胺丁醇或链霉素，每天1次，连用2周，然后每周2次，连用6周，最后雷米封、利福平每周2次，共用16周。
方案3	雷米封、利福平、吡嗪酰胺和乙胺丁醇或链霉素每周3次，共6个月。

临 床 要 点

1. 明确高危人群有无分支杆菌感染非常必要。所有存在呼吸道症状或肺外症状的患者，尤其是高危人群均应怀疑结核分支杆菌和非结核分支杆菌感染。免疫力低下的患者可能症状不典型，需综合分析临床表现、X 线和微生物检测而做出诊断。
2. 在开始处理疑似结核患者时，保护其他患者和医护人员是至关重要的。疑似患者应收住呼吸隔离病房，工作人员应戴合适的密封 N-95 口罩以减少暴露。
3. 如果痰涂片抗酸杆菌阳性，由于多重耐药，早期经验性治疗应联合用药。以后根据药敏结果再调整治疗方案。有潜在结核感染的高危患者应使用雷米封治疗。
4. 公共卫生机构报告制度是必需的，有利于患者合理治疗及维护完整的结核控制体系。

（李晓岚译　吴寿岭校）

参 考 文 献

1. American Thoracic Society and the Centers for Disease Control and Prevention：Diagnostic standards and classification of tuberculosis in adults and children. Am J Respir Crit Care Med 161：1376-1395，2000.
2. Horsburgh RC，Feldman S，Ridzon R：Practice guidelines for the treatment of tuberculosis. Clin Infect Dis 31：633-639，2000.
3. Centers for Disease Control and Prevention：Prevention and treatment of tuberculosis among patients infected with human immunodeficiency virus：Principles of therapy and revised recommendations. MMWR Morbid Mortal Wkly Rep 47：RR-20，1998.
4. American Thoracic Society：Diagnosis and treatment of disease caused by nontuberculous mycobacteria. Am J Respir Crit Care Med 156：S1-S25，1997.

5. Centers for Disease Control and Prevention：Initial therapy for tuberculosis in the era of multidrug resistance：Recommendations of the Advisory Council for the Elimination of Tuberculosis. MMWR Morbid Mortal Wkly Rep 42：RR-7，1993.

病例 50　乏力、食欲减退

Kevin C. Osterhoudt

患儿男性，14 周龄。因“乏力”、“呈病态”被送来急诊科。患儿为足月顺产，既往体健，5 天前大便由每天 4 次减至每天 1 次，但今日未见异常。几天前患儿似乎“咽部充血”，后逐渐发展为轻度的咳嗽，24h 前出现啼哭、虚弱、睡眠时间减少、对护理反应差。患儿尿量减少、无发热，哭泣时其母安抚后能缓解。

体格检查

T 37℃，P 152 次/分，R 38 次/分。一般状况：神志清、哭声低、表情淡漠，间或有微弱笑容。头颅和五官：前囟平坦，鼓膜正常，少泪，唾液分泌增多。胸部：正常。心血管：正常。腹部：腹胀、无包块、肝脾不大、肠鸣音亢进。泌尿生殖系统：正常。四肢：血运正常。皮肤：正常。神经肌肉：颅神经功能正常、吮吸无力、咽反射正常、肌张力略低、深反射存在。

实验室检查

血常规：白细胞 10 700/μl，血红蛋白 12.6g/dl，血小板 377 000/μl。血生化：血钠 141mmol/L，血钾 4.8mmol/L，碳酸氢盐 20mmol/L，肌酐 0.5mg/dl。尿液分析：比重 1.020，未见白细胞和红细胞。腹平片：胃肠弥漫性胀气。

问题

除了常规的支持治疗外，哪些特殊的药物治疗对该患儿有帮助?

治疗

肉毒杆菌免疫球蛋白

讨论

患儿哭声低微、食欲减退、咳嗽和消化不良，提示其可能罹患单纯的病毒感染。但仔细分析患儿出现吮吸无力、腹胀和肌张力减低等一系列表现，提示其可能有更严重的疾病。还应考虑败血症，但患儿不发热，且能被其母亲所安抚。尿常规正常，无法得出泌尿系感染的结论。虚弱和腹部胀气提示肠套叠，大便减少的病史提示 Hirschprung 病。尽管如此，吮吸无力、唾液分泌旺盛、表情淡漠、哭声微弱和肌张力减低提示婴儿的症状由无力而引起（见表 1）。可以通过既往体健史和体格检查或实验室检查进一步进行鉴别诊断。

系列的查体发现患儿失去控制头部活动的能力，咽反射消失，双侧眼睑下垂，有便秘史，并且发现患儿全身无力，颅脑神经病变，加之患儿既往体健，就有力支持了肉毒杆菌中毒的诊断（见表 2）。

典型的婴儿肉毒杆菌中毒发生在 6 个月以内的婴儿，包括吸入肉毒杆菌孢子造成肠内繁殖。随着孢子的繁殖，肉毒杆菌神经毒素被吸收入血液中，阻止神经肌肉接头处的突触前膜、神经节和神经节后突触释放乙酰胆碱。需要神经肌肉不断传递信息的动作如吮吸、蠕动、睁眼，通常受累更明显。

诊断婴幼儿肉毒杆菌中毒的金标准是在粪便中鉴别出肉毒杆菌或其毒素，而大多数婴幼儿根据其临床诊断也可做出恰当处理。肌电图检查可为诊断提供依据。临床处理主要是液体和营养支持、维持通气、给氧、防止再感染（特别是吸入性肺炎）。最近，加利福尼亚卫生局婴幼儿肉毒中毒防治小组（www. infantbot. org）研制出了人源性肉毒杆菌免疫球蛋白，其对婴幼儿给药方法可根据美国食品和药品管理局拟订的试验性新药品治疗方案。未经治疗的婴幼儿平均住院日在 5 周以上，而治疗初期给予肉毒杆菌免疫球蛋白则可使婴幼儿的住院日大幅降低达50%以上，且费用降低。

在急诊科注意到患儿无力，随即被送入重症监护病房。肌电图显示的短暂、小振幅、大量的运动单位电位波及“阶梯现象”均支持婴幼儿肉毒杆菌中毒的诊断。使用十二指肠管鼻饲给予营养支持，呼吸功能可以通过测量吸气负压来进行监测。应用肉毒杆菌免疫球蛋白1周后，延髓麻痹得以缓解，2周内即可经口进食。患儿最终得以痊愈。

表1　婴幼儿急性无力的鉴别诊断

皮质功能紊乱
缺氧/缺血性脑病
颅内出血
脑白质营养不良症
前角细胞功能障碍
脊髓性肌萎缩症
Ⅱ型肝糖原贮积症
脊髓灰白质炎
外周神经功能紊乱
Guillain-Barré 综合征
金属中毒
神经肌肉接头功能障碍
婴幼儿肉毒杆菌中毒
重症肌无力
壁虱性麻痹
肌肉功能紊乱
强直性肌肉萎缩症
炎性肌病
全身性疾病
败血症
脑膜炎/脑炎
泌尿系感染
低血糖
酸中毒
电解质紊乱
心力衰竭
甲状腺机能减退
肠套叠
中毒

表2　婴幼儿肉毒杆菌中毒的常见症状和体征

症状	体征
便秘	肌张力减退
食欲减退	表情淡漠
哭声微弱	咽反射减弱
流涎	上睑下垂
烦躁	瞳孔对光反射迟钝
进行性肌无力	深部腱反射减弱

临 床 要 点

1. 婴幼儿肌无力的表现可能不明显，可表现为哭声微弱、不能控制头部运动或手活动不能超过身体中线。
2. 6个月以下婴幼儿中，便秘、新出现的全身无力和颅神经病变强烈支持肉毒杆菌中毒的诊断。
3. 氨基糖苷类抗生素可加重神经肌肉功能减退，怀疑婴幼儿肉毒杆菌中毒者应禁用。
4. 尽管价格昂贵，但肉毒杆菌免疫球蛋白治疗婴幼儿肉毒杆菌中毒确实是行之有效的，且成本-效益比良好。

（李晓岚译　王淑婷校）

参 考 文 献

1. Davis DH，Priestley MA：A BIG treatment for a small infant with constipation and weakness. Pediatr Case Rev；2：133-140，2002.
2. Arnon SS：Infant botulism. In Feigen RD，Cherry JD（eds）：Textbook of Pediatric Infectious Diseases. Philadelphia，WB Saunders，1998，pp 1570-1577.

病例 51　呼吸困难

Todd Severson

患者女性，79 岁。因进行性呼吸困难数小时由救护车送入急诊科。既往史不清。接诊人员陈述，接诊时患者在不吸氧的状态下血氧饱和度为 66%，初步诊断为充血性心力衰竭，来院途中常规给予硝酸甘油（0.4mg）舌下含服，并静注呋塞米 80mg，但症状未见好转，呼吸困难加重，言语不连贯。否认胸痛、干咳和发热史。

体格检查

T 37.1℃，P 120 次/分，R 34 次/分，BP 185/82mmHg，SpO_2 97%（面罩给氧，吸氧浓度 50%）。一般状况：重度呼吸窘迫，大汗，昏睡，但可唤醒，查体合作。头颅和五官：正常。颈部：未见颈静脉怒张。胸部：双肺呼吸音低，散在喘鸣和干啰音，双肺底可闻及少量水泡音。心脏：心动过速，律齐，无奔马律和杂音。腹部：正常。四肢：无水肿。皮肤：无皮损。神经肌肉：轻度嗜睡，无定位体征。

实验室检查

血气分析（面罩给氧，吸氧浓度 50%）：pH 7.13，$PaCO_2$ 77mmHg，PaO_2 107 mmHg；碳酸氢盐计算值 26mmol/L。心电图：窦性心动过速，心率 120 次/分，左室肥厚和左心室复极异常，ST 段无急性改变。床旁胸片：肺部过度充气，膈肌稍平坦。

问题

引起患者呼吸困难最可能的原因是什么？在气管插管前，应采取什么措施？

诊断和治疗

急性呼吸衰竭（高碳酸血症伴低氧血症），最可能的原因是慢性阻塞性肺病（COPD）急性加重。在气管插管机械通气前，可吸入β受体激动剂和静脉滴注皮质激素，但最有效的方法是无创正压通气。

讨论

急性呼吸衰竭的定义是指机体的氧供急剧下降，伴或不伴有效通气量下降。氧供下降产生低氧血症，通气量不足则导致高碳酸血症，通常二者同时存在。引起急性呼吸衰竭常见的原因有哮喘、COPD、肺炎、肺水肿、神经肌肉疾病、大面积肺栓塞和肺动脉高压。该患者的呼吸衰竭可能缘于上述疾病和急性心肌缺血，但体格检查和胸片结果却提示 COPD 的诊断。接诊人员作出的充血性心力衰竭的诊断似乎不大可能成立。

除特殊原因外，对呼吸衰竭患者紧急呼吸支持的金标准是气管内插管和机械通气。但气管内插管可带来一系列显著的危害和许多并发症，尤其对 COPD 合并呼吸衰竭的患者。插管错误可导致严重、潜在、致命的后果，即使插管成功也有声带损伤、肺气压伤和医院获得性肺炎的风险。给 COPD 患者实施机械通气较复杂，因其可能引起心输出量减少和低血压。

因此，为避免上述风险应考虑其他方法。无创通气即是一种替代方法，是对有自主呼吸的患者不经气管插管而采取的机械通气方法。无创通气通常经鼻罩或面罩实施正压通气（见图）。气道压力可在整个呼吸周期保持恒定或在吸气期略高一些（双水平通气）。容量控制模式也可用于无创通气。

无创通气可以快速稳定酸碱平衡和改善气体交换，患者自觉舒适，减少了镇静剂的使用，并保护正常气道的完整性而使之免受感染。然而，实施无创通气时要求患者清醒、合作且分泌物少。无创通气的风险很小，包括面部皮肤坏死（多数为鼻梁部受压处的皮肤）、吞气症和呕吐（特别是在应用面罩时容易发生）。在选择气管内插管和无创通气时，临床医生必须权

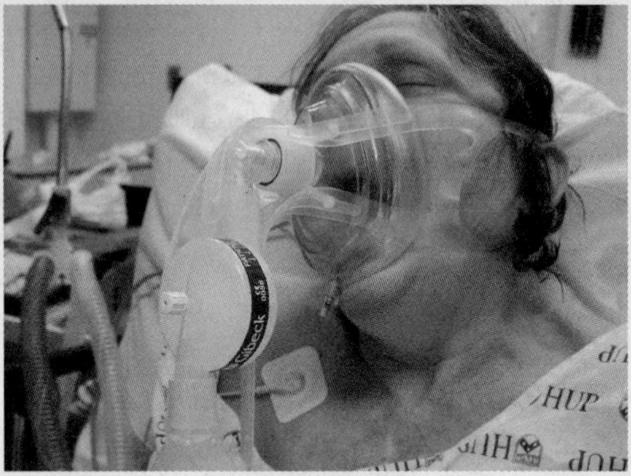

衡气管内插管所带来的益处和潜在的危险。使用无创通气的禁忌证如下表。

无创通气对 COPD 急性加重而引起的呼吸衰竭有益，它可以减少对气管插管的需要、降低院内感染风险性以及改善医院总体死亡率。虽然对无创通气治疗其他原因引起的呼吸衰竭研究较少，但有资料表明，无创通气也可用于肺水肿和哮喘引起的急性呼吸衰竭的治疗。是否可用于除上述以外其他原因呼吸衰竭的治疗，尚无研究报道。

急性呼吸衰竭应用无创正压通气的禁忌证

患者不合作、深睡、昏迷或精神状态改变
血流动力学不稳定、急性心肌缺血、严重心律失常或上消化道出血
口腔或气道分泌物较多需频繁吸出者
喉水肿或其他原因的呼吸道不畅
严重的面部损伤

对该患者实施经面罩双水平正压通气，设定吸气压力 $15cmH_2O$，呼气压力 $5cmH_2O$，数分钟后患者神志改善，呼吸频率减慢，呼吸困难缓解，30min 后复查血气分析示：pH 7.32，$PaCO_2$ 56mmHg，PaO_2 145mmHg。患者在 ICU 未行气管插管，经治疗 5 天后痊愈出院。

临床要点

1. 无创通气并不能完全取代经气管插管通气，但可选择性地用于某些急性呼吸衰竭患者的治疗，其疗效相同且并发症少。
2. 应保证对所有适合的患者及时经验性的使用无创通气，因为应用无创通气能很快改善症状，且没有证据表明对于应用无创通气无效的患者气管插管延迟会加重病情。
3. 无创通气也可用于不适合立即气管插管但需要进行治疗的呼吸衰竭，如疾病晚期或需要等待患者及家属意见时。

（李晓岚译　刘惠林校）

参考文献

1. Widger HN, Hoffmann P, Mazzolini D, et al: Pressure support noninvasive positive pressure ventilation treatment of acute cardiogenic pulmonary edema. Am J Emerg Med 19: 179-181, 2001.
2. Poponick JM, Renston JP, Bennett RP, Emerman CL: Use of a ventilatory support system (BiPAP) for acute respiratory failure in the emergency department. Chest 116: 166-171, 1999.
3. Hotchkiss JR, Marini JJ: Noninvasive ventilation: An emerging supportive technique for the emergency department, Ann Emerg Med 32: 470-479, 1998.
4. Antonelli M, Conti G, Rocco M, et al: A comparison of noninvasive positive-pressure ventilation and conventional mechanical ventilation in patients with acute respiratory failure. N Engl J Med 339: 429-435, 1998.
5. Keenan SP, Brake D: An evidence-based approach to noninvasive ventilation in acute respiratory failure. Crit Care Clin 14: 359-372, 1998.

病例 52　右手肿痛、发热

Purvi Shah　Jill M. Baren

患者男性，24 岁。主因右手疼痛、肿胀伴发热就诊于急诊科。该患者 24h 前曾因右手背部轻微撕裂伤就诊于同一急诊科，当时伤口未予缝合。患者诉手背是在“酒吧开启酒瓶时”划伤的。

体格检查

T 39.0℃，HR 106 次/分，R 16 次/分，BP 116/74mmHg。一般状况：良好，无痛苦面容。四肢：右手背第四掌指关节上方可见 3mm 长的擦伤，周围皮温高，皮色红（见图），关节有压痛，伤口可见少许脓性分泌物。第三、四指主动和被动伸展因疼痛受限。神经系统：右手及手指轻触觉和两点辨别觉正常。

实验室检查

白细胞 16 000/μl，血红蛋白 14.6g/dl，血小板 265 000/μl。右手 X 线平片：未见骨折，软组织内无积气，无骨髓炎征象，无异物。

问题

该患者最可能的诊断是什么？为什么首诊时出现漏诊？

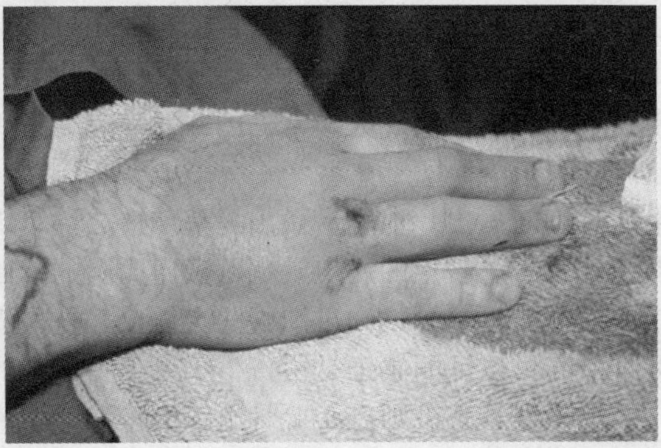

诊断

握拳伤/人咬伤（Clenched-fist injury/human bite wound），继发性化脓性关节炎和腱鞘炎。此类伤最容易漏诊，其原因为伤口太小，医生未能正确地评估、探查伤口以及未预防性应用抗生素，致使患者未能得到合理的治疗。

讨论

握拳伤/人咬伤一般为刺伤，常发生于手背部第3～5掌指关节，多见于男性患者，年龄在18～34岁之间，这些患者容易和别人发生口角，又往往隐瞒事实。典型伤口长3～5mm，初始可表现为轻微的擦伤或表皮裂伤，可损伤软组织伸肌肌腱和腱鞘，也可伤及掌指关节囊。受伤机制为攻击者握紧拳头击向对方的口部（掌指关节处于完全屈曲状态），拳头碰及牙齿感到疼痛后缩回并立即松开，使掌指关节处于伸展状态，这样软组织和伸肌肌腱向近端移位，而将细菌带进了关节内。以下两个原因促使伤口感染加剧：首先，关节和伸肌肌腱无血管，抗感染能力低下；其次，人唾液中含有大量的病原菌，其浓度可达1×10^{8}/ml。最可能导致感染的病原体依次为：金黄色葡萄球菌、链球菌、棒状杆菌属和埃肯杆菌属。50%以上的伤口可以分离出厌氧菌。

患者可能在感染的临床症状出现之前便来就诊，其伤口表现为伴有微红的似乎无关紧要的表浅裂伤和擦伤，患者特别容易忽视这样一个“看起来无害”的伤口。这种伤口可保持数天直至感染的症状和体征变得明显时，常表现为红、肿、疼痛、活动受限、发热和淋巴结肿大，常见的并发症有蜂窝织炎、腱鞘炎和化脓性关节炎。

如果认真询问病史，很容易做出握拳伤造成软组织损伤的诊断。即使患者否认吵架的病史，也可做出明确的诊断。X线平片可帮助发现骨折、异物和早期骨髓炎征象。外科清创术及随后的标本培养可以证明感染是由寄生于人类唾液中的病原体引起的。如果出现骨感染则有必要骨组织活检。

除非确诊为其他疾病，手背部的所有撕裂伤均应被认为是握拳伤。急诊处理包括适当的深部组织探查和大量生理盐水冲洗伤口。刺伤冲洗非常困难，因此必须加用适当的广谱抗生素预防感染。对于尚未出现感染症状的早期就诊患者，最好使用阿莫西林/克拉维酸，青霉素过敏患者可用磺胺甲氧苄啶/克林霉素。一旦伤口感染，则静脉给予适量的氨苄西林/舒巴坦、头孢西丁或替卡西林/克拉维酸，对青霉素过敏者应用克林霉素联合氟喹诺酮。疗程根据临床表现而定，但预防性治疗原则上3～7天，而蜂窝织炎及腱鞘炎治疗则需10～14天。

尽管通过口腔寄生菌传播破伤风的可能性不大，但仍应注射破伤风疫苗。最后一点，如果考虑缝合伤口，则应该请外科会诊。该握拳人咬伤的患者因治疗不充分才导致伤口感染，由伸肌肌腱间隙感染已发展为第3掌指关节化脓性关节炎、蜂窝织炎和腱鞘炎。伤口经冲洗和清创后静脉应用抗生素治疗，5天后感染被控制而出院。

临 床 要 点

1. 所有手背部伤口均应按潜在握拳伤处理，给予恰当的冲洗、清创和药物治疗。
2. 因为在初期已被感染的伤口往往被忽视，因此大部分握拳伤患者在感染后期才就诊。
3. 对青霉素过敏患者的常规治疗对控制埃肯杆菌感染是无效的，因此对于决定在家中治疗的这部分患者应密切注意跟踪随访。

（李晓岚译　刘会仁校）

参 考 文 献

1. Gonzales MH，Papierski P，Hall RF：Osteomyeltis of the hand after a human bite. J Hand Surg 18：520-522，1993.
2. Kelly LP，Cunney RJ，Coleville J：The management of human bite injuries of the hand. Injury 27：481-484，1996.
3. Chadaev AP，Jukhtin VI，Butkevich，Emkuzhev VM：Treatment of infected clench-fist human bite wounds in the area of metacarpophalangeal joints. J Hand Surg Am 21：299-303，1996.
4. Pressutti J：Bite wounds. Postgrad Med 101：243-254，1997.
5. Perron AD，Miller MD，Brady WJ：Orthopedic pitfalls in the ED：Fight bite. Am J Emer Med 20：114-117，2002.
6. Baddour LM：Soft tissue infections due to human bites. Up To Date. *www.UpToDate.com*：Accessed July 21，2002.

病例 53 蛇咬伤

Diane P. Calello Kevin C. Osterhoudt

患儿女性，3 岁。主因被蛇咬伤约 2h 就诊。约 2h 前，患儿同父亲穿过宾夕法尼亚州自家房屋后的森林时，被蛇咬伤左侧踝关节，伤后即感伤口疼痛，现疼痛加剧，患肢肿胀。未发现其他部位的损伤。无重大疾病史，无药物过敏史。她的父亲是一名经验丰富的徒步旅行者，他打伤并捕获了蛇，并将其带来医院检查。父亲已将患儿的左腿加压结扎。

体格检查

T 37.2℃，P 130 次/分，R 40 次/分，BP 90/55mmHg。一般状况：神情紧张，反应灵敏，定向力正常，面色苍白。四肢：左足背可见两个齿痕，齿痕周围水肿（见图）。从伤口至踝关节以上触痛明显。双侧足背动脉搏动一致。其余检查正常。

死蛇的检查：长 0.6m，头呈铜色三角形，瞳孔椭圆形，尾部下面有一单排盘状花纹。

初步实验室检查

全血细胞计数（包括血小板计数）、凝血酶原时间（PT）/部分凝血活酶时间（PTT）、纤维蛋白原和 D-二聚体（D-dimer）均正常。

急诊处理过程

给予心电和血压监护，去除结扎的绷带，将其左下肢固定于心脏水平以下。尽管已使用了麻醉剂，患儿仍诉疼痛加剧且向左腿蔓延，感恶心并呕吐 3 次。再次体检发现，心率增加至 150 次/分，左小腿近一半面积出现水肿和青紫，有向膝关节发展的趋势，双侧足背动脉搏动仍一致，感觉无缺失。再次实验室检查发现 PT 延长至 14.0s（正常范围 11.7～13.2s），PTT 正常，D-二聚体 0.6mg/L（正常值 0.1～0.6mg/L）。

问题

诊断是什么？下一步的治疗计划是什么？

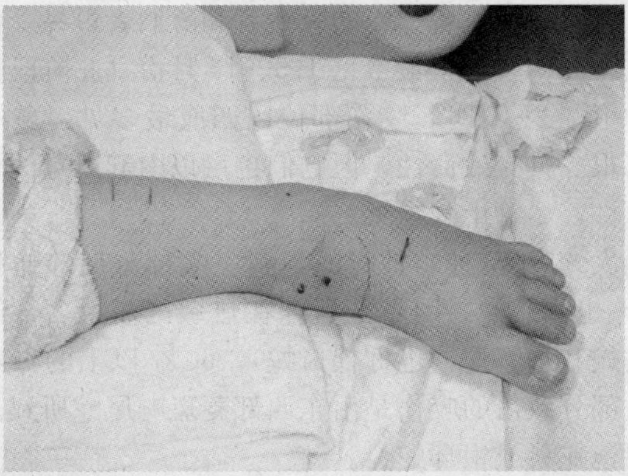

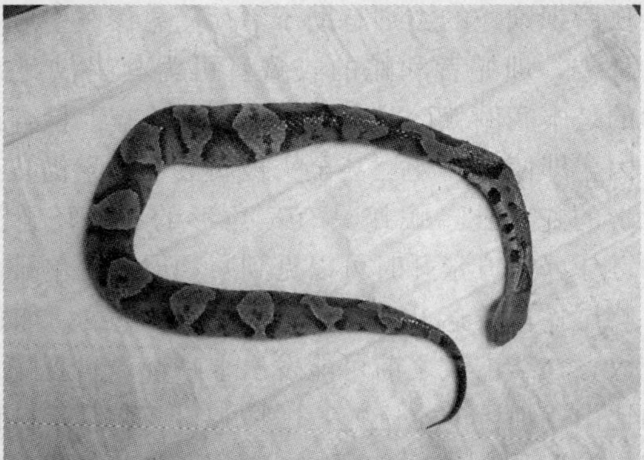

诊断和治疗

铜头蛇咬伤中毒。考虑到患者的年龄、局部症状以及全身症状的进展，患者被收住 ICU，给予抗响尾蛇毒血清治疗。

讨论

在美国，每年至少有 50 000 例蛇咬伤，其中 6 000 例为毒蛇咬伤。儿童、训蛇者、蛇的收藏者和醉酒者最易受伤。蛇咬伤可发生在任何季节，最常见于 5～10 月份（此阶段蛇不在冬眠期）的下午 2～6 时。咬伤部位以四肢最多见。虽然美国本地蛇咬伤很少具有致命性，但它们也可以引起严重的全身反应及死亡事件，尽管十分罕见。

美国大约有 30 种本地毒蛇，其中大部分属蝰蛇科（响尾蛇亚科），也称蝮蛇，因鼻孔后存在热敏区而得名，包括响尾蛇、铜头蛇和水腹蛇（也称棉口蛇）。60% 以上的毒素源于响尾蛇，大部分致命的咬伤是由东西部菱斑响尾蛇所致。另一类毒蛇是眼镜蛇科或银环蛇科。

蛇咬伤后识别蛇的类别有助于治疗。急诊医生应该熟悉该地区蛇的种类，训蛇者和蛇的收藏者可为其提供此方面的信息。庆幸的是本病例就诊时，蛇也被带来检查。检查蛇时一定要小心，因为即使蛇已死亡甚至头被斩去，毒素仍然存在。

与无毒的蛇相比，蝮蛇具有三角形的头、竖椭圆形的瞳孔、长的毒牙（蛇口张开时可以见到）和尾部一单排盘状花纹等特征。响尾蛇可长达 2m，有些还有特殊花纹，如背部对称的菱形花纹；在袭击人之前可能发出卡嗒声。水腹蛇是东南部和密西西比山谷地区的本土蛇，因嘴和口腔黏膜呈白色而又被称为“棉口蛇”。铜头蛇在美国东部地区非常常见，其特征为体积小，头呈淡铜色，约占毒蛇咬伤的 30%。

与之相比，银环蛇的瞳孔呈圆形、牙齿短，可反复攻击受害者。其特征为有黑、红和黄的花纹，有助于被识别，但容易和无毒王蛇相混淆。银环蛇的红黄花纹相接，而王蛇的红黄花纹却被黑花纹分开（“红接黄，杀朋友；红接黑，蛇无毒”）。

病理生理

蝮蛇毒素是由不同种类的酶和多肽组成，具有血毒性、神经毒性、肾毒性，并可引起组织坏死。大部分蝮蛇毒素可以引起血管内皮损伤，增加毛细血管通透性，导致组织水肿和坏死。莫哈韦沙漠（Mojave）响尾蛇特别具有神经毒性，可引起中枢神经系统功能紊乱和呼吸麻痹。南美洲响尾蛇毒素有阿片样作用，可导致伤口痛觉丧失，而掩盖全身症状。

中毒后可同时出现局部和全身症状，这是由于毒素首先经伤口蔓延至周围组织，然后经血循环播散至全身而造成。释放毒液的量因蛇的种类、习性、所处的地理位置和季节而各有不同。事实上，高达20%的蝮蛇咬伤为干性咬伤，根本无毒液。显然，释放的毒液越多，在血中的播散范围越广。另外，儿童和老年人的症状表现得更严重。中毒程度还和咬伤的部位相关，面部、头部和颈部的咬伤，因其血管丰富，毒素极易沿血流播散至全身而出现严重的全身症状。响尾蛇的毒液毒性最强，其次为水蝮蛇，铜头蛇的毒性较弱，一般很少出现全身症状。

临床表现

即使通过体表特征不能辨别蛇的种类，依据其咬伤后的毒性特点也可做出判定。蝮蛇咬伤后数秒至数分钟内患者即感咬伤部位疼痛，常为剧烈疼痛。30～60min后由于毛细血管受损，咬伤周围出现水肿、发红和青紫。经常可见水疱或血疱，有时伴有淋巴管炎的症状。患肢常有麻刺感或感觉异常。由于血管通透性增加，导致发生组织坏死，表现为局部肌肉坏死和全身严重的横纹肌溶解。与这种显著的局部症状不同的是，莫哈韦沙漠响尾蛇和南美洲响尾蛇的咬伤，其局部症状则显得要比实际情况轻。

局部毒素约在数分钟至数小时后发展为全身症状，这是由于毒素经皮下淋巴管缓慢到达体循环所致。幸运的是，虽然毒素直接进入血循环内常可致命，但这种情况很罕见。全身症状可以由轻至重（见表），并可累及多脏器。轻度反应（心慌、呼吸急促、恶心、呕吐、面色苍白、大汗和精神状态改变）和咬伤后的焦虑、紧张常不容易相鉴别。毛细血管通透性的增加可引起肺水肿、血容量不足、急性肾衰竭、外周组织低灌注和休克。神经毒素也可产生一系列症状，如金属味、口周感觉异常、口角抽动、无力、颅神经功能紊乱和呼吸肌麻痹等。蝮蛇毒素可因肌红蛋白尿、血红蛋白尿、循环衰竭和直接的肾毒性效应而致肾衰竭。

响尾蛇毒素可对凝血和血小板计数产生影响，从而带来一系列血液学参数的改变。凝血酶原时间（PT）、部分凝血活酶时间（PTT）、纤维蛋白降解产物和D-二聚体显著增高，而纤维蛋白原和血小板计数则显著降低。因此，蝮蛇咬伤后患者可发展为消耗性凝血病，该病与弥散性血管内凝血非常相似，可引起全身出血和血块形成，危及生命。

院前处理

以往民间流行和医学文献所宣传的一些院前急救措施目前认为已无必要。其中，局部冷敷和常用的止血带结扎对阻止蝮蛇毒素并无益处，且可延迟去医院就诊和注射抗毒素血清的时间。局部切口和用器械吸毒（不提倡用口吸）可以清除一定量的毒素，但必须在咬伤后的30min内完成，并且此类措施可增加组织缺血和感染的风险，建议仅在响尾蛇严重咬伤、病情恶化的患者使用。院前处理最重要的目标是尽快将患者送至急诊科，途中应去除患者的紧身衣服、手表和首饰。另外，应将受伤肢体固定在心脏水平以下，并且应避免活动以防加速毒素在血液循环中的分布。

当毒蛇咬伤严重和（或）咬伤后数小时内未及治疗时，可在咬伤部位的近侧放置宽松的收缩带，以延缓毒素吸收入血的速度。该种收缩带不同于动静脉止血带，后者可加重组织缺血，而该种收缩带较宽（2～4cm）、较松，其目的是减慢淋巴回流。尚无前瞻性的资料表明此种措施有益，甚至因其有可能使毒素集中于咬伤肢体局部而加重局部组织的坏死。另外，也有报道称，一旦去除收缩带会导致全身症状突然加重，因此应逐渐去除收缩带，如可能，仅在注射抗毒素后应用收缩带。

住院治疗

对于无任何中毒症状的患者，因不能排除毒蛇咬伤的可能，应观察至少 8h 以防止迟发性反应。铜头蛇咬伤后，如果患者无症状或仅有局部症状且未进展，观察 4～6h 后即可出院。如果被莫哈韦沙漠响尾蛇、银环蛇或非当地蛇咬伤，则应住院观察 24h。

对于有症状的患者，首先给予基础生命支持治疗，然后有针对性地询问病史和进行体格检查，要特别注意破伤风接种史、有无蛇咬伤史或蛇接触史和有无马或马血清制品接触史（见以下响尾蛇抗毒素）。应测定咬伤累及部位的周径及水肿进展的程度，且每 20min 重新评价一次。

最初的实验室检查应包括全血细胞计数、电解质、血尿素氮、肌酐、尿液分析、PT/PTT、纤维蛋白原、纤维蛋白降解产物或 D-二聚体分析，若化验存在异常，则每 4～6h 复查一次。另外还要检查肌酸激酶的水平、血型测定和配血、胸片和心电图。

抗毒素

应根据患者的年龄、咬伤蛇的种类和临床症状的严重程度来决定是否使用抗毒素。一般来说，若出现全身中毒症状和局部症状加重或全身情况不稳定者，均应使用抗毒素。

在美国，治疗响尾蛇咬伤的抗毒素有两种，它们均很紧缺。ACP（抗响尾蛇毒素多价血清，Wyeth-Ayerst 公司生产）是包含特异性抗响尾蛇 IgG 的马血清制品，它通过将四种蝮蛇科毒素接种于马从而产生超免疫反应的血清而获得。这种抗毒素对所有类型的蝮蛇咬伤均有效，但也有研究报道对铜头蛇和林响蛇咬伤效果差。由于制备过程中提纯不完全，在抗毒素血清中也发现一些其他具有免疫源性的蛋白如白蛋白、球蛋白和非特异性 IgM。因此，注射后急性反应如风疹和过敏反应的发生明显增加（约23%～56%），注射7～10天后免疫血清病的发生率也明显增加（约75%～86%）。

最近推出另一种副作用相对较少的抗毒素，即响尾蛇多价免疫抗体（CroFab、FabAV，Protherics and Savage实验室生产），它是由四种响尾蛇毒素的其中一种在羊的体内免疫后获得。获得的免疫血清经木瓜蛋白酶水解后得到Fab和Fc抗体片段，去除Fc抗体片段后，仅留下Fab片段作为特异的抗毒素。并且，这种抗毒素中其他无关的蛋白含量很少。所以，资料显示的因FabAV所带来的急性和迟发性过敏反应的发生率（分别为14%和16%）非常低的结果就不足为奇。

必须重视每种抗毒素的不良反应所带来的风险，因此要求抗毒素应在监护病房使用。使用马血清制备的抗毒素（如ACP）应做皮肤过敏试验，在注射前可给予抗组胺类药物。首次注射的量和以后的用量因人而异，应经当地中毒研究中心人员和毒理专家共同会诊后决定。需要注意的是，首次注射抗毒素（特别是抗毒素FabAV）后，症状可以复发，因此常常必须重复注射。

蝮蛇毒素的作用

局部：	疼痛、水肿、青紫、瘀斑、水疱/血疱、肌肉坏死
神经系统：	口周感觉异常、味觉异常、受伤部位针刺感/麻木感、神志改变、昏迷、肌颤、颅神经麻痹、呼吸肌麻痹
肾：	急性肾衰竭
消化系统：	恶心、呕吐、腹泻、腹痛、呕血、便血
呼吸系统：	急性呼吸窘迫综合征、胸腔积液、肺水肿
心血管系统：	心动过速、低血压、循环衰竭/心脏骤停
血液系统：	血小板减少、纤维蛋白原降低、凝血酶原下降、溶血、纤维蛋白溶解

该患儿初期局部症状较轻，但症状很快恶化（肿胀、青紫和疼痛加重），且出现凝血障碍。尽管铜头蛇咬伤后致死者很

罕见，一般不需要注射抗毒素，但该患儿由于年龄小极易出现严重中毒症状，所以应尽早注射抗毒素。抗马血清皮肤过敏试验阴性，先肌注苯海拉明，然后静脉滴注 5 小瓶 ACP，时间在 90min 以上。该患儿未发生急性过敏反应，局部症状未发展，血液学参数恢复正常，2 天后出院。

临床要点

1. **在美国，90%的蛇咬伤是由蝮蛇或响尾蛇科所致，包括响尾蛇、铜头蛇和棉口蛇。**
2. **咬伤初期给予局部切开、吸出毒液、冷敷和止血带结扎等急救措施对响尾蛇咬伤并无益处，反而会加重病情。**
3. **铜头蛇咬伤一般症状轻微，但咬伤儿童症状可能非常严重，应给予抗毒素。**
4. **治疗响尾蛇咬伤的抗毒素有两种，均很紧缺，且副作用大，应根据患者的年龄、咬伤蛇的种类和中毒的严重程度来决定使用抗毒素。**

（李晓岚译　李可宾校）

参考文献

1. Gold BS，Dart RC，Barish RA：Bites of venomous snakes. N Engl J Med 347：347-356，2002.
2. Roberts JR，Otten EJ：Snakes and other reptiles. In Goldfrank LR，Flomenbaum NE，Lewin NA，et al（eds）：Goldfrank's Toxicologic Emergencies，7th ed. New York，McGraw-Hill，2002.
3. Dart RC，McNally J：Efficacy，safety，and use of snake antivenoms in the United States. Ann Emerg Med 37：181-188，2001.
4. Dart RC，Seifert SA，Boyer LV，et al：A randomized multicenter trial of crotalinae polyvalent immune Fab（ovine）antivenom for the treatment for crotaline snakebite in the United States. Arch Intern Med 161：2030-2036，2001.
5. Hodge D，Tecklenburg FW：Bites and Stings. In Fleisher GR，

Ludwig S (eds) : Textbook of Pediatric Emergency Medicine, 4th ed. Philadelphia, Lippincott Williams & Wilkins, 2000.

6. Dart RC, Seifert SA, Carroll L, et al : Affinity-purified, mixed monospecific crotalid antivenom ovine Fab for the treatment of crotalid venom poisoning. Ann Emerg Med 30 : 33-39, 1997.
7. Dart RC, Hurlbut KM, Garcia R, Boren J : Validation of a severity score for the assessment of crotalid snakebite. Ann Emerg Med 27 : 321-326, 1996.

病例 54　精神异常

Nancy N. Sun　Suzanne Shepherd

患者男性，50 岁。因发现其定向力障碍、呕吐、尿失禁、在住所周围徘徊、步态迟钝且不协调由朋友送至急诊科就诊。既往有高血压病史，平时服用可乐定、非洛地平、阿替洛尔和呋塞米，但血压仍未得到控制。

体格检查

T 36.2℃，P 73 次/分，R 28 次/分，BP 290/152mmHg。皮肤：无损伤。头颅和五官：正常。瞳孔直径 4mm，圆形，对光反射、调节和辐辏反射均存在，不配合眼底检查，咽反射存在。胸部：双肺呼吸音清。心脏：心率正常，心律齐，无杂音及奔马律。腹部：正常。四肢：无水肿。神经肌肉系统：神清，仅对人有定向力，音语不清，对声音有反应，四肢可自主活动，疼痛反射存在，但不能遵嘱活动。肌力及腱反射正常。步态迟缓但尚稳定。

实验室检查

血细胞计数：正常。血生化：阴离子间隙正常，尿素氮 44mg/dl（正常值＜20），肌酐 3.8 mg/dl（正常值＜1.5 mg/dl，患者基础值为 2.0 mg/dl），血糖 97 mg/dl。肝功能：正常。心肌酶：正常。动脉血气分析：正常。尿常规：中度血尿、蛋白尿。尿毒物分析：可卡因阳性。心电图（见图）：Ⅱ、Ⅲ、aVF 导联 ST 段压低 1mm。胸片：未见异常。

问题

应如何处理该患者的血压？如何治疗心肌缺血？

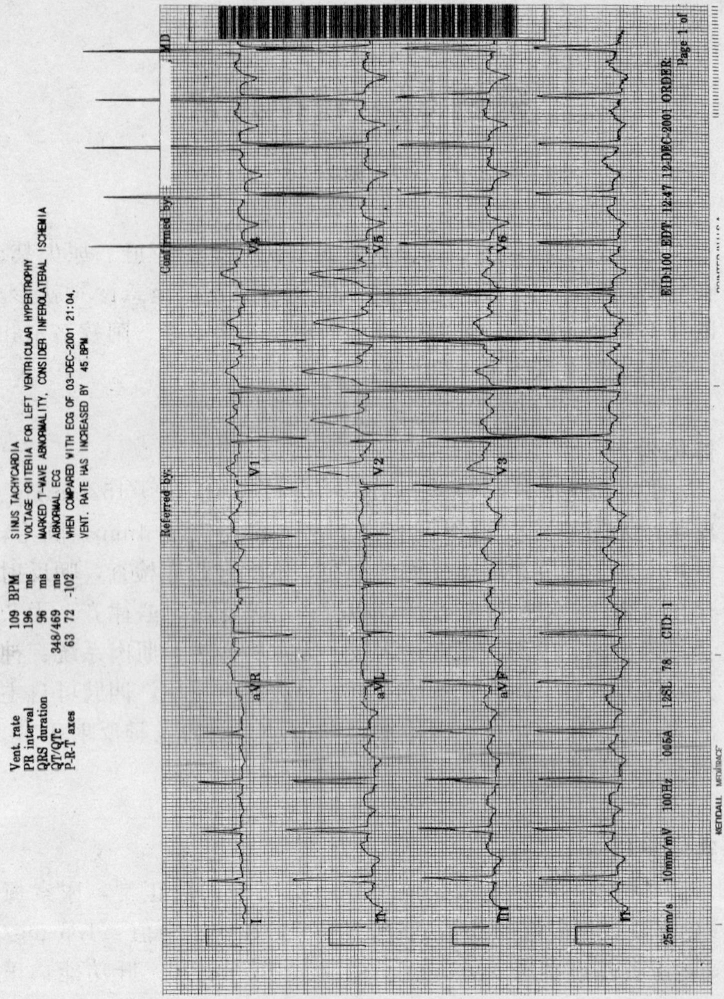
Vent. rate 109 BPM
PR interval 196 ms
QRS duration 96 ms
QT/QTc 348/469 ms
P-R-T axes 63 72 -102
SINUS TACHYCARDIA
VOLTAGE CRITERIA FOR LEFT VENTRICULAR HYPERTROPHY
MARKED T-WAVE ABNORMALITY, CONSIDER INFEROLATERAL ISCHEMIA
ABNORMAL ECG
WHEN COMPARED WITH ECG OF 03-DEC-2001 21:04,
VENT. RATE HAS INCREASED BY 45 BPM
Referred by:
Confirmed by:
I
aVR
V1
V4
II
aVL
V2
V5
III
aVF
V3
V6
II
25mm/s 10mm/mV 100Hz 005A 12SL 78 CID: 1
EID:100 EDT: 12:47 12-DEC-2001 ORDER:
Page 1 of

诊断和治疗

高血压急症/恶性高血压伴靶器官损害。该患者并发高血压脑病、心肌缺血和肾功能不全。其治疗方案见表。

讨论

高血压脑病和急性高血压脑出血是内科急症。要紧急降压治疗以降低死亡率和对靶器官的进一步损害。降压的目标是在1h内使平均动脉压降低20%～25%，舒张压降至100～110mmHg。降压过于迅速可加重靶器官的损害。对于患高血压多年的老年患者，正常的脑部自动调节机能可能缺失，降压应在数小时内完成。高血压急症的治疗常需胃肠外给药，选择短效制剂。应禁用有中枢作用的口服制剂如可乐定。利尿剂仅适用于有体内液体潴留如充血性心力衰竭的治疗。硝普钠是一种作用迅速、短效的血管扩张剂，大多数高血压急症患者可以使用，但孕妇禁用。

多种原因导致该患者血压极度升高：原发性高血压和肾功能不全、急性可卡因中毒、自行停用可乐定。患者心肌缺血可能继发于由严重高血压导致的左室负荷过重及心肌氧耗增加。当伴心肌缺血时应首选静脉注射拉贝洛尔和（或）静脉注射硝酸甘油或硝普钠降压，随着血压的降低，缺血将得到改善。治疗心肌缺血的经典药物如肝素，因其可增加出血危险，并不适用于此患者。当伴发终末肾病或肾损害时，可使用一种新药——非诺多泮，其降压效果良好。非诺多泮是多巴胺受体激动剂，可以增加尿钠排泄、增加肌酐清除率，并有利尿作用。

该患者血压很难控制，静脉应用硝普钠、尼卡地平和酚妥拉明后血压降至190/120mmHg。曾静脉试用拉贝洛尔，因患者出现支气管痉挛而停用。建立动脉通路以监测血压。血压下降避免了对心脏、肾的进一步损害。头颅核磁共振成像（MRI）提示丘脑多发梗死。

高血压急症的治疗方案

病情	治疗药物
卒中/急性可卡因中毒	拉贝洛尔
其他神经系统疾病(不包括卒中)	硝普钠或拉贝洛尔
心脏病	硝酸甘油或硝普钠和拉贝洛尔
肾病	非诺多泮
妊娠	肼屈嗪
儿茶酚胺过量	酚妥拉明

临 床 要 点

1. 谨慎降压是高血压急症的治疗目标，降压过于迅速可加重靶器官损害。
2. 对每一位伴靶器官损害的高血压急症患者都不应选用单一药物降压，应综合分析临床情况后再做出选择。
3. 对伴心肌缺血的高血压急症患者，如果能迅速控制血压，则可不用抗心肌缺血的药物。

（李晓岚译　高竞生校）

参 考 文 献

1. Gray R, Mathews J: Hypertension. In Rosen P, et al (eds): Emergency Medicine: Concepts and Clinical Practice, 5th ed. St. Louis, Mosby-Year Book, 2002.
2. Elliott WJ: Hypertensive emergencies. Crit Care Clin 17: 435-451, 2001.
3. Vaughan CJ, Delanty N: Hypertensive emergencies. Lancet 356: 411-417, 2000.

病例 55　无力

Todd Severson　Anthony J. Dean

患者男性，60 岁。因进行性全身无力 24h 就诊于急诊科。该患者妻子述，患者近日感觉不适，今晚加重且不能进食，早期曾言语含糊不清但现已正常。否认存在胸痛、气短、发热和其他症状。既往有高血压病史，2 年前曾患心肌梗死（冠状动脉狭窄处已放置支架）和轻度充血性心力衰竭。

体格检查

T 37.3℃，P 74 次/分，R 16 次/分，BP 100/64mmHg，外周血氧饱和度 98%（鼻导管吸氧 2L/min）。一般状况：嗜睡，但能唤醒，能正确回答问题。头颅和五官：正常。颈部：无颈静脉怒张。胸部：双肺呼吸音清。心脏：心音遥远。心率及心律正常，无杂音、奔马律及摩擦音。腹部：正常。直肠：可见褐色大便，潜血试验阴性。四肢：无水肿。皮肤：无皮疹。神经肌肉：四肢近端肌力 3/5 级、远端 4/5 级，腱反射对称（+），颅神经未见异常，言语正常，感觉大致正常。

实验室检查

指尖血糖 113mg/dl。首次心电图（图 1）：正常窦性心律，心率 74 次/分，前间壁 Q 波，右束支阻滞；与基础心电图比较，PR 间期延长，P 波不明显。在等待血液检查结果过程中，护士从心电监测上发现有变化，复查心电图见图 2。

问题

引起患者无力的原因是什么？需要立即给予什么处理？

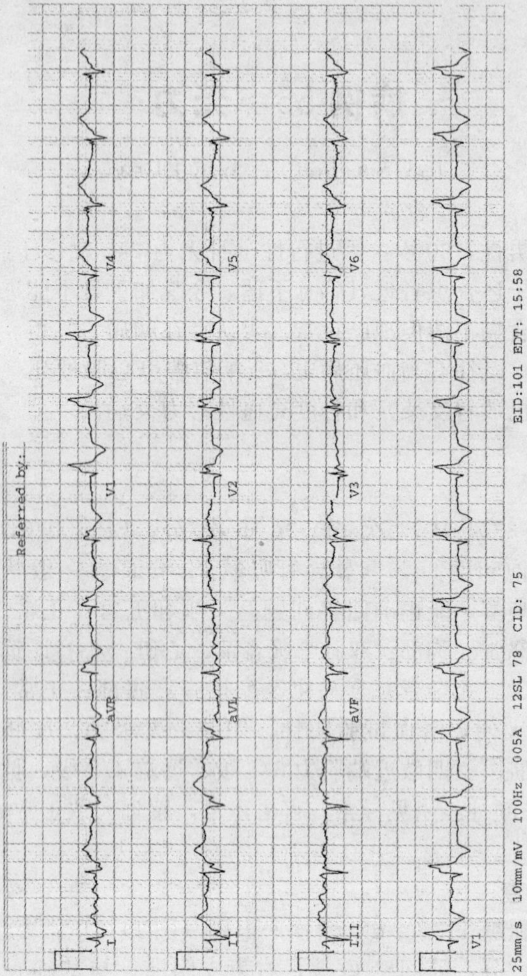
Referred by:
I
aVR
V1
V4
II
aVL
V2
V5
III
aVF
V3
V6
V1
25mm/s 10mm/mV 100Hz 005A 12SL 78 CID: 75
EID:101 EDT: 15:58

图1

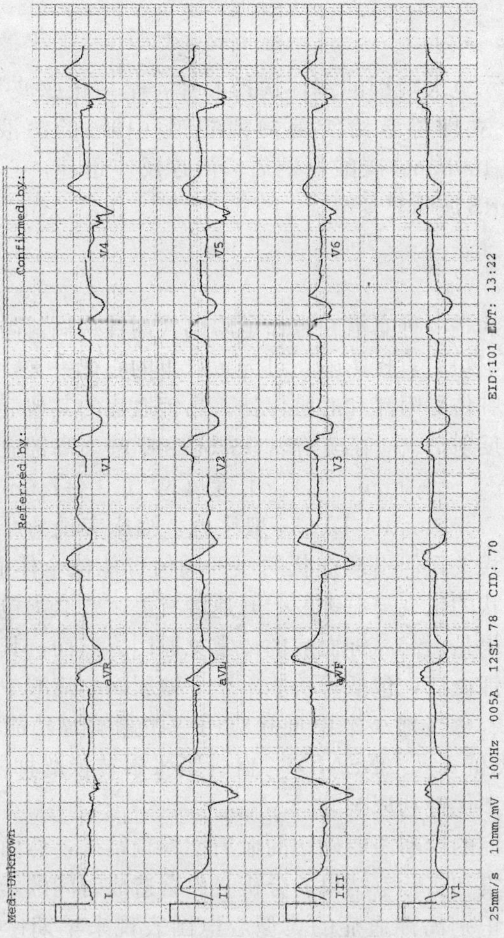
Med: Unknown
Referred by:
Confirmed by:
I
II
III
V1
aVR
aVL
aVF
V1
V2
V3
V4
V5
V6
25mm/s 10mm/mV 100Hz 005A 12SL 78 CID: 70
EID:101 EDT: 13:22

图2

诊断和治疗

图 2 显示宽大畸形的室性逸搏心律，呈“正弦波”，符合高钾血症。立即静脉给予葡萄糖酸钙（10%的溶液 20ml）9.2mmol 和 100mmol 碳酸氢钠后，治疗反应迅速，心电示波上宽大的 QRS 波明显变窄。

讨论

高钾血症是一种有潜在致命危险的代谢性疾病。高钾血症对心脏传导组织有直接影响，可导致严重的心律失常，包括心室颤动、心脏传导阻滞和心脏停搏。高钾血症的其他症状还包括肌无力、反射消失、感觉异常、恶心和呕吐。高钾血症分为轻度（K^+ 5.5～6.0mmol/L）、中度（K^+ 6.1～7.0mmol/L）和重度（K^+＞7.0mmol/L）。一般来说，临床表现的严重程度与血钾水平相关，但出现症状的血钾阈值可能依个体而不同，部分患者症状的出现与血钾的上升速度有关。肾衰竭包括急性和慢性肾衰竭是引起高钾血症的最常见原因。然而，其他原因也可导致高钾血症，包括肾功能不全、糖尿病酮症酸中毒、横纹肌溶解症、急性地高辛中毒和应用一些影响肾功能的药物[如非甾体类抗炎药（NSAID）、血管紧张素转换酶抑制剂、β受体阻滞剂和保钾利尿剂]。

高钾血症的诊断需要确切的血清学检查结果，然而等待血液标本的采集和实验室结果的分析必然会造成时间的延误，因此通常依靠识别高钾血症的典型心电图表现来早期诊断和治疗。高钾血症最常见的（也是最常被识别的）心电图表现是胸导联 T 波高尖，轻到中度高钾血症的其他表现包括 PR 间期延长和 P 波平坦，重度高钾血症则表现为 QRS 波增宽，最终与 T 波融合成“正弦波”，这种心电图预示心电活动将迅速恶化成室颤或心脏停搏。需要注意的是，与通常的看法相反，单凭心电图诊断高钾血症并不完全可靠，有的高钾血症可能无典型的心电图表现，或存在不典型的改变。

该患者首次心电图并没有出现典型的高尖 T 波，因此，对于P波及PR间期的变化也未立即意识到是高钾血症。早期对患者集中在以下疾病的鉴别诊断上：败血症、中风、心肌梗死、神经肌肉疾患、代谢紊乱、药物影响或中毒。由于实验室结果延迟，在出现潜在致命的QRS波增宽之前没有做出高钾血症的正确诊断。

对于有症状的高钾血症，必须迅速和积极的处理。治疗包括3个阶段：（1）稳定心肌细胞膜；（2）将细胞外钾转移到细胞内；（3）从体内排除多余的钾。首先，静脉给予钙剂（氯化钙或葡萄糖酸钙）以稳定心肌细胞膜。碳酸氢钠既可稳定心肌细胞膜又能将钾转移到细胞内。同时给予葡萄糖和胰岛素，并给予吸入β受体激动剂，可将钾进一步转移到细胞内。应用袢利尿剂和（或）阳离子交换树脂（聚苯乙烯磺酸钠，Kayexalate）可促进钾的排出。急诊血液透析用于纠正重度或持续高钾血症，但是准备透析需要时间，因此对有症状的高钾血症患者，必须首先应用上述药物稳定病情。

对该患者应用钙制剂和碳酸氢钠、静脉注射葡萄糖25g和胰岛素10U，另外，吸入舒喘灵气雾剂0.5ml、口服聚苯乙烯磺酸钠（Kayexalate）50g，并给予呋塞米40mg静注。实验室结果显示血肌酐9.4mg/dl（远高于1.5mg/dl的基线值），为急性肾衰竭。首次血钾水平为8.5mmol/l，送住ICU进一步治疗，并拟行血液透析治疗。该患者的急性肾衰竭可能是因发病前病毒感染后脱水和应用非甾体类抗炎药过量所致，患者恢复较好，7天后痊愈出院。

临床要点

1. 识别高钾血症的典型心电图表现对其早期诊断至关重要。但是，单凭心电图诊断并不完全可靠，并不是总存在“典型的”心电图改变，非典型心电图改变也可出现。
2. 处理有症状高钾血症的三个步骤是稳定细胞膜、将细胞外钾转移到细胞内和促进钾的排出。治疗必须快速、积极。
3. 如果高钾血症是由急性地高辛中毒引起的，钙制剂相对禁用，因其可增加强心甙的毒性，应谨慎使用。

（李晓岚译　郑晓明校）

参考文献

1. Mattu A，Brady WJ，Robinson DA：Electrocardiographic manifestations of hyperkalemia. Am J Emerg Med 18：721-729，2000.
2. Ahee P，Crowe AV：The management of hyperkalemia in the emergency department. J Accid Emerg Med 17：188-191，2000.
3. Thadhani R，Pascual M，Bonventre JV：Acute renal failure. N Engl J Med 334：1448-1459，1996.

病例 56　发热伴颈部肿块

Reza Daugherty

患儿女性，8 岁。既往体健。因持续发热、左侧颈部肿块由其母带至急诊科就诊。6 天前曾因发热（体温达 40℃）伴左侧颈部肿痛于外院就诊，查快速链球菌试验阴性，拟诊为细菌性淋巴结炎，给予阿莫西林/克拉维酸治疗。来急诊科前一天，患儿出现双侧“红眼”，躯干、手掌及足底部出现皮疹。患儿持续发热，偶有寒战，每天排稀软便数次，无呕吐，无咽痛，食欲差。生于美国，近期无外出旅游史。家中未养宠物，未发现蜱。

体格检查

生命体征：T 39.2℃（口温），P 112 次/分，R 22 次/分，BP 102/65mmHg，外周血氧饱和度 100%（吸室内空气）。一般状况：疾病面容，无痛苦表情。头颅和五官：双侧结膜充血（除角膜缘外），无渗出。双侧鼓膜正常。鼻腔无分泌物，鼻黏膜干燥。口唇无皲裂，“草莓舌”，悬雍垂居中。口咽部可见红斑，无渗出。颈部：颈软、无脑膜刺激征，左侧颈部可触及一 4cm×4cm 大小的肿块，中度触痛，可活动，表面无红斑及波动感，未发现其他淋巴结异常。胸部：双肺呼吸音清，无喘鸣。心脏：心律齐，无杂音、心包摩擦音或奔马律，毛细血管再充盈时间 2s。腹部：腹软，无腹胀，于右上腹可触及一直径 5cm 的肿块、有触痛，肠鸣音正常。肛门指诊：阴性。皮肤：腋窝和腹股沟可见红色斑丘疹，手掌及足底部红皮病表现，无指（趾）上皮剥脱，无瘀斑。

实验室检查

血细胞计数：白细胞 18 000/μl，其中中性分叶核粒细胞

75%，中性杆状核粒细胞 8%，血红蛋白 11.7g/dl，血小板 243 000/μl。电解质：磷 2.0mg/dl（正常值 2.5～4.5 mg/dl），余正常。白蛋白 2.3 g/dl（正常值 3.5～5.0 g/dl），总胆红素 6.3 mg/dl，直接胆红素 5.2 mg/dl（正常值分别＜1.3mg/dl 和＜0.4mg/dl），转氨酶正常，GGT163U/L（正常值＜50U/L）。血沉：111mm/h（正常值＜20mm/h）。尿常规（试纸测定）：pH7.0，比重 1.025，大量白细胞，亚硝酸盐阴性，酮体中等量，胆红素阳性，红细胞、尿糖及蛋白阴性。尿液镜检：白细胞＞50/高倍视野，红细胞 0/高倍视野，细菌阴性。心电图：见图。胸片：无渗出，未发现纵隔肿块，心脏大小正常。

急诊处理经过

静脉给予生理盐水（20ml/kg），同时行腹部超声检查，提示胆囊扩张、胆囊积液，未发现结石。心内科会诊，分析心电图结果为右束支阻滞、下壁导联 T 波倒置或低平。患儿被收住普通病房进一步治疗。

问题

该患儿的诊断是什么？可能的并发症是什么？

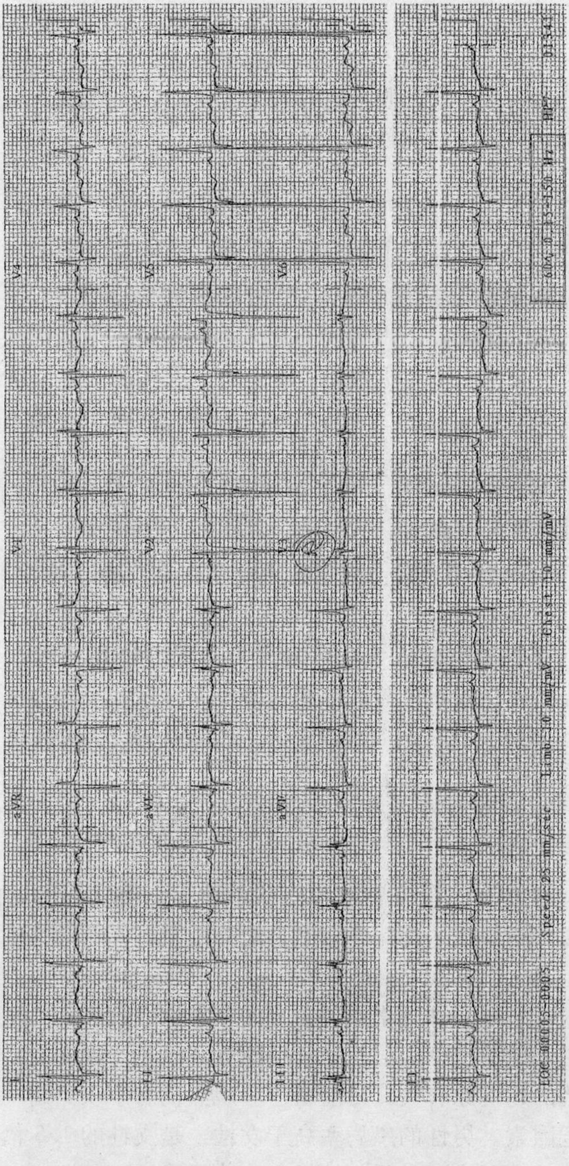
I
aVR
V1
V4
II
aVL
V2
V5
III
aVF
V3
V6
Speed 25 mm/sec
Limb 10 mm/mV
Chest 10 mm/mV

诊断

川崎病（皮肤黏膜淋巴结综合征）。最严重的并发症是冠状动脉瘤和急性心肌梗死。

讨论

1962 年，Tomisaku kawasaki 医生首先报道该病，并称之为皮肤黏膜淋巴结综合征，现在以其姓氏命名为“川崎病”(kawasaki disease)。川崎病的临床诊断需要满足美国疾病预防与控制中心（CDC）所列的诊断指南 5 项标准中的 4 项。即患儿必须发热 5 天以上，无其他原因解释，同时至少满足下列标准中的 4 项：

1. 双侧结膜充血：常表现明显、无渗出，不累及角膜-巩膜交界处（即角膜缘）。

2. 口腔黏膜受累：口咽黏膜弥漫充血，唇红皲裂，“草莓舌”。

3. 多种类型的皮疹：可表现为多形性红斑皮疹，婴儿皮疹最常出现在尿布覆盖区，而年龄较大者常在易摩擦区。

4. 四肢变化：可出现手/足肿胀或手掌/足底红斑。恢复期可出现指（趾）端上皮脱屑。

5. 颈部淋巴结异常：单侧颈部、孤立的肿块，川崎病患者此表现较少见。

大约 10％的川崎病患者症状不典型。有发热和心脏异常的表现，高度提示是此病，但不能满足上述诊断标准中的其中四项。

川崎病是一种可累及各器官的全身性血管炎。可疑病因包括使用地毯清洗剂、居住在水塘附近和感染。近期的研究显示与细菌的超抗原有关，目前对这一观点仍有争议。川崎病有几种高危因素。男性的患病率高于女性，是女性的 1.5 倍。在初学走路的孩子中更常见，接近 85％的病例是 5 岁以下的儿童。也有报道称该病呈地区性流行，冬春季为发病高峰期。不同种族均可发病，但亚洲人种为高危人群。5 岁以下美国儿童的发病率是 4/100 000～15/100 000，而日本儿童的发病率是美国儿童的 30 倍以上，日裔美国人也有类似的发病率。

川崎病的诊断应依据上述提及的临床诊断标准，但是一些常见症状和异常的检查结果也可为诊断提供依据。多数患儿表现为烦躁，1/3 以上的患儿有无菌性脑膜炎的症状。一般都存在胃肠道不适，包括轻度腹痛、呕吐、稀软便和右上腹压痛。右上腹压痛可能是因为胆囊积液所致，胆囊积液不常见，但可导致直接胆红素升高，甚至需要外科手术探查。关节炎，特别是小关节炎常在发病第一周出现。非特异性炎症标志物如 C 反应蛋白或血沉常显著升高，如果这些指标正常，应考虑其他诊断。外周血白细胞计数可有轻中度增高，也可伴正细胞正色素性贫血。血浆白蛋白及血磷可降低，一般无需治疗。常合并无菌性脓尿。发病初期的心电图可有心包炎、心肌炎的表现，或有 ST-T 改变。在发病的第二周，血小板计数可超过 $1\times10^6/mm^3$，并且手指足趾可开始出现上皮脱屑。

大约 20%未经治疗的川崎病患儿可出现心脏并发症，包括心包炎、心肌炎、冠状动脉瘤、急性心肌梗死或猝死。目前，川崎病是发达国家儿童后天发生心脏病最常见的原因。一旦并发大的冠状动脉瘤，很少会自行消退，而且容易导致冠状动脉狭窄。尤其是儿童，即使尚未检查出冠状动脉异常，也可能已出现了内皮功能损害。

川崎病的治疗首先是静脉输注免疫球蛋白（2g/kg，10h 以上）和大剂量的阿司匹林［>80mg/（kg·d）］。在最初发热的 10 天内应用静脉免疫球蛋白可使冠状动脉疾病的发生率降低 10 倍。尽管大多数医疗中心仍在应用大剂量阿司匹林作为最初治疗，但近来的研究显示，应用 2g/kg 的静脉免疫球蛋白时不必再使用阿司匹林。是否应用类固醇仍存争议，仅用于那些病情反复、重复使用免疫球蛋白后无效的儿童。

该患儿满足上述五条诊断标准，且伴有长时间发热，可确诊为川崎病。另外，患儿的许多实验室检查也支持川崎病的诊断。该患者的心电图提示心脏已受累。予以静脉滴注免疫球蛋白及口服大剂量阿司匹林治疗。超声心动图显示左房室瓣轻度反流，左室射血分数降低，仅为28%，符合心肌炎的诊断，未发现冠状动脉瘤。开始治疗的24h内，患儿体温恢复正常，症状好转。病情好转出院后应用小剂量阿司匹林［4 mg/（kg·d)］维持治疗，并复查超声心动图。6周后超声心动图显示心脏功能正常，未发现左房室瓣反流，冠状动脉正常。

临床要点

1. 早期诊断和治疗川崎病对降低心脏后遗症非常关键。
2. 医生必须警惕川崎病，因为并不是上述诊断标准中的所有症状都会在同一时间内出现，必须详细回顾患者的既往史。
3. 血管炎可累及多器官系统，包括心血管系统、中枢神经系统、胃肠道、皮肤和关节。
4. 密切随访可降低患儿远期心脏后遗症的风险。

（李晓岚译　尚小明校）

参考文献

1. Burns JC，Kushner HI，Bastian JF，et al：Kawasaki disease：A brief history. Pediatrics 106：e27，2000.
2. Meissner HC，Leung DY：Superantigens，conventional antigens and the etiology of Kawasaki syndrome. Pediatr Infect Dis J 19：91-94，2000.
3. Curtis N，Levin M：Kawasaki disease thirty years on. Curr Opin Pediatr 10：24-33，1998.
4. Durongpisitkul K，Gururaj VJ，Park JM，Martin CF：The prevention of coronary artery aneurysm in Kawasaki disease：a metaanalysis on the efficacy of aspirin and immunoglobulin treatment. Pediatrics 96：1057-1061，1995.

病例 57　急性发作性呼吸困难

Marilym Howarth

患者女性，35 岁，保育员。主因进食沙拉（无包装）后突发呼吸急促而被救护车送入急诊科。患者与其家人在一家餐馆食用无包装的沙拉后突发呼吸急促，当急救员到达现场时患者呼吸相当平稳。他们发现患者的医学警示手镯（medical alert bracelet）提示她对乳胶过敏。急救员们立即脱掉了他们所戴的乳胶手套。随即，患者出现更加严重的呼吸困难。

体格检查

生命体征：T 37℃，P 120 次/分，R 38 次/分，呼吸困难，BP 148/84 mmHg。皮肤：散在荨麻疹。五官：口唇及口咽部血管神经性水肿。胸部：呼吸困难，辅助肌参与呼吸，弥漫性哮鸣音。心脏：心动过速，无杂音。腹部：正常。四肢：无发绀、杵状指（趾）或水肿。神经系统：反应灵敏，定位准确，焦虑不安。

实验室检查

全血细胞计数：正常。血生化：正常。心电图：窦性心动过速，心率 120 次/分。胸部 X 线检查：正常。血气分析（室内空气）：pH 7.47，$PaCO_2$ 30mmHg，PaO_2 120mmHg，碳酸氢盐 22mmol/L。

问题

如何治疗如此严重的过敏反应？在治疗早期明确过敏原的重要性是什么？

诊断与治疗

由乳胶过敏引起的Ⅰ型过敏反应。最初的治疗应该给予肾上腺素、苯海拉明、静脉补液和吸氧。如果效果不佳，必须考虑到气道梗阻而需要进行气管内插管。确认并移走患者治疗环境中所有含乳胶的物品同样十分重要。

讨论

对于既往被某种抗原致敏的患者来说，过敏性反应是一种危及生命的全身性变态反应。典型的体征是呼吸窘迫，伴或不伴有通常于荨麻疹和血管神经性水肿之后出现的循环衰竭。血管神经性水肿和荨麻疹是由于内源性组胺释放所致。循环衰竭与组胺和前列腺素（PGD_2）有关。天然的橡胶胶乳是一种复杂的混合物，含有上百种从树汁中提取的蛋白质和脂质。在天然橡胶胶乳中至少10种蛋白质被发现具有抗原性，但是Ⅰ型乳胶过敏反应的患者是对这些蛋白质中的一种或多种还是其他尚未确定的物质发生反应尚不清楚。个别Ⅰ型乳胶过敏反应患者无过敏症，但是有过敏症的患者具有复发的高风险。

多达40 000余种的商品中含有乳胶。然而在一般人群中只有1%～2%的人对乳胶过敏。过敏的确切发病机制尚未明确。流行病学研究已经确定了发生乳胶过敏的几种危险因素：过敏体质、儿童时期反复的泌尿生殖系统诊治性操作、脊柱裂和从事经常佩戴乳胶手套的工作。发病率在遗传性过敏症患者为15%，在医疗工作者为18%，在脊柱裂患者中可达60%。事实上，避免接触所有的乳胶制品是不可能的。避免直接接触乳胶，特别是手套、止血带、气球以及其他一些类似橡皮筋样物品，已经被证实能减轻致敏患者的症状。

本例患者在进食由戴乳胶手套的厨师准备的沙拉后突发呼吸急促和明显的全身瘙痒。患者的丈夫给予其肾上腺素治疗后，患者开始感觉病情好转。同时餐厅老板叫来了急救车。患者的医学警示手镯提示其有Ⅰ型乳胶过敏反应，患者和其丈夫立即告知急救人员她对乳胶过敏。然而，急救人员出发时只携带了乳胶手套并且到现场时佩戴了乳胶手套。急救人员立即脱掉乳胶手套，但是患者的支气管痉挛急剧恶化。脱掉的乳胶手套释放出乳胶蛋白到空气中。当急救人员脱掉手套时由于距离患者很近，而且没有洗去手上残留的乳胶蛋白就继续护理患者，使患者暴露于含有从手套上释放出的可吸入性乳胶颗粒的空气中。

在急诊科，急救人员使用了无乳胶的手推车。医院已要求采购部门定购了满足急诊科要求的无乳胶产品。食品药品管理局要求在直接接触患者的含有乳胶成分的医疗器械上张贴标签。所有的医院被要求采取各种措施来为乳胶过敏患者提供安全的医疗服务。并不是每一个对乳胶手套有皮肤反应的人都是真正的乳胶过敏症。对与乳胶手套使用有关的过敏反应的处理见下表。

对乳胶反应的处理

疾　病	表　现	处　理
刺激性接触性皮炎（刺激而非过敏）	手套接触部位的皮肤皲裂	使用内层棉手套
过敏性接触性皮炎（手套添加剂而非乳胶引发的迟发性过敏反应）	红斑、皮疹、瘙痒	改换无添加剂手套，斑片试验（patch testing）有助于诊断
乳胶过敏症（对乳胶蛋白立即发生过敏反应）	接触性荨麻疹、皮炎、鼻炎、结膜炎、血管神经性水肿、气喘、过敏性反应	不直接接触乳胶，避免接近乳胶过敏原，携带可注射的肾上腺素

临床要点

1. 在家庭和医院环境中，乳胶无所不在。诊治Ⅰ型乳胶过敏反应患者时必须避免使用含有乳胶的医疗设备，以免使全身性过敏反应恶化。
2. 无乳胶复苏设备和其他治疗物品应当分门别类、方便使用，以避免延误治疗。
3. 乳胶暴露不但可以发生在直接接触时，而且还可以发生在吸入的空气中和进食加工食物时残留有乳胶颗粒时。当考虑乳胶作为一种引起全身反应的过敏原时，应考虑这些可能的暴露途径。
4. 不仅医务工作者是乳胶过敏的高危人群，每天戴手套更换大量尿布的日常护理人员由于使用手套也可能发生乳胶过敏。

（李甲辰译　吴寿岭校）

参考文献

1. Food and Drug Administration：Latex-containing Devices：User Labeling. 21CFR Part 801［Docket No. 96N-0119］.
2. Hamilton RG，Abmli D，Brown RH：Impact of personal avoidance practices on health care workers sensitized to natural rubber latex. J Clin Immun 105：839-841，2000.
3. Liss GM，Sussman G：Latex sensitization：Occupational versus general population prevalence rates：Am J Ind Med 35：196-200，1999.
4. Hunt LW，Boone-Orke JL，Fransway AF，et al：A medical-center-wide，multidisciplinary approach to the problem of natural rubber latex allergy. J Occup Environ Med 38：765-770，1996.

病例 58　面部挫伤

Paul Ko　Jill M. Baren

患者男性，19 岁。主因骑自行车撞击停放的卡车而来急诊科就诊。撞击卡车时患者未戴头盔，面部着地，无意识丧失。在现场患者能自行活动并毫不费力地从出事地点步行回家。受伤后 10h，患者出现下颌部疼痛、口腔不能完全闭合。患者否认有恶心、呕吐、头疼、颈部疼痛及呼吸困难。除下颌疼痛外，无其他部位的疼痛。既往无特殊病史。

体格检查

生命体征：T 36℃，P 60 次/分，R 18 次/分，BP 119/69mmHg，外周血氧饱和度 100%（吸室内空气）。一般状况：无痛苦表情。头部：右顶枕部有一直径约 2cm 的头皮下血肿，无颅骨畸形及骨擦音，左前额有浅表擦伤。眼部：双侧瞳孔正大等圆，对光反射灵敏，眼球外肌运动正常，眶骨无畸形。面部：上颌骨和鼻骨正常，左侧颞下颌关节处压痛伴左侧下颌骨区域水肿，口唇能闭合，但不能完全咬合，轻度牙关紧闭。口腔内检查：牙齿无松动，左侧口腔前庭黏膜淤血，两侧前方黏膜开放性损伤（咬合错位）。颈部：颈椎无压痛。

实验室检查

下颌骨 X 光片：见图。

问题

结合患者的临床表现应考虑什么疾病？应该排除哪些相关的损伤？

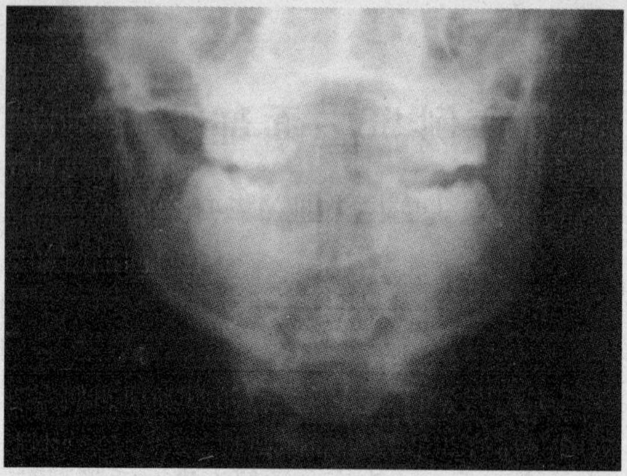

诊断

下颌骨骨折

讨论

下颌骨骨折的临床特点有：下颌部疼痛、压痛、口腔内黏膜淤血和错位咬合。错位咬合的定义是口唇不能完全闭合，牙齿不能完全咬合。其他相关的临床表现还有：下颌错位、张口受限、牙齿折断、牙龈撕裂和下颌骨活动时骨擦音等。

下颌骨骨折在面部常见骨折中位居第三位，仅次于鼻骨骨折和颧骨骨折。引起下颌骨骨折的常见原因主要有车祸、殴打伤和跌伤。使下颌角骨折所需要的冲击力在70g左右。下颌骨解剖的基本知识对理解骨折的发生机理有很重要的意义。

下颌骨是类似马蹄形状的半环状骨骼。它被分为6个解剖部位：髁状突、喙突、下颌支、下颌角、下颌体和正中联合。因为是环状结构，超过50%的下颌骨骨折为一处以上的多发性骨折，且骨折可发生在远离直接受力的部位。最常见的骨折部位为：下颌体21%，下颌角20%，髁状突36%，正中联合14%。髁状突是下颌骨的生长发育中心，儿童时期髁状突骨折可以引起下颌骨的发育障碍，从而导致面部畸形。

对下颌骨骨折有诊断价值的影像学检查有：下颌骨前后位片、左侧位片、右侧位片及特殊位如Towne位像（髁状突和下颌角的显影较好）、鼻颌位片（下颌骨正中联合）和Cadwell位像（后前位像）。必要时，可进行下颌骨曲面断层片以提供一个近乎完美的下颌骨整体影像。然而，许多急诊室并不常采用这种方法，而且本方法要求患者能静坐较长时间。在临床怀疑髁状突骨折而X线平片不能很好地显示时，可做CT扫描检查进行确诊。

本患者的X线平片显示下颌骨正中联合左侧和右侧下颌角骨折（见图）。此结果与下颌骨的环形结构及大多数冲击伤导致多发性骨折的观点是一致的。影像检查结果也与患者的症状及体征相一致。

在诊断下颌骨骨折以前，要排除其他并发损伤。因为较大的冲击力也可能造成面部其他骨折、颈椎骨折和可能的头部外伤。儿童的面部骨折应该引起体检医生的警惕，并询问社区和家庭情况，以除外非意外性伤害引起外伤的可能。

治疗措施包括止痛、半流体饮食，对于开放性骨折应用青霉素类抗生素。外科治疗包括骨折复位、应用Ivy式小环结扎法固定骨折部位（24号金属结扎丝在牙齿间和上、下颌骨间固定），或者应用牙弓夹板行下颌骨骨折固定。开放性骨折复位术应用于下颌角、下颌体、正中联合或多发性骨折的错位骨折。开放性骨折复位伴内固定术（ORIF）有许多种方法，包括金属接骨板和螺丝钉的植入。本例患者因为多发性骨折而应用了ORIF方法。

下颌骨骨折的主要相关并发症有：脓肿形成、骨髓炎、永久的骨错位愈合和咬合关系紊乱。一般来讲，下颌骨骨折的愈合和预后良好，研究显示99%以上的下颌骨骨折患者都能完全治愈。

临床要点

1. 可疑面部外伤的患者，一定要检查有无错位咬合、开口和闭口受限等下颌骨骨折的表现。
2. 下颌骨的解剖形态是远离受力部位发生骨折及多发性骨折的主要原因。
3. 对所有下颌骨骨折的患者要注意是否合并头部和颈椎损伤。

（张望群译　吴永峰校）

参考文献

1. Lazow SK：The mandible fracture：A treatment protocol. J Craniomaxillofac Trauma 2：24-30，1996.
2. Redman H，Purdy P，Miller G，Rollins N：Emergency Radiology. Philadelphia，W. B. Saunders，1993，pp 105-113.
3. Schwartz G，Cayten CG，Mangelsen MA，et al：Principles and Practice of Emergency Medicine，3rd ed. Philadelphia，Lea & Febiger，1992，pp 1013-1015.
4. Schwartz DT，Reisdorff EJ：Emergency Radiology. New York，Mcgraw-Hill，2000，pp 379-381.
5. Marx JA，Hockberger RS，Walls RM：Rosen's Emergency Medicine：Concepts and Clinical Practice，5th ed. St Louis，Mosby，2002，pp 322-327
6. Barrera JE，Batuello SG：Mandibular body fracture. Accessed July，2002 at http：//www. emedicine. com/ent/topic415. htm.

病例59　嗜睡伴呕吐

Aaron Donoghue

患儿男性，11岁。主因嗜睡、疲乏由家人送至急诊科。其母代诉病史：数天前患儿出现疲乏、呕吐和眩晕，症状呈进行性加重。来院当日清晨，患儿很难被唤醒，呈明显嗜睡状态。进一步询问病史，其母诉患儿发病后面部出现深黑色的斑点，这些色素点在发病前并不存在。患儿母亲否认患儿有发热、腹泻及呼吸系统症状。

体格检查

T 39.2℃，P 142次/分，R 22次/分，BP 78/42mmHg。一般状况：嗜睡、反应迟钝。头颅和五官：黏膜粗糙，口唇干裂。胸部：双肺听诊呼吸音清晰。心脏：S_1、S_2正常，无杂音。腹部：腹软，无压痛，未触及肿物。泌尿生殖系统：正常男性生殖器。四肢：四肢发凉，脉搏微弱。皮肤：凉而干燥，面部皮肤呈棕褐色伴有多发深褐色斑点（见图）。神经系统：颅神经正常，全身肌张力5/5级，深部腱反射（＋＋）。

实验室检查

白细胞24 600/μl，血红蛋白14.7g/dl，血小板424 000/μl，血钠123mmol/L（正常值为133～146mmol/L），钾6.7mmol/L（正常值为3.4～4.7mmol/L），氯89mmol/L（正常值为98～107mmol/L），二氧化碳7mmol/L（正常值为20～28mmol/L），BUN 34mg/dl（正常值为5～18mg/dl），肌酐1.4mg/dl（正常值为0.3～0.7mg/dl），血糖＜20mg/dl（正常值为60～100mg/dl），静脉血气分析：pH 7.19，$PaCO_2$ 30.7mmHg，PaO_2 53mmHg，HCO_3 12mmol/L，碱剩余：-14。氢化可的松：1.4μg/dl（正常值为10～25μg/dl）。

问题

本例患儿的早期治疗中，除给予建立静脉通路、补充液体量和葡萄糖外，还应该给予什么药物?

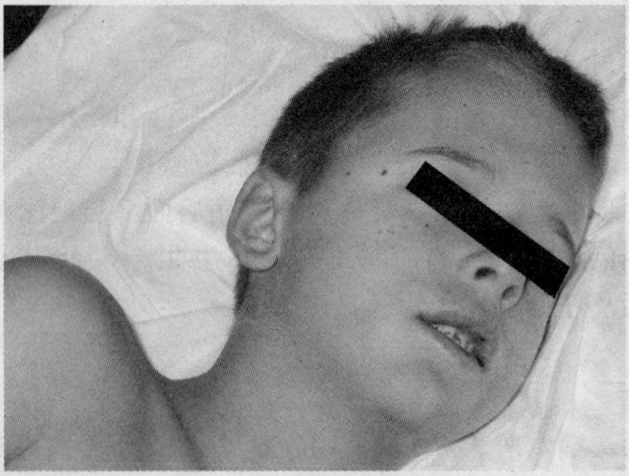

答案

静脉注射氢化可的松

讨论

低血压、休克及色素沉着增加伴有低钠血症、低血糖症和高钾血症，这些都是急性肾上腺功能不全的特征性表现。本患者最终被诊断为新发的艾迪生病（Addison disease）。

艾迪生病的定义是：肾上腺皮质破坏并伴由此而导致的肾上腺皮质激素合成不足。在儿童时期，这是自身免疫性疾病最常见的结果。在疾病的早期，主要的临床影响是单一的氢化可的松分泌不足，以后可发生盐皮质激素分泌不足和盐类物质的丢失。艾迪生病是指原发性肾上腺皮质激素合成减少，而急性肾上腺功能不全在儿童可由许多先天性和后天获得性的病因所致。先天性肾上腺增生在婴儿期最为常见，而自身免疫性肾上腺炎在年长儿童和青少年最为常见。艾迪生病的患儿可出现两种综合征，称为自身免疫多腺体综合征（APS），伴有皮肤黏膜念珠菌病及甲状旁腺功能减低的为Ⅰ型，伴有自身免疫性甲状腺病或胰岛素依赖型糖尿病者为Ⅱ型。

肾上腺功能不全的临床特点为非特异性，且与许多其他疾病极为相似，包括感染、胃肠道疾病、神经肌肉疾病和心理性疾病。疲乏、不适和身体虚弱常见，也可出现呕吐、消瘦、儿童时期体重增长缓慢、肌肉无力和脱水。色素沉着增加有时可见于长期肾上腺皮质功能不全的儿童。色素沉着可首先出现在面部和双手，而典型的是在生殖器、脐周、腋部、乳头和关节周围最为密集。瘢痕、痣和黏膜也可出现色素沉着。皮肤变化的病理生理尚不明确，然而促肾上腺皮质激素（ACTH）的前体——阿片促黑色素皮质素原（POMC）的裂解，导致副产物黑色素细胞刺激激素（MSH）的释放，这就能解释为什么色素沉着增多。

对肾上腺功能不全的诊断需要有高度的警惕，因为这种功能紊乱在临床表现上无特异性。此外，临床上严重的肾上腺功能不全常发生于严重的疾病状态包括败血症、烧伤而不是原发性肾上腺疾病。Rivers 等研究发现，在急诊科伴有低血压和休克的成人中有 14%的患者有明显的肾上腺皮质功能不全。然而，这些患者与临床症状相似但氢化可的松正常的患者相比，其存活率没有明显差异。实验室检查发现盐类物质丢失（低钠血症、高钾血症）和低血糖提醒临床医生本病的诊断。确诊肾上腺功能不全需要在治疗之前进行血清氢化可的松和促肾上腺皮质激素试验。也可选择刺激试验评估机体对促肾上腺皮质激素的内在反应来确诊。然而，在急诊情况下，这些检测结果不可能迅速获得，应根据临床初步诊断采取经验性的治疗。

急性肾上腺功能不全的治疗基础是类固醇替代疗法。不同学者提出的儿童正常氢化可的松生理分泌量为 7.5～15mg/(m^2・d)，而对于急性肾上腺功能不全的推荐替代剂量为生理量的 2～5 倍。对于儿童来说，2mg/kg 的大剂量氢化可的松静脉推注在数分钟内就可以改善血流动力学，在数小时内经常可使血流动力学恢复正常。De Vroede 等的研究初步显示：当静脉注射氢化可的松困难时，直肠内给药可能是一个有效的替代方法。继发于肾上腺功能不全的电解质紊乱大多数能恢复正常而无需特殊治疗。应予静脉输注等张液体和葡萄糖，以正常补液量即可。首次剂量后类固醇替代疗法的维持量为 50mg/(m^2・d)，分次给药，6～8h 一次。原发性肾上腺功能不全儿童需要终生皮质类固醇替代治疗，并且应由一名内分泌专家指导治疗。

对该患者给予了静脉输注等张液体和葡萄糖治疗。在急诊科抽血送检氢化可的松和促肾上腺皮质激素水平，并给予氢化可的松 2mg/kg 静脉推注。6～8h 后患者的血液动力学改变恢复正常。患儿收住儿科重症监护室但没有给予升压药物。患儿的电解质最终恢复正常，并且在出院前 5 天改为口服皮质类固醇替代治疗。

临床要点

1. 肾上腺功能不全可以是一种原发性或继发性疾病。
2. 除休克和灌注不良外，皮肤色素沉着增加可作为肾上腺功能不全的一个体征。
3. 实验室检查的特点包括低血糖、低钠血症和高钾血症。

（李甲辰译　王岩校）

参考文献

1. Annane D：Corticosteroids for septic shock. Crit Care Med 29：S117-S120，2001.
2. Ten S，New M，Maclaren N：Addison's disease 2001. J Clin Endocrinol Metab 86：2909-2922，2001.
3. Rivers EP，et al：Adrenal dysfunction in hemodynamically unstable patients in the emergency department. Acad Emerg Med 6：626-630，1999.
4. De Vroede M，Beukering R，Spit M，Jansen M：Rectal hydrocortison during stress in patients with adrenal insufficiency. Arch Dis Child 78：544-547，1998.
5. DiGeorge AM，Levine LS：Disorders of the adrenal glands. In Behrman RE，Kliegman RM，Arvin AM，eds：Nelson Textbook of Pediatrics. Philadelphia，W. B. Saunders，1996.
6. Kohane DS，Tobin TR，Kohane IS：Endocrine，mineral，and metabolic disease in pediatric intensive care. In Rogers MC，ed：Textbook of Pediatric Intensive Care. Baltimore，Williams & Wilkins，1996.
7. Sheridan RL，Ryan CM，Tompkins RG：Acute adrenal insufficiency in the burn intensive care unit. Burns 19：63-66，1993.
8. New MI：Replacement doses of glucocorticoids. J Pediatr 119：161，1991.
9. Nickels DA，Moore DC：Serum cortisol responses in febrile children. Pediatr Infect Dis J 8：16-20，1989.

病例 60　晕厥伴不明原因的低血压

Anthony J. Dean

患者女性，24 岁。主因晕厥被救护车送入急诊科。患者发病前盆腔疼痛数小时，去浴室时发生晕厥。在发病现场，急救员发现患者意识清醒，反应敏捷，定位准确，但大汗，血压在 60 mmHg 可触到。在送往急诊科途中，患者反复诉轻度的盆腔疼痛伴右上腹不适。患者家属中的目击者诉患者有短暂的意识丧失，不能站立。无强直/抽搐发作或大小便失禁，30～60s 后恢复意识。患者否认月经不规律、量多或月经延期（末次月经在 2 周前），无妇科病史如性传播疾病、输卵管结扎或既往妊娠史。患者无泌尿系统或胃肠道症状，否认发热、寒战、呼吸困难、胸痛及心悸。患者无癫痫、心脏病及既往晕厥病史。

体格检查

生命体征：T 37.6℃，HR 75 次/分，R 16 次/分，BP 103/59mmHg。患者站立体位，无苍白及出汗。头颅和五官：黏膜湿润。颈部、胸部和肺部：正常。腹部：耻骨上方轻压痛、无反跳痛及肌紧张，未触及包块，肠鸣音正常。腰大肌症和闭孔肌征阴性。宫颈无分泌物及举痛。直肠检查正常，大便潜血阴性。

实验室检查

外周血氧饱和度：99%（吸室内空气）。尿 HCG 阴性，血象正常，血红蛋白 12.1g/dl。血生化正常，阴离子间隙 15。血糖 115mg/dl。淀粉酶、脂肪酶、肝功能检查全部正常。ECG 正常，血清 HCG 阴性。腹部、主动脉和心脏急诊床旁超声检查（EMBU）：盆腔大量游离液体，肝肾隐窝少量积液。［见图——上图：盆腔横断面图，左侧附件区域显示子宫

（UT）和肠管（B）被游离液体（FF）包绕。游离液体为黑色。下图：矢状面显示肾（K）上方的肝，以及肝下间隙和肝肾间隙（Morison 隐窝，箭头所指）被游离液体所填充]。

问题

最可能引起该患者晕厥的病因是什么？血红蛋白正常可以排除急性出血吗？如何通过急诊床旁超声检查（EMBU）来进行鉴别诊断？

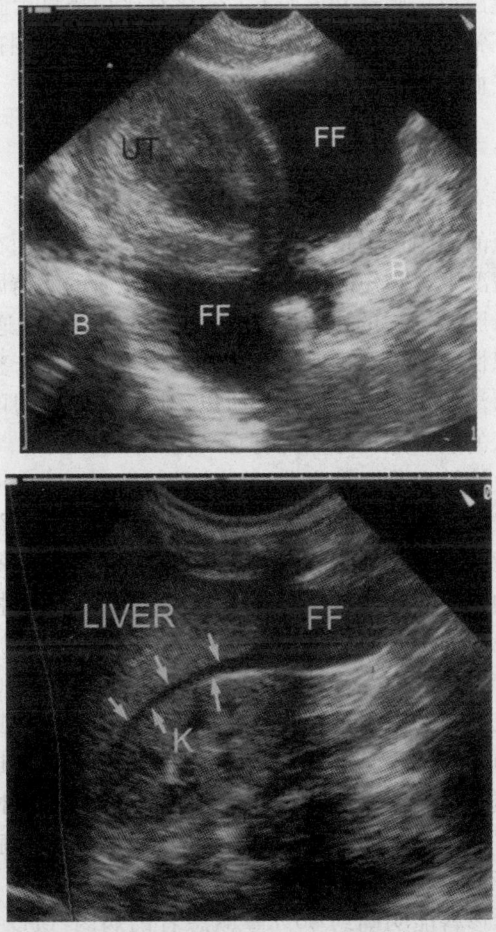

诊断和治疗

患者被安置到监护室，并建立静脉补液通路。因为患者直立位时有症状，且病史及临床表现不支持心脏病的诊断，因此给予患者 2L 生理盐水快速滴入。急诊床旁超声检查发现腹腔内有大量游离液体，但临床无任何腹水病因时，应考虑患者有腹腔内出血，这样就能解释患者的晕厥和持续性低血压症状。盆腔不适提示出血可能来自卵巢囊肿破裂，但应排除其他部位的隐匿性出血。腹部和盆腔 CT 强化对比扫描显示腹腔内器官和血管正常，盆腔内有大量凝血块和液体，肝周围存在游离液体。复查血红蛋白为 8.6g/dl。

讨论

在所有到急诊科就诊的患者中，1%～2%的患者表现为晕厥，晕厥的病因可为良性或恶性。急诊科医生必须在缺乏临床资料的情况下，在短时间内明确每一个患者的病情属于哪一种情况的晕厥。晕厥的定义是短暂的、完全的、可逆的意识丧失。意识快速丧失及迅速恢复的生理学机制是由于整个大脑半球血液灌注的短暂中断所致。所以，按照循环障碍的不同形式来对晕厥的病因进行分类是有意义的（见表 1）。

脑血管缺血是一种十分罕见的晕厥病因，各种原因的脑循环或网状激活系统暂时可逆性中断而无遗留神经系统缺陷几乎是不可能的。因此，头部 CT 扫描在诊断非外伤性晕厥时是没有帮助的，除非怀疑蛛网膜下腔出血。应注意到药物是表 1 中晕厥其他原因中的一个原因，药物和毒品常可通过影响循环、心脏或自主神经而导致晕厥。在患者中广泛应用的心脏病药物和抗高血压药物由于有导致恶性晕厥的危险而应认真排查。晕厥必须与低血糖（通常渐进性发病和缓解，很少出现不能直立）和癫痫（经常痉挛性发作或抽搐，逐渐缓解）相鉴别。这类患者可通过详细询问病史而明确诊断。如果没有病史，有必要通过仔细检查来除外这些疾病。

在急诊科能明确约 50%晕厥患者的病因（进一步的检查

和试验只能略微提高检出率）。而且，75%以上的病因是通过病史和体格检查明确的。所以，应当根据临床情况选择诊断性试验。前瞻性研究表明：45 岁以下、无心律失常、无充血性心力衰竭、心电图正常或非特异性 ST-T 改变的晕厥患者不太可能有恶性的病因，因此，所有晕厥患者均应做心电图。

本患者年轻、健康，既往无药物治疗史且体检正常，因此可除外心源性晕厥。患者发生晕厥时正处于站立位，所以应考虑体位性因素，尽管年轻患者长时间站立后通常可出现晕厥。血管迷走神经性晕厥与情绪紧张或疼痛有关。原发性自主神经紊乱与患者的长时间直立位无密切关系。考虑表 1 中所列循环系统病因，患者确实有低血容量的体征，除心房黏液瘤以外，根据临床情况可除外其他循环系统疾病。所以，在此患者晕厥的诊断上，心电图、妊娠试验和全血细胞计数可能最有帮助。然而，由于患者持续腹痛和不明原因的低血压，又进行了一些实验室检查。

表 1　晕厥的病因（根据循环障碍原因分类）

循环系统
- 静脉回流障碍
  - 血容量减少
  - 三尖瓣或二尖瓣狭窄
  - 机械性梗阻（如黏液瘤）
  - 情境性（如咳嗽后、排尿后）
- 肺动脉受阻
  - 肺栓塞
  - 肺动脉高压
- 主动脉受阻
  - 主动脉狭窄
  - 肥厚型心肌病
- 动脉循环障碍
  - 主动脉夹层
  - 锁骨下动脉（或其他）窃血

心脏
- 心律失常
  - 缓慢性：病窦综合征、传导阻滞、起搏器障碍
  - 快速性：室性心动过速、室上性心动过速、预激综合征
- 心肌缺血
- 先天性心脏病

自主神经功能失调
- 血管迷走性晕厥
- 体位性晕厥
- 颈动脉窦过敏综合征

其他
- 肺换气过度
- 药物和毒品
- 偏头痛
- 脑血管缺血
- 心理因素

在进行急诊床旁超声检查以前，患者持续有不明原因的腹

痛，伴不明原因的低血压及晕厥。在缺乏其他病因的情况下，最可能引起不明原因血容量减少的是隐匿性出血，可能发生出血的三个部位是：胃肠道、腹腔和胸腔。胃肠道大出血经过常规直肠检查已经被排除。随着现代技术的发展，急诊床旁超声检查能明确或除外胸、腹腔出血。另外，急诊床旁超声能明确临床检查不能除外的心房黏液瘤。

在急诊科经常能遇到不明原因的低血压患者，如同晕厥和无脉性电活动（pulseless electrical activity）一样，低血压可由许多病因引起，这些病因经常会威胁患者的生命而需要紧急处理。应用床旁超声检查心脏、腹主动脉和腹腔能够迅速明确低血压、无脉性电活动及晕厥的多种病因（见表2）。诊治医生在数分钟内就能明确这些诊断，而且不需要把患者搬运出复苏室。除能迅速做出诊断外，急诊床旁超声可由一位医生完成，而在以前这项工作需要两个医生分别进行（一个进行胸部检查，另一个进行腹部的放射学检查），造成时间和资源的浪费。随着床旁超声检查的经验积累，这项技术的应用有助于解决在急诊医学中遇到的独特的挑战性临床问题。

表2　通过急诊床旁超声检查（EMBU）可诊断的不明原因低血压的病因

胸部 EMBU	
	心脏压塞
	肺栓塞*†
	血容量减少*
	近端主动脉夹层*†
	大量胸腔积血或胸膜渗出
主动脉 EMBU	
	腹部动脉瘤*
	远端主动脉夹层*†
腹膜腔 EMBU	
	腹腔内出血*

注：所有病因也均可引起无脉性电活动
　*也可引起晕厥
　†通过 EMBU 可作出诊断，但不能排除诊断

由于本例患者有异位妊娠的高风险性，所以进行了血清定量β-HCG检查，结果为阴性。静脉注入4L生理盐水以后，患者的低血压和直立性低血压得到缓解。盆腔中大量的游离液体，在缺乏其他明显病变的情况下，提示卵巢囊肿破裂的诊断。特别指出的是，早期血红蛋白正常并不能除外大出血；事实上，这正是大出血的一个特点。因为全血丢失，而血管中血液的成分并没有改变。相反，随后的血红蛋白下降并不意味着继续出血，因为进入血管内的晶体溶液引起血液稀释，低血红蛋白和低血细胞比容反映了这种稀释。

妇科会诊医生认为：如果通过保守治疗患者的病情平稳，就没有进行急诊剖腹或腹腔镜探查的指征。患者被收入妇科行监护治疗，当时虽然患者病情平稳，但血红蛋白已降至7.1g/dl。两天后，患者无症状且血红蛋白处于稳定水平而出院，出院时拟诊为卵巢囊肿破裂出血并给予铁剂治疗。

临 床 要 点

1. 急诊科医生处治晕厥的主要目的是确定潜在的致命性病因。
2. 大多数潜在的致命性晕厥病因源于心脏疾患。
3. 年轻、心电图正常及无心脏疾患的患者其晕厥的病因多为良性，而且如果临床上能够确定其病因，可允许患者出院。
4. 晕厥、不明原因低血压和无脉性电活动的一些病因，可以通过床旁超声检查进行鉴别诊断。

（郝晓译　牛建清校）

参 考 文 献

1. Hendrickson RG，Dean AJ，Costantino TG：A novel use of ultrasound in pulseless electrical activity：The diagnosis of an acute abdominal aortic aneurysm rupture. J Emerg Med 21：141-144，2001.

2. Rose JS, Bair AE, Mandavia D, Kinser DJ: The UHP ultrasound protocol: A novel ultrasound approach to the empiric evaluation of the undifferentiated hypotensive patient. Am J Emerg Med 19: 299-302, 2001.

3. Kapoor WN: Syncope. N Engl J Med 343: 1856-1862, 2000.

4. Linzer M, Yang EH, Estes NA 3rd, et al: Diagnosing syncope. Part 1: Value of history, physical examination, and electrocardiography. Clinical Efficacy Assessment Project of the American College of Physicians. Ann Intern Med 126: 989-996, 1997.

5. Martin TP, Hanusa BH, Kapoor WN: Risk stratification of patients with syncope. Ann Emerg Med 29: 459-466, 1997.

病例61　头痛伴复视

Ugo Ezenkwele

患者女性，18岁，体胖。主因头痛、恶心、间断性呕吐、偶有复视及耳鸣2周而来急诊科就诊。患者否认有任何其他症状。

体格检查

T 37℃，BP 116/65mmHg，P 94次/分，R 20次/分，W 114kg。一般状况：坐位，畏光，身体前倾并抱头。皮肤：无瘀点、瘀斑。头颅和五官：头颅正常，无压痛。两侧瞳孔等大等圆，对光反射灵敏，眼外肌无损伤，右侧结膜下出血，眼底苍白（见图）。鼓膜完整透明，黏膜湿润。颈部：无颈项强直。胸部：两肺听诊呼吸音清晰。心脏：心率正常，无杂音。腹部：正常。四肢：正常。神经系统：反应灵敏，定位准确，无颅神经障碍；无视野缺陷；无运动及感觉障碍；步态平稳。

实验室检查

全血细胞计数：正常。血生化：正常。血沉：正常。头颅CT：无颅内出血、肿物或中线移位。腰穿：压力220cmH_2O，脑脊液（CSF）清亮无色，无红细胞及白细胞，蛋白质29mg/dl，葡萄糖52mg/dl。

问题

患者脑脊液压力升高的原因是什么？最合适的早期治疗是什么？

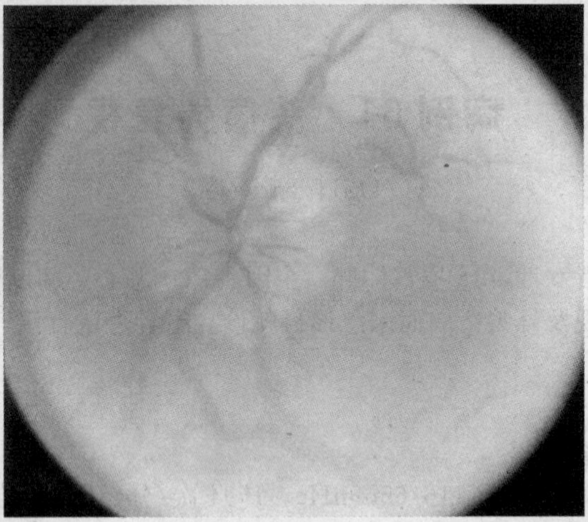

诊断

特发性颅内压增高症（idiopathic intracranial hypertension），也常常称之为假性脑肿瘤。早期治疗用乙酰唑胺，它通过减少全身液体总量来降低脑脊液的压力。然而，减轻体重是治疗的基础。

讨论

特发性颅内压增高症是一种颅内无肿瘤时脑脊液压力增高性疾病。病因尚不明确，在作出本病的诊断之前，必须排除其他引起脑脊液压力增高的病因。如果不给予治疗，约5%的特发性颅内压增高症患者可能导致视力下降甚至失明。这一疾病常常发生在生育年龄的超重女性，但也可发生在男性和儿童。本病的症状常在体重增加期间发生或恶化。常见的症状和体征包括头痛（94%）、短暂视觉模糊或黑朦（68%）、随脉搏搏动的同时出现耳鸣或耳中"嘶鸣音"（58%）、眼后疼痛（44%）、复视（38%）、视力下降（30%）和眼球活动时疼痛（22%）。

头痛是引起特发性颅内压增高症患者就诊的常见症状。特发性颅内压增高症患者的头痛常常是很严重的，每天发作，呈眼后部疼痛，随眼球运动和脉搏搏动而加剧。特发性颅内压增高症性头痛与既往头痛不同，疼痛可使患者从睡眠中苏醒，并持续数小时，常见恶心和呕吐。黑朦指的是能完全恢复的持续时间不超过 30s 的短暂视觉模糊，这种发作可累及单眼或双眼。搏动性颅内杂音或随脉搏同时出现的耳鸣常见并常呈单侧性。压迫患侧颈静脉可使杂音或耳鸣消失。

对考虑为特发性颅内压增高症患者的诊断评估涉及到全面的病史和体格检查，包括眼底镜检查确定有无视神经乳头水肿。如果视神经乳头水肿，应该进行视神经影像学检查以排除导致脑脊液压力升高的其他病因。如果影像学不能发现病因，可通过腰穿来测定脑脊液压力。大于 $180cmH_2O$ 可认为是颅内压升高。开放性压力必须在侧卧位并且下肢放松的情况下测量。坐位或俯卧位（如在 X 光透视法下）可使压力人为地升高。脑脊液的实验室检查必须正常。

特发性颅内压增高症患者的治疗可分为内科和外科治疗。内科治疗的基础是减轻体重，但疗效不会与体重减轻总量相一致。对部分患者来说，在数月内每 1～2 周减轻 1 磅（＝0.454kg）体重并保持低体重是有效的。体重减轻时体液的丢失可能是发挥疗效的重要因素，但这并没有得到证实。应用利尿剂也可以使体液丢失；乙酰唑胺是一种最常用的处方药物，呋塞米也常被使用。这些药物是相对安全的，但在大部分患者中可引起良性指、足端麻刺感。皮质激素类药物能快速降低颅内压，但体重增加和体液潴留的不良反应妨碍了这类药物在急性期的使用。皮质激素类药物可用于伴有视力下降且同时需要结合外科治疗的患者。对于内科难以治疗的病例，当前有两种外科治疗方法：视神经鞘开窗术（optic nerve sheath fenestration）和腰部脑脊液分流术（lumbar shunting）。

本例患者服用乙酰唑胺，进行 3 天为一疗程的治疗，并开始执行由内科医生制定的减肥计划。患者的症状得到改善并停止服用利尿剂。

临床要点

1. 只有在排除了所有其他引起脑脊液压力升高的病因后才能作出特发性颅内压增高症的诊断。
2. 视乳头水肿是特发性颅内压增高症的特征性体征，但因为在急诊科很难确定，所以对所有头痛患者均应考虑本诊断，特别是生育年龄的肥胖女性。
3. 应当在患者下肢放松侧卧位时测定脑脊液开放性压力。坐位或俯卧位时测定压力可导致人为的升高。

（李甲辰译　崔永鹏校）

参考文献

1. Digre KB：Idiopathic intracranial hypertension headache. Curr Pain Headache Rep 6：217-225，2002.
2. Kosmorsky G：Pseudotumor cerebri. Neurosurg Clin North Am 12：775-797，2001.
3. Friedman DI：Papilledema and pseudotumor cerebri. Ophthalmol Clin North Am 14：129-147，2001
4. Movsas TZ，Liu GT，Galetta SL，et al：Current neuro-ophthalmic therapies. Neurol Clin 19：145-172，2001.
5. Jones JS，Nevai J，Freeman MP，et al：Emergency department presentation of idiopathic intracranial hypertension. Am J Emerg Med 17：517-521，1999.

病例 62　左上肢摔伤后疼痛

Cynthia Jacobstein

患儿女性，13 个月龄。主因左上肢疼痛由父母带至急诊科就诊。患儿 1 天前从四层台阶上摔下，上肢过度伸展摔倒在地面，后来发现向上牵拉患儿双手时，患儿左上肢疼痛。根据其父母陈述，患儿未曾有过头部或其他部位损伤。跌倒后左上肢尚能正常活动，无发热及其他损伤。

体格检查

生命体征：T 37.1℃（肛温），P 100 次/分，R 28 次/分，BP 94/48mmHg。一般状况：营养及发育良好，反应灵活，双上肢活动自如。胸部：正常，呼吸音清。心脏：律齐，无杂音。四肢：左腕轻度肿胀，前臂远端轻压痛，桡动脉搏动正常，毛细血管充盈试验正常。皮肤：无伤痕。

实验室检查

左前臂 X 线检查：详见图示。

问题

诊断为何种损伤？

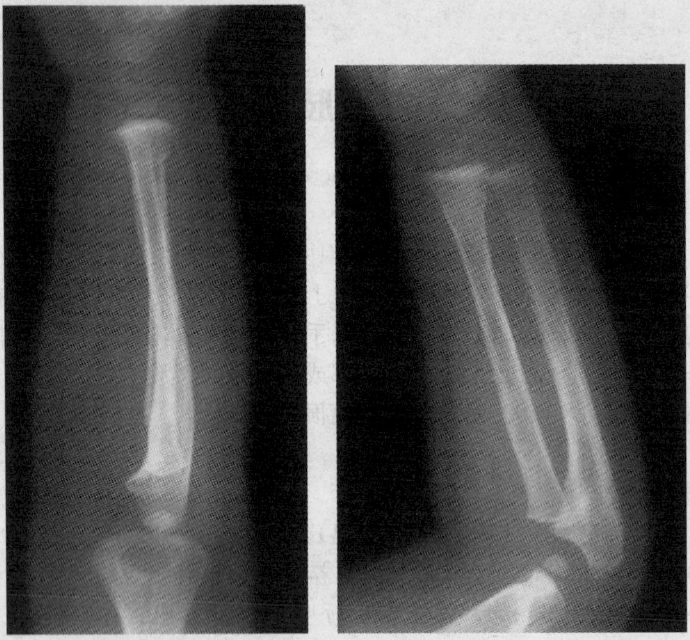

诊断

桡骨远端青枝骨折

讨论

青枝骨折是常见的骨折之一，多发生于儿童，为外力作用于干骺端与骨干交界部或干骺端所致。X线片显示骨折处的骨皮质劈裂。青枝骨折属稳定型骨折，尤其是在单侧骨皮质劈裂的情况下。如果X线片显示双侧骨皮质损伤，骨折就有移位的可能性。

青枝骨折多发生于儿童，可能与儿童易发生轻微的碰撞损伤有关。患儿可表现为患处肿胀和疼痛，这些症状伤后不会立即出现。这是因为该类骨折较为稳定，骨膜未损伤，故疼痛较轻，肢体活动轻度受限。青枝骨折的诊断依靠普通X线片。但有时骨折不明显，需要特殊体位检查才能显示，通常行正、侧位X线检查。青枝骨折通常预后良好，无并发症。

对于此类骨折的急症处理包括除外其他损伤，并对伤肢的神经、血管进行全面的检查。用短的夹板或石膏管型固定骨折，进行骨折常规护理，包括休息、冷敷和抬高患肢。定期骨科复诊。

当评价儿童骨骼损伤时，应注意因在解剖上儿童与成人的差异导致损伤的类型不同。与成人相比，儿童的骨骼弹性大，骨膜厚且细胞生长活跃，存在骺软骨，损伤后可重塑。由于骨骼弹性大并存在骺软骨，同时副韧带不够坚固，因此创伤后易导致骨折，而扭伤和关节脱位却不常见。

某些类型的骨折属儿童特有，如骨折呈弓形、皱褶形及骨骺损伤。骨折呈弓形发生于纵向力作用于长骨，导致骨骼变形，但无骨皮质骨折，这类骨折的重塑能力有限。骨折呈皱褶形属于不完全骨折，承受压力侧的骨膜和骨皮质保持完整。骨骺损伤是儿童特有损伤。按 Salter-Harris 分类，骨折损伤共分为五种类型。一般来讲，骨骺损伤越严重，骨骼能否正常愈合和发育的问题也就越大。

临 床 要 点

1. 鉴于儿童与成人骨骼的解剖学差异，某些类型的骨折，如骨折呈弓形、皱褶形以及骨骺损伤属于儿童所特有。
2. 青枝骨折属于稳定型骨折，是外力作用于骨干与干骺端交界处所致。
3. 有时 X 线片不易发现青枝骨折，临床上应高度警惕此类骨折的存在。
4. 对青枝骨折的急症处理包括制动、冷敷、抬高患肢和定期骨科复诊。

（郝晓译　吴啸波校）

参 考 文 献

1. Waters PM：Distal radius and ulna fractures. In Beaty JH，Kasser

JR (eds) : Rockwood and Wilkins' Fractures in Children, 5th ed. Philadelphia, Lippincott Williams & Wilkins, 2001, pp. 408-413.

2. Bachman D, Santora S : Orthopedic trauma. In Fleisher GR, Ludwig S (eds) : Textbook of Pediatric Emergency Medicine, 4th ed. Philadelphia, Lippincott Williams & Wilkins, 2000, pp. 1435-1441, 1455-1457.

3. England SP, Sundberg S : Management of common pediatric fractures. Pediatr Clin North Am 43 : 991-1012, 1996.

4. Dicke TE, Nunley JA : Distal foream fractures in children : Complications and surgical indications. Orthop Clin North Am 24 : 333-340, 1993.

病例 63　急性肾衰竭伴意识障碍

Y. Veronica Pei, Jill M. Baren

患者男性，45 岁。因右侧身体摔伤 2 天后神志不清被送至急诊科。患者 2 天前因右侧身体摔伤感右前臂疼痛，曾在外院就诊，发现右上肢肌肉血肿，并测得血肌酐约为 3.2mg/dl。治疗后出院并有保健医随诊。随后右上肢疼痛加重并有感觉异常和右臀部疼痛，活动受限。家属称神志不清并有记忆减退。系统性回顾有明显的尿量减少，间断恶心、呕吐。既往有药物滥用、丙型肝炎和肝硬化病史。

体格检查

生命体征：T 36.6℃，P 80 次/分，R 16 次/分，BP 133/66mmHg。皮肤：温暖干燥，右上肢皮肤有多处擦伤。头部检查：正常。胸部：正常。心脏情况：心率、节律正常，无杂音。腹部：右侧肋脊角有轻度触痛。四肢：右前臂轻度肿胀，无肌紧张，右腕部触痛，被动曲伸时轻度疼痛，反射对称，双侧脉搏有力（++）。神经肌肉：灵敏，对人物、地点有判断力。但不能回忆起几天前发生的事情。颅神经检查正常。运动：右腕和手指伸力 3/5 级，感觉无异常。

实验室检查

全血细胞计数：血小板 45 000/μl（正常 150 000～400 000/μl),其余正常。血生化：血钠 131mmol/L（正常 133～143mmol/L），钾 4.7mmol/L（正常 3.5～5.5mmol/L），氯 97mmol/L（正常 97～107mmol/L），二氧化碳 16mmol/L（正常 22～30mmol/L），BUN 106mg/dl（正常 10～20mg/dl），肌酐 7.6mg/dl（正常 0.8～1.3mg/dl），血糖 230mg/dl（正常 70～110mg/dl），钙 7.7mg/dl（正常 8.5～10.5mg/dl）阴离子间

隙：18。肝功能检查：总胆红素 3.3mg/dl（正常 0～1.2mg/dl），碱性磷酸酶 137U/L（正常 35～125U/L），天冬氨酸转氨酶 1395U/L（正常 17～59U/L），丙氨酸转氨酶 1807U/L（正常 21～72U/L），白蛋白 2.4g/dl（正常 3.5～5.8g/dl），肌酸激酶 18 680U/L（正常 60～400U/L），CK-MB 50.9ng/ml（正常 0～7.5ng/ml），氨 74μmol/L（正常 9～33μmol/L）。凝血检查：INR 2.2，APTT 30.2s（正常 22～33.3s）。尿液分析（试纸法）：尿外观呈黄色，中等血尿，微量蛋白，葡萄糖 100mg/dl。白细胞酯酶和硝酸盐阴性。尿镜检：红细胞 0/高倍视野，白细胞 0/高倍视野。

问题

考虑到患者 5 个月前的血肌酐测定值为 0.8mg/dl，最有可能导致近期肾衰竭的病因是什么？

诊断和治疗

横纹肌溶解症所致的急性肾衰竭，治疗包括积极静脉补液和碱化尿液。

讨论

横纹肌溶解症是指肌肉细胞破坏而使细胞内容物进入血液循环。它不是一个特定的综合征而是一个和多种严重疾病有关的病埋过程。

横纹肌溶解症的常见病因包括外伤、运动、癫痫发作、感染、药物滥用、药物（见表 1）。不管什么病因，最终的结果是肌细胞膜的功能丧失，导致细胞内外钾、钠、钙离子梯度发生变化，细胞内钙离子浓度增加而使细胞内蛋白水解酶的活性增强，进而导致细胞死亡，细胞内容物释放。

应询问患者是否有近期外伤、过度运动、接触或食用毒物、药物、毒品史以及已知的病史和家族史中有无肌肉功能障碍和疾病史。临床上，患者可能自述局部或散在肌无力、肌痛和（或）肿胀以及其他的不适症状如身体不适、神志不清、恶心呕吐和茶色尿。查体发现受累的肌肉可有触痛、局部肿胀、表面皮肤颜色改变伴或不伴感觉和（或）运动障碍。没有明显的体征不能除外横纹肌溶解症。

横纹肌溶解症的临床表现不一，包括早期和晚期表现。急性肾衰竭、电解质紊乱、DIC 和骨筋膜室综合征是常见的并发症。肾损害与下列因素有关：(1) 肌红蛋白导致肾血管收缩使肾小球滤过率降低和肾血流量减少；(2) 血红蛋白对肾小管的直接细胞毒作用，其源于氧自由基的形成；(3) 肌红蛋白-肾小管蛋白（Tamm-Horsfall protein）管型阻塞肾小管。肌酸激酶（CK）和急性肾衰竭的严重程度关联不大，因此即使轻微的升高也应认真对待。细胞内容物的释放造成的代谢紊乱包括低钙血症、高钾血症、高磷血症和低蛋白血症。大量组织坏死并释放出促凝血酶原激酶可引起 DIC。骨筋膜室综合征是指肌肉损伤使内容物渗入间质引起骨筋膜室压力升高和局部缺血，它既可早期发生也可晚期发生。如果疑有骨筋膜室综合征应请骨科医生会诊。

横纹肌溶解症可靠的标记物为血清 CK，肌肉损伤后可以立即测出且不会很快消失。而肌红蛋白在血清中的半衰期短（1～3h），不能做为检测的标记。尽管尿检试纸不能区分肌红蛋白、血红蛋白和红细胞，尿液分析（试纸检测）仍是较好的早期筛查手段。尿液镜检和血清 CK 水平可以辅助诊断（见表2）。

表 1　横纹肌溶解症的病因

生理因素	非生理因素
肌肉运动过度：锻炼、癫痫发作、震颤性谵妄	**代谢紊乱**：低钠血症、高钠血症、低钾血症、低磷血症、糖尿病酮症酸中毒、甲状腺危象
创伤：挤压伤、电休克、烧伤	**药物或毒素**：HMG-CoA 还原酶抑制剂、利尿剂、类固醇、可卡因、齐多夫定、酒精、致幻剂、PCP/安非他明、一氧化碳、氰化物、乙烯、乙二醇、蛇毒
缺血：血管损伤、长时间制动、直接压迫、骨筋膜室综合征	**感染**：中毒性休克综合征、感染性休克、兔热病、链球菌、沙门菌、军团菌或葡萄球菌所致感染、HIV、EB 病毒、巨细胞病毒、柯萨奇病毒 、流感、疟疾
高热：抗精神病药恶性综合征、恶性高热、中暑	**免疫介导**：多肌炎、皮肌炎
	缺血：镰状细胞贫血、脉管炎、休克、血栓栓塞
	遗传：ATP 产生过程中酶缺乏、最常见的肉碱酯酰转移酶（carnitine palmitotransferase）不足
	特发性

治疗的目的是预防急性肾衰竭，积极静脉补液治疗，使尿量达到 1～2ml/（kg・h）来补充血管内液体的流失。尿液酸性增大时容易形成肌红蛋白（Tamm-Horsfall）管型而阻塞肾

小管，因此使尿液碱化到 pH6.5 或更碱也是另外一个治疗目标。应用甘露醇渗透利尿，增加肾血流以预防肾小管阻塞。少尿型肾衰竭患者必须进行血液透析。电解质紊乱应予纠正，以预防致命性心律失常的发生。

该患者近期创伤是导致横纹肌溶解症并继发急性肾衰竭的诱因。肌肉血肿、神志不清和肌酐升高符合诊断。疑有右前臂骨筋膜室综合征但以后予以排除。实验室检查发现阴离子间隙增加、低血钙、高血磷和低蛋白血症等与横纹肌溶解症有关的代谢异常。CK 升高达 18 680U/L 和尿试纸显示中等血尿但镜检无红细胞与横纹肌溶解症非常相符。该患者接受积极的补液和碳酸氢钠治疗，血肌酐水平在出院时已得到很大的改善。

表 2　不同情况下尿的特征性变化

特征	横纹肌溶解症	溶血	血尿
尿色	茶色	红色	茶色
血尿（试纸）	＋	＋	＋
尿中红细胞（镜检）	0～少量	0～少量	大量
血清 CK 增高	＋	-	-

临 床 要 点

1. 横纹肌溶解症是一个病理过程而不是一种疾病，其与许多疾病相关，应进行全面的检查以明确病因。
2. CK 的升高程度与急性肾衰竭的严重程度关联不大。

（李甲辰译　刘俊江校）

参 考 文 献

1. Visweswaran P，Guntupalli J：Rhabdomyolysis. Crit Care Clin 15：415-428，1999.
2. Vanholder R，Sever MS，Erek E，et al：Rhabdomyolysis. J Am

Soc Nephrol 11：1553-1561，2000.
3. Sauret JM，Marinides G，Wang GK：Rhabdomyolysis. Am Fam Physician 65：907-912，2002.

病例 64　呼吸暂停伴发绀

Cynthia Jacobstein

患儿男性，6 周龄。因呼吸暂停伴发绀被送至急诊科。患儿进食后 1h 出现呼吸停止、周身变青。其父母陈述患儿身体稍僵硬，但能睁眼，口鼻无异常分泌物，口鼻发绀，估计持续 20～30s，轻微刺激后呼吸恢复正常，而后熟睡。否认有发热和上呼吸道感染病史，饮食、大小便正常。母亲孕期无并发症，正常产。生长良好，仅作为健康儿常规访视儿科医生。

体格检查

T 37.3 ℃（肛温），P 140 次/分，R 40 次/分，BP 85/45mmHg，血氧饱和度 99%（呼吸室内空气）。一般状况：营养良好，发育正常，反应灵敏。头颅和五官：无外伤，前囟软而平。对光反射灵敏、双侧对称。鼓膜无异常分泌物。口咽部黏膜湿润、无损伤。胸部：呼吸音清，双侧对称，无呼吸困难。心脏：心率正常，律齐，无杂音和奔马律。腹部：软，无腹胀、触痛及胃肠型和包块，肠鸣音正常。皮肤：无皮疹。四肢：色粉红、温暖。神经系统：反应灵敏，查体时哭闹但易安慰。

实验室检查

未做实验室检查。

问题

首先考虑什么疾病？对患儿的下一步处理是什么？

诊断和处理

明显致命性事件（apparent life-threatening event, ALTE)。收住儿科病房观察并行 pH 多导睡眠监测。

讨论

明显致命性事件是 1986 年美国国立卫生研究院婴儿呼吸暂停会议上确定的。明显致命性事件是“令观察者恐惧的一系列表现，以呼吸暂停（中枢性或偶尔为阻塞性)、面色改变(通常是发绀或苍白偶尔出现红斑或血红色)、明显肌肉张力改变（通常用柔软性表示)、气道阻塞或窒息为特征”。

任何器官和系统的病变均可引起明显致命性事件，因此可以认为明显致命性事件是临床表现而并非最终诊断。下表列出了可能的原因。约 50％病例没有明确的原因。

明显致命性事件的可能病因

感染	**中枢神经系统疾病**
呼吸合胞病毒	癫痫发作
百日咳	肿块/损伤
肺炎	中枢低通气
败血症	**代谢性疾病**
脑膜炎或脑炎	低血糖
心源性	先天性代谢紊乱
心律失常	**血液疾病**
器质性心脏病	贫血，尤其是早产儿
胃肠道疾病	**虐待/监护人夸大病情**
胃食管反流	**特发性**
吞咽功能失调	

急诊医生应对发病情况进行评估并判断是真正的明显致命性事件还是正常儿童生理现象。如果确信是真正的明显致命性事件，急诊医生要做出诊断性评估并采取治疗措施。评估明显致命性事件的婴儿最重要的是病史，病史应完整并尽可能包括目击者所提供的所有细节。全面的体格检查也是必须的。

在急诊科诊断性检查应根据患者的特殊表现而有所侧重。没有固定的操作规范可循。可根据个体表现并对应鉴别诊断表中病种，有针对性地选择诊断性检查。若有感染征象，如体温过高或过低，心动过速或嗜睡，那么应在急诊科进行全面的败血症的评估。若体格检查（杂音、生长迟缓、心动过速）或病史（就餐时出汗或疲乏）提示有心脏异常迹象，应首先进行胸部X线和ECG检查。所有表现异常的患儿应住院观察和监测。

该患儿病史令人担忧，但无特异性，在急诊科全面常规体检正常，收入院观察并行pH多导睡眠监测仪监测。发现患者有胃食管反流，未见呼吸暂停和发绀。给予雷尼替丁和甲氧氯普胺（胃复安）治疗后出院。

临 床 要 点

1. 明显致命性事件涵盖了不同类别的诊断，是一种临床症状而不是诊断。
2. 完整的病史采集和体格检查对于诊断一个病例是不是真正的明显致命性事件，还是正常的生理事件如窒息是很重要的。
3. 急诊科评价明显致命性事件的婴儿应该把重点放在每个患儿的具体情况上，而不是应用大量检查寻找导致明显致命性事件的所有病因。
4. 要保证对所有考虑明显致命性事件的患者收住院监测并做进一步的评估。

（李甲辰译　刘俊江校）

参 考 文 献

1. Palfrey S：Overcoming ALTEphobia：A rational approach to "spells" in infants. Contemp Pediatr 16：132-157，1999.
2. Brooks JG：Apparent life-threatening events. Pediatr in Rev 17：

257-259，1996.

3. National Institutes of Health Consensus Development Conference on Infantile Apnea and Home Monitoring：Consensus statement. Pediatrics 79：292-299，1987.

病例 65　胸痛伴气短

Allison R. Silver

患者女性，53 岁。在其外甥陪同下就诊于急诊科。因为极度的呼吸困难及其讲西班牙语而存在语言障碍，采集病史很困难。只能诉胸痛并向左上肢放射。其儿子随后到诊室诉该患者既往患有非胰岛素依赖型糖尿病及高血压病，该患者最近 4 天出现呼吸困难，高热，腹泻，发汗。患者在多米尼加国居住 6 个月曾出现过相同症状，并用一种新药物治疗。约 2 周前服用完了该药物。

体格检查

生命体征：T 37℃，P 190 次/分，R 50 次/分，BP 110/72mmHg。一般状况：极度呼吸困难伴中心型发绀，咳嗽并有粉红色泡沫痰，呕吐。五官：正常。胸部：弥漫性水泡音。心脏：心动过速。腹部：正常。四肢：正常。

实验室检查

全血细胞计数：白细胞 15100/μl，其余正常。血生化检查：血糖 274mg/dl，其他正常。尿液分析：尿糖（+++），余阴性。尿药物筛查：阴性。血气分析（吸 100% O_2）：pH 7.29，PCO_2 49mmHg，PO_2 106mmHg，HCO_3 24mmol/L。ECG：快速房颤（见图 1）。胸部 X 线检查：提示肺水肿及充血性心力衰竭（见图 2）。

问题

患者症状提示何种疾病？何种血液检查是帮助确定诊断的首要检查？曾因此服用过什么药物？

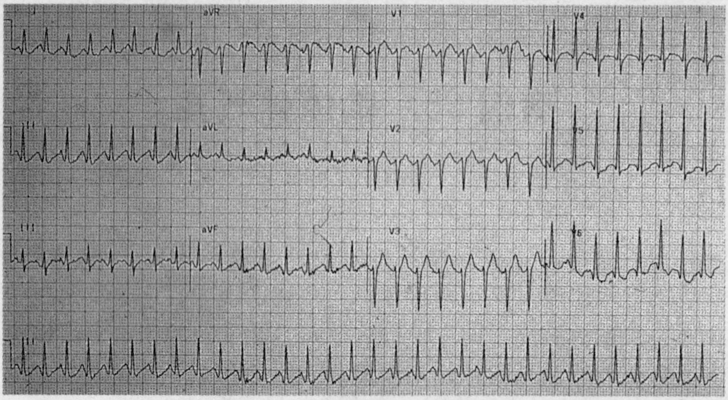

图 1

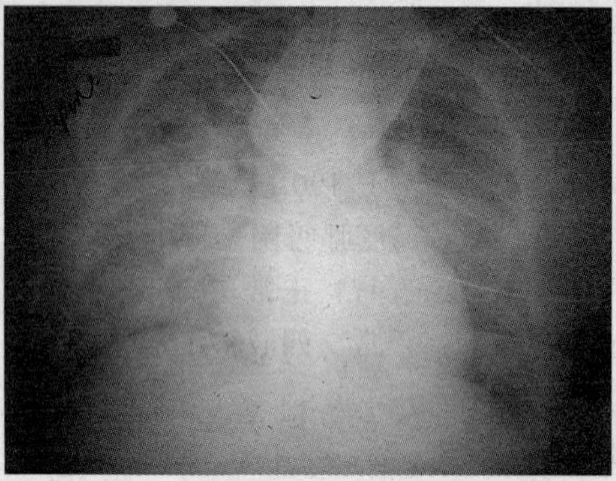

图 2

诊断

首先给予该患者静脉注射腺苷 6mg，随后再次给予 12mg，无任何效果；于是分别给予 50J、100J、200J 的电击后，心律无变化。进行气管插管。随后其子取回曾在多米尼加国服用药物的空药盒返回急诊室。咨询医院药剂师，将药名从西班牙语翻译过来，确定为丙基硫氧嘧啶（PTU），并按疑似甲状腺危象治疗，测定血促甲状腺激素（TSH）水平，结果回报为 0.00mIU/ml。

讨论

体内的甲状腺激素释放过量可引起临床、生理和生化的各种表现，这种患者被认为患有甲状腺功能亢进。甲状腺危象罕见且致命，是甲状腺功能亢进进一步恶化的表现，可由疾病、手术和不按时服用药物（如该患者）而突然发病。临床要对该病高度警觉。对于住院患者，该病死亡率接近 30%。

甲状腺由多个滤泡组成，滤泡中含有一种称为甲状腺球蛋白的多肽，这种蛋白质被碘化分解生成具有生物活性的 T_3 和 T_4。甲状腺激素受下丘脑分泌的促甲状腺激素释放激素（TRH）的调节，TRH 刺激垂体前叶 TSH 的释放。身体中的大部分 T_3 是由 T_4 在周围组织中转化而来。

甲状腺功能亢进可引起很多症状：如疲劳、高热、体重下降、大便习惯的改变和心血管异常（如该患者）。95%的患者有不同类型的心动过速。许多症状和体征是肾上腺素能系统受刺激的结果。

以下的多种措施对治疗有益：

1. **阻断激素合成** 这是常见的第一步措施。有两种硫代酰胺类抗甲状腺药物，以丙基硫氧嘧啶（PTU）和甲硫咪唑为代表，均以抗甲状腺球蛋白的碘化而起作用。

2. **抑制激素释放** 有多种无机碘化合物（如 Lugol 液、SSKI、碘化钠、放射造影剂、胺碘酮）都有阻滞甲状腺球蛋白水解的作用。

3. **阻滞 T_4 向 T_3 的转化** 有几种药物是可以用的，包括放射性碘、胺碘酮、类固醇激素、普萘洛尔和丙基硫氧嘧啶，地塞米松和氢化可的松也通常被应用。

4. **减弱肾上腺素能作用** 以往常用利血平和胍乙啶，现在常用β受体阻滞剂。普萘洛尔是被研究最多的一种药物，并可被小剂量应用直到症状减轻。艾司洛尔因剂量可快速调整，也经常应用。

5. **减少循环中过多的激素水平** 用于对常规治疗无效的病例，包括血浆置换、透析、换血疗法及其他。

6. **支持性治疗** 是基础治疗。严格控制体温；补充液体；必要时行中心静脉压监测；给予足够的葡萄糖；治疗充血性心力衰竭（CHF）。

7. **去除诱因** 诱因通常不明显，需全面的观察。

8. **根治性治疗** 当患者病情平稳后，给予放射性碘化物治疗或腺体部分切除术治疗。

该患者应该入住ICU，抗肾上腺素能药物可以在1～2h内起效，并可在24h内降低 T_3、T_4 的水平。完全恢复约需1周的时间。

该患者通过鼻导管给予丙基硫氧嘧啶（PTU）200mg、静脉注射地塞米松10mg和静点艾司洛尔。1h后给予10滴Lugol液，10天后口服甲硫咪唑和普萘洛尔并出院。出院后几天，因漏服普萘洛尔而出现室上速再次就诊于急诊科。2月后行 I^{131} 治疗，以后用甲状腺激素替代治疗维持。

临床要点

1. 抑制激素释放的碘化物必须在应用抗甲状腺药物 1h 后才能给予，以免碘化物被作为激素合成的原料使激素合成增多。
2. 糖皮质激素的应用是经验性的，理论上以肾上腺功能不全为依据但没有被证实，但类固醇在阻碍 T_4 到 T_3 的转化过程中起重要作用。
3. 对伴有充血性心力衰竭的甲状腺功能亢进患者不要担心应用 β 受体阻滞剂，甲状腺危象患者的充血性心力衰竭常常和快速心率相关或继发于房颤，因此应用 β 受体阻滞剂是有益的。

（李甲辰译　刘俊江校）

参考文献

1. Manifold CA：Hyperthyroidism，thyroid storm and Graves disease. eMedicine. com，2000. Accessed April 2003.
2. Cooper DS：Treatment of thyrotoxicosis. In Werner and Ingbar's The Thyroid，7th ed. Philadephia，Lippincott，1996，pp713-724.
3. Wartofsky L：Thyrotoxic Storm. Werner and Ingbar's The Thyroid，7th ed. Philadelphia，Lippincott，1996，pp 701-707.
4. Tietgens ST，Leinung MC：Thyroid storm. Med Clin North Am 79：170-184，1995.
5. Burch HB，Wartofsky L：Life threatening thyrotoxicosis：Thyroid storm. Endocrinol Metab Clin North Am 22：263-277，1993.
6. Brunette DD，Rothong C：Emergency department management of thyrotoxic crisis with esmolol. Am J Emerg Med 9：232-234，1991.

病例 66　发热伴皮疹

Eron Friedlaender　Kathy Shaw

患儿女性，2 岁。因出现头痛伴进行性无瘙痒性皮疹数小时就诊于急诊科。入院前 24h 内出现发热，伴有数次呕吐及腹泻，呕吐物为非血性、不含胆汁。既往体健。按时接种疫苗，偶用对乙酰氨基酚退热治疗。最近幼儿园多数儿童患有急性病毒性胃肠炎。

体格检查

生命体征：T 39.1℃（肛温），P 180 次/分，R 40 次/分，BP 113/55mmHg。一般状况：病态，嗜睡。头颅和五官：不畏光，黏膜干燥。颈部：软，克氏征、布氏征阴性。胸部：呼吸音清。心脏：心率快，律齐，无杂音及奔马律。腹部：软，无触痛，无腹胀。四肢：手脚冷，毛细血管充盈时间 3～4s。神经系统：瞳孔直径 3mm，双侧对称等大，对光反射灵敏。呼之能睁眼，肢体运动自主协调。皮肤：躯干和肢体布满瘀点和紫癜（见图）。

实验室检查

白细胞 18 500/μl，中性粒细胞 72%，杆状核细胞 17%。血红蛋白 12.3g/dl，血小板 412 000/μl，血钠 131mmol/L。凝血酶原时间：15.3s（正常 11.7～13.2s），部分凝血活酶时间 36.8s（正常 26.0～38.0s），纤维蛋白原 700mg/dl（正常 172～471mg/dl），D-二聚体 3.96mg/L（正常 0.1～0.6mg/L）。脑脊液：白细胞 1850 个，红细胞 62 个，蛋白质 137mg/dl，葡萄糖 121mg/dl；革兰染色可见多数白细胞，罕见双球菌。

急诊治疗过程

留置两条静脉通路，输注生理盐水 60ml/kg，按脑膜炎剂量给予万古霉素和头孢曲松，并将多巴胺注射液备于床侧。

问题

患儿最可能的诊断是什么？

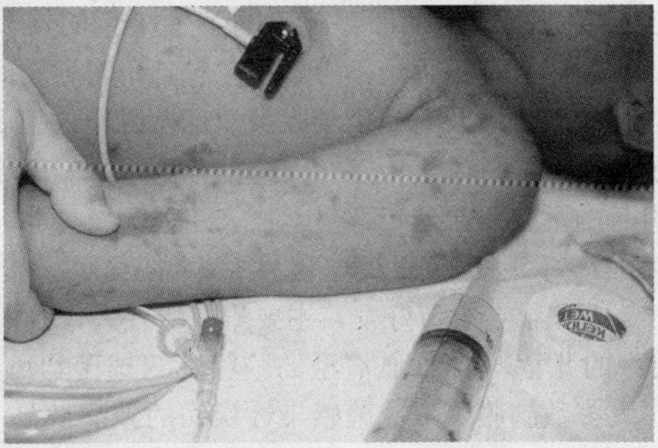

诊断

脑膜炎双球菌性脑膜炎伴菌血症

讨论

脑膜炎双球菌是一种带有荚膜的革兰染色阴性需氧双球菌，致病范围广且严重程度不等，甚至包括不可逆转的、急进性多脏器功能衰竭。及时识别脑膜炎双球菌感染的患者，可以积极给予强有力的抗生素治疗和支持治疗，以减轻该细菌性疾病可能引起的不良后果。

在美国，每年脑膜炎双球菌性疾病的发病率接近1.1/100 000，冬季和早春季节好发，主要累及年轻人，其中46%为2岁或更小的儿童。13种血清型的脑膜炎双球菌均可以致病。在美国，大多数脑膜炎双球菌感染性疾病的致病菌是B、C和Y型细菌，而在世界范围内以A型和C型为主。

脑膜炎双球菌通过飞沫传播，通过鼻咽部黏膜细胞的微绒毛进入血流，随血流在宿主体内播散。通常是在感染细菌2周之内出现临床症状。吸烟和病毒性上呼吸道感染可使鼻黏膜完整性破坏，增加对脑膜炎双球菌的易感性。补体调节免疫系统发生改变的个体对脑膜炎双球菌的感染风险亦较大。此外，由于居住环境拥挤和与带菌者接触机会较多，黑色人种和低收入水平者易发生脑膜炎双球菌性感染。

脑膜炎双球菌性败血症临床表现明显，包括突发高热、肌痛、瘀斑、紫癜或荨麻疹样皮疹、心肌功能障碍、血流动力学不稳以及多脏器功能衰竭（包括肾上腺功能不全、少尿和DIC）。大约50%的脑膜炎双球菌血症患者可以通过血行播散脑膜炎双球菌致脑膜感染。这些患者可有头痛、颈项强直、呕吐、畏光，可能还有神志改变。少数脑膜炎双球菌感染可以引起以下临床综合征：肺炎、会厌炎、中耳炎、尿道炎、结膜炎、咽鼓管炎、化脓性关节炎和心包炎。

对脑膜炎双球菌感染的初步诊断主要根据临床表现，对疑似病例应立即进行经验性治疗。确诊需要从血液、脑脊液、心包、胸腔积液、滑膜液中分离出脑膜炎双球菌。支持脑膜炎双球菌感染的证据还包括：从脑脊液中分离出革兰阴性双球菌，脑脊液中以多形核细胞为主的白细胞增多、葡萄糖水平降低和蛋白含量增加。对瘀斑皮损处刮出物的革兰染色发现细胞内细菌也有助于脑膜炎的诊断。也可用对流免疫电泳法、乳胶凝集法和协同凝集反应对脑脊液进行分析，但其应用较少，因为这几种方法假阴性率都较高。同样，血和尿的抗原检测也不可靠。

早期对脑膜炎双球菌感染疑似病例应用抗生素大大降低了致病率和死亡率。其中青霉素、头孢曲松和头孢噻肟是一线药物，氯霉素可用于青霉素过敏的患者。在抗生素治疗最初24h期间应警惕带菌飞沫传播。为了帮助患者度过血流动力学障碍、神经损害、基础代谢紊乱和凝血障碍，通常需要支持性治疗。对其他家庭成员及每天接触患者8h以上和密切接触患者口腔分泌物的医护人员应使用利福平、环丙沙星和头孢曲松等药物进行化学预防。应在脑膜炎双球菌感染诊断的24h内进行预防性治疗。四价多糖疫苗对机体产生针对A、C、Y和W-135血清群脑膜炎双球菌的抗体是有益的。在流行期间应用这种疫苗进行免疫预防或者对高危人群包括无脾、终末补体或裂解素缺乏人群、新兵、大学生和到疫区旅游的人群进行预防。5岁以上的人群有效率可达到或者超过85%。在婴幼儿中，由于此疫苗免疫原性有限、效能短暂，故不宜常规免疫接种。

侵袭性脑膜炎双球菌感染的死亡率为5%～20%，死亡的原因通常是由于严重的休克导致不可逆转的多脏器功能衰竭。入院时有以下表现提示预后欠佳：低灌注、皮疹、体温过低或过高、血小板计数异常、外周血白细胞计数和分类异常、凝血酶原时间和部分凝血活酶时间延长。幸存者的后遗症包括感觉神经性耳聋、关节炎、脉管炎、虹膜炎、巩膜外层炎、心肌炎和硬膜下积液。

该患者为C型脑膜炎双球菌感染，需要积极的补液治疗，并收住ICU病房，给予万古霉素和头孢噻肟治疗。一旦青霉素试验为阴性，就改为青霉素治疗。患者神志恢复，痊愈出院，远期随访无并发症。

临床要点

1. 确诊和疑似脑膜炎双球菌感染病例要上报当地公共卫生部门。
2. 不能因为等待实验室检查确诊脑膜炎双球菌感染而延误抗生素治疗。
3. 除对患者有密切接触的家庭成员和护理人员进行化学预防外，与感染个体有过密切接触的人员都要进行药物预防。
4. 脑膜炎双球菌感染可能导致急进性多脏器功能衰竭。

（李甲辰译　刘俊江校）

参考文献

1. Nguyen T, Malley R, Inkelis S, et al: Comparison of prediction models for adverse outcomein pediatric meningococcal disease using artificial neural network and logistic regression analyses. J Clin Epi 55: 687-695, 2002.
2. Rosenstein N, Perkins B, Stephens D, et al: Meningococcal disease. N Engl J Med 344: 1378-1388, 2001.
3. Rosenstein N, Perkins B, Stephens D, et al: The changing epidemiology of meningococcal disease in the United States, 1992-1996. J Infect Dis 180: 1894-1901, 1999.
4. Rosenstein N, Levine O, Taylor J, et al: Efficacy of meningococcal vaccine and barriers to vaccination. JAMA 279: 435-439, 1998.
5. Kirsch E, Barton R, Kitchen L, et al: Pathophysiology, treatment and outcome of meningococcemia: A review and recent experience. Pediatr Infect Dis J 15: 967-979, 1996.
6. Apicella M: Neisseria meningitidis. In Mandell G, Bennett J, Dolin R, eds: Principles and Practice of Infectious Diseases. New York, Churchill Livingstone, 1995, pp 1896-1909.
7. Riedo F, Plikaytis B, Broome C: Epidemiology and prevention of meningococcal disease. Pediatr Infect Dis J 14: 643-657, 1995.

8. Periappuram M, Taylor R, Keane C: Rapid detection of meningococci from petechiae in acute meningococcal infection. J Infection 31: 201-203, 1995.
9. Baker C, Edwards M: Meningococcal infections. In Oski F, ed. Principles and Practice of Pediatrics. Philadelphia, J. B. Lippincott, 1994, pp 1199-1203.
10. Edwards M, Baker C: Complications and sequelae of meningococcal infections in children. J Pediatr 99: 540-545, 1981.

病例 67　面部浮肿

M. Bradley Falk　Jill. Baren

患者男性，28 岁。主因面部浮肿 20min 于急诊科就诊。诉午餐（食鱼）后出现前胸和上肢轻微瘙痒，舌唇肿胀（见图），症状逐渐加重。否认有呼吸困难、喘息及声音嘶哑。既往曾有食用海产品后出现过类似症状但程度较轻。否认使用新的洗涤剂、肥皂、香水、衣物以及和宠物接触史。

体格检查

生命体征：T 36.6℃，P 100 次/分，R18 次/分，BP 135/85mmHg，SpO_2 98%（吸室内空气）。头颅和五官：口唇及舌前部明显水肿，气道通畅，口咽部及悬雍垂无明显水肿，无喘鸣，少量分泌物，发音正常。颈部：软，无触痛。胸部听诊两肺呼吸音清。心脏：心率正常，节律规整，无杂音、心包摩擦音及奔马律。腹部：正常。四肢：无水肿及皮疹。鼻咽部喉镜检查：舌底及会厌部轻微水肿，喉部无水肿，声带正常。

实验室检查

全血细胞计数：正常。血生化：正常。

问题

在详细询问病史前，对具有上述症状的患者需要估计到哪些情况？即使尚未建立静脉通路，需要立即应用哪一种药物？

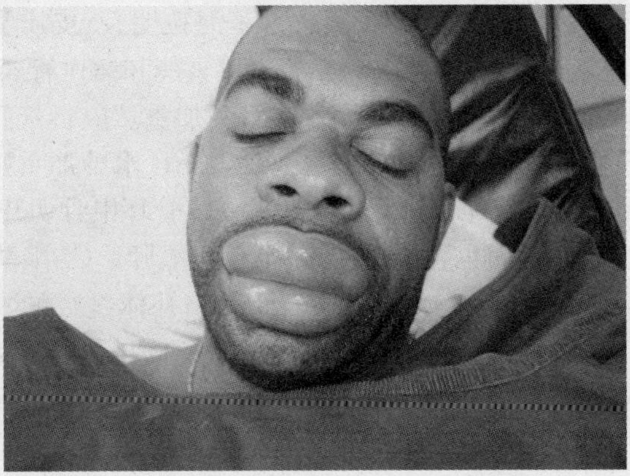

诊断

血管神经性水肿。唇舌部的水肿因为很可能危及气道而令人担心。在进行其他措施之前要评估并保持患者的气道通畅。若有呼吸道受累的迹象，应行气管插管。这种情况下常常需要立即应用肾上腺素。该患者可以皮下注射肾上腺素 0.3mg（1/1000 肾上腺素 0.5ml）。冠心病患者应用肾上腺素时因其肾上腺素能作用可能会导致心肌缺血，因此冠心病患者应用肾上腺素减轻气道阻塞时应权衡利弊。

讨论

血管神经性水肿是由于毛细血管通透性增加，液体进入周围组织而形成。水肿范围可以从体表（如该患者）到身体内部包括胃肠道水肿（偶引起梗阻）。最令人担心的是危及生命的呼吸道水肿。过敏性休克是指在上述情况时出现低血压。血管神经性水肿的原因很多（以下将讨论），但真正的过敏反应是 IgE 介导的过程，很多患者在以前有类似的发作。

患者的过敏反应可由一个明确的诱因所触发，如食物（海产品、花生等）、膜翅目昆虫毒刺作用（蜜蜂叮咬）、药物（青霉素）、环境以及与日常生活相关的因素（如肥皂、香水）。询问患者是否有过因同样情况就诊以及是否有过气管插管和进住 ICU 的经历很重要。如果有过，表明患者属于高危人群。治疗过敏的传统药物包括抗组胺药物（苯海拉明）、皮质类固醇类（甲泼尼龙）、肾上腺素类（兴奋肾上腺素能和缩血管药物）。气道问题尤为重要，如果治疗无效或水肿加重，应行气管插管保持气道通畅。如果该治疗措施被拖延，一旦水肿加重则可能导致气管插管困难或无法进行。还应做好气管环甲骨切开的准备。

非过敏性原因也可导致血管神经性水肿，C_1 酯酶缺乏的患者（C_1 抑制物降低或功能缺陷而影响补体途径的常染色体显性遗传性病）可有相似的症状就诊于急诊科。这种被称为遗传性血管神经性水肿的疾病在 19 世纪被认知。尽管抑制的机理还不清楚，但患有遗传性血管神经性水肿的患者可应用雄激素药物来作为预防用药。因其不是 IgE 介导，所以急诊治疗这种患者不同于过敏因素引起的血管神经性水肿，理想的治疗是尽快给予 C_1 酯酶，但在很多医院很难得到该药，也可以选择输注新鲜冰冻血浆。

十几年前很多学者报道，年龄大于 65 岁的高血压患者使用血管紧张素转化酶（ACE）抑制剂可以导致血管神经性水肿。血管紧张素转化酶抑制剂类药物可抑制缓激肽的分解并且抑制血管紧张素Ⅰ转化为血管紧张素Ⅱ，双重机理导致血管舒张。ACE 抑制剂所致水肿的治疗是停用药物。服用这一类药物的任何一种都有可能导致水肿，并且可能是在患者应用这种药物（无异常）很长时间后才出现症状。

临 床 要 点

1. 对血管神经性水肿患者首先应保持气道通畅，如治疗无效应尽早行气管插管。
2. 并不是所有的面部水肿都是过敏因素引起；要考虑到遗传性血管神经性水肿，对后者应尽快应用冰冻新鲜血浆治疗。
3. 初步治疗后，延长住院观察时间是必要的，因为有时症状可以反复。
4. 患者出院后要到变态反应科医生处进行随访，给予肾上腺素注射针并指导紧急时如何应用。

（李甲辰译　刘俊江校）

参 考 文 献

1. Grattan CE：Urticaria，angio-oedema and anaphylaxis. Clin Med JRCPL 2：20-23，2002.
2. Kaplan AP：Chronic urticaria and angioedema. N Engl J Med 346：175-179，2002.
3. Carugati A，Pappalardo E，et al：C1-inhibitor deficiency and angioedema. Molec Immunol 38：161-173，2001.
4. Chiu AG，Burningham AR，et al：Angiotensin-converting enzyme inhibitor-induced angioedema：A multicenter review and an algorithm for airway management. Ann Otol Rhinol Laryngol 11：834-840，2001.
5. Koury SI，Herfel LU：Anaphylaxis and acute allergic reactions. In Tintinalli JE，Kelen GD，Stapczynski JS：Emergency Medicine，5th ed. New York，McGraw-Hill，2000，pp 245-246.

病例 68　精神错乱、大汗、流涎

Russell Karten

患者男性，34 岁。由救护车送至急诊科就诊。患者在农场工作，同事发现他躺在地上，烦躁不安而且精神错乱。

体格检查

生命体征：T 37℃，P 52 次/分，R 28 次/分，BP 110/62mmHg；血氧饱和度 93%（未吸氧）。一般状况：清醒，精神错乱，烦躁不安，反复呕吐。头部：正常。眼：瞳孔针尖样大小。口：流涎，呼出气中有大蒜味。肺部：广泛哮鸣音，少许响亮的爆裂音。心脏：心动过缓，未闻及杂音。腹部：无压痛，肠鸣音活跃。四肢：肌肉颤动。皮肤：多汗。

辅助检查

心电图：窦性心律，QTc 间期 550ms。

问题

什么诊断可以解释患者的表现？中毒的机制是什么？必要的治疗措施是什么？

诊断

有机磷中毒/胆碱能中毒。常用的杀虫剂如二嗪农、1605等都是有机磷化合物，这些化合物是神经系统胆碱酯酶的强效抑制剂。胆碱酯酶受抑制的结果是乙酰胆碱积聚并过度兴奋其受体。胆碱能危象是一种临床中毒综合征，涉及中枢神经系统、自主神经系统以及外周（神经肌肉接头）神经系统，伴随有烟碱样和毒蕈碱样乙酰胆碱受体过度兴奋的表现。

讨论

有机磷杀虫剂中毒多因日常生活、生产过程或使用过程中意外接触所致。有机磷杀虫剂可经呼吸道、皮肤、结膜、黏膜和胃肠道吸收，主要经肝酶的降解而代谢。

临床表现（见下表）由胆碱能受体的过度兴奋引起。典型的临床症状为反应迟钝、大汗、肌肉颤动、呕吐、腹泻、流涎、流泪和尿失禁。症状随有机磷的种类、剂量和暴露途径不同而异。大部分患者的症状在接触毒物8h之内出现。乙酰胆碱既兴奋交感神经系统又兴奋副交感神经系统，所以中毒的临床表现取决于何种受体占优势。严重的烟碱样表现包括骨骼肌兴奋引起的肌肉颤动、肌力减退甚至瘫痪。

胆碱能中毒的临床表现

交感神经效应	副交感神经效应	骨骼肌
中枢神经系统	中枢神经系统	
精神错乱	精神错乱	肌肉颤动
烦躁不安	幻觉	肌力减退
幻觉	昏迷	瘫痪
昏迷	癫痫发作	
癫痫发作	瞳孔缩小	
瞳孔扩大	支气管黏液分泌增加	
支气管扩张	流涎、流泪	
心动过速	心动过缓	
高血压	尿失禁	
高血糖	腹痛、腹泻、呕吐	
酮症		
尿潴留		

有机磷中毒的诊断依据是：（1）有机磷杀虫剂接触史；（2）提示中毒的表现；（3）实验室胆碱酯酶测定。呼出气中有石油或大蒜味。需鉴别诊断的疾病很多，包括所有引起中枢神经系统改变的疾病、癫痫发作、肺部疾病伴支气管痉挛以及其他原因引起的中毒。血浆和红细胞胆碱酯酶的检测对后续治疗可有所帮助，然而在急诊科不可能做该项检查。不经过治疗，胆碱酯酶水平需数月才能返回至基线水平。

治疗包括迅速清除有机磷杀虫剂、支持疗法、阻止进一步吸收、应用解毒剂阿托品和碘解磷定。治疗的首要目标是逆转大量毒蕈碱样效应以防止瘫痪和心血管症状的出现。清除毒物包括脱去受污染的衣物，用肥皂水彻底清洗患者体表包括头皮、头发、指甲、皮肤和结膜。所有医务人员均应穿戴合适的手套、长袍及防护服。对经胃肠道大量吸收毒物的中毒患者应经胃肠道给予活性炭，不需进行血液透析以清除毒物。

患者应吸入纯氧气治疗，实施心电监测和血氧饱和度监测。癫痫发作、大量的气管分泌物、支气管痉挛或中枢神经系统抑制等症状提示需早期行气管内插管。为了便于气管插管，推荐使用非去极化肌松药物。禁用琥珀酰胆碱，因为其在血清胆碱酯酶活力降低的情况不进行代谢并且可以导致长时间的肌肉松弛。

不应为等待实验室胆碱酯酶活力测定而延误治疗。对于严重中毒，要使用阿托品和碘解磷定。阿托品竞争性地阻断乙酰胆碱与毒蕈碱受体结合，发现有机磷中毒后应立即应用阿托品。剂量依据抑制气管支气管分泌的情况确定，可能需要数百毫克以缓解有机磷中毒。阿托品的初始剂量为成人 2～4mg，儿童 0.05mg/kg。对于单一试验性剂量无反应的有机磷中毒患者，剂量需要加倍并且每 5～10min 给药一次直至患者症状好转。

碘解磷定是胆碱酯酶复活剂。在有机磷化合物作用下，胆碱酯酶失去活性，如果所谓的“老化”过程超过 24～72h，胆碱酯酶就会永久地失去活性。早期应用碘解磷定，有助于复活胆碱酯酶并逆转毒蕈碱样和烟碱样效应。然而，碘解磷定不能使已经老化的胆碱酯酶复活。碘解磷定的初始剂量为1～2g，静脉注射，30～60min后持续静点250～500mg/h以缓解患者症状。

清除毒物后轻度中毒的患者需要在急诊科监护6～8h，重度中毒患者应收入CCU。大部分患者在中毒48h之内对碘解磷定反应良好。如果未经诊治，有机磷化合物中毒引起的死亡多发生在中毒的前24h之内，死亡通常继发于呼吸肌瘫痪和中枢神经系统抑制。

该患者的呼吸系统情况迅速恶化，出现肺水肿和缺氧。应用阿托品和碘解磷定之后症状逐渐缓解。该患者阿托品用量达25mg。不过，急诊内科治疗选择应用了插管并使用了维库溴铵及活性炭，患者被送入CCU。保留呼吸机48h并成功地停机和拔管。72h之后，患者腹泻和多汗的症状得到缓解。成功地停用碘解磷定。5天后，该患者痊愈出院。

临床要点

1. 我们可以通过SLUDGE（污泥）这一单词熟记毒覃碱样症状：流涎（S，salivation）、流泪（L，lacrimation）、排尿（U，urination）、腹泻（D，diarrhea）、腹痛（G，gastrointestinal distress）、呕吐（E，emesis）。
2. 调整阿托品的治疗剂量，以减少气管分泌物并且改善氧合作用；其没有通用的标准剂量，严重中毒患者常需数百毫克的阿托品以控制气管、支气管分泌物。
3. 最常见的治疗失败原因是阿托品化不充分。
4. 有机磷如甲氟磷酸异丙酯（沙林）等是许多化学战争中神经毒气的主要成分。

（赵海燕译　刘硕然校）

参考文献

1. Robey W，Meggs W：Insecticides，herbicides，and rodenticides. In

Tintinalli J（ed）：Emergency Medicine：A Comprehensive Study Guide，5th ed. New York，McGraw-Hill，2000，pp 1174-1176.

2. Glark RF. Insecticides：Organic phosphorus compounds and carbamates. In Goldfrank L（ed）：Toxicologic Emergencies，6th ed. New York，McGraw-Hill，1998，pp 1346-1357.

病例 69　突发腹痛和呕吐

Joel Fein

患者男性，15 岁。主因右腹部疼痛而来急诊科就诊。患者 2h 前突发腹部剧烈疼痛，疼痛呈阵发性伴呕吐两次，无排便。

体格检查

T 37℃，P 105 次/分，R 20 次/分，BP 120/85mmHg。胸部：双肺呼吸音清。腹部：右下腹及腹股沟触诊轻压痛。生殖器：右侧阴囊红肿，右侧睾丸压痛（见图）。

实验室检查

全血细胞计数：正常。尿液分析：阴性。

问题

这种情况主要考虑什么诊断？需要立即采取的治疗措施是什么？

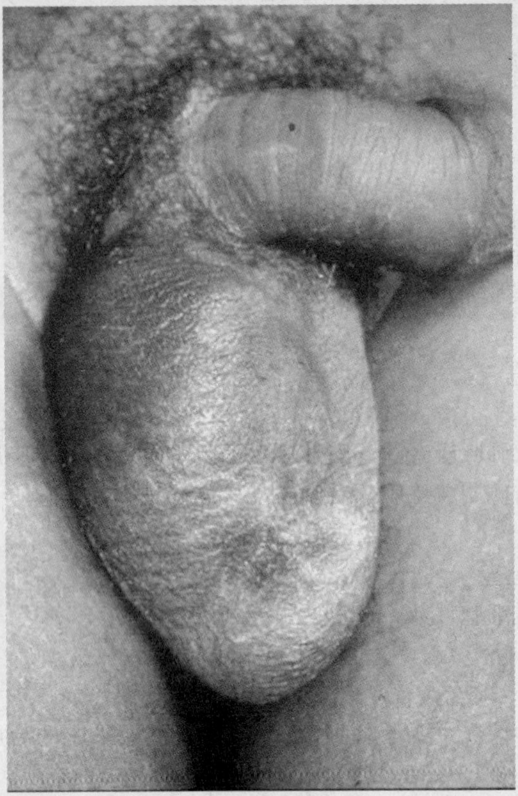

诊断和治疗

右侧睾丸扭转。高度怀疑本病的患者应先进行手法复位，然后行手术复位和对侧睾丸固定术。怀疑本病的患者，彩色多普勒超声检查可显示睾丸缺血情况。

讨论

在儿童和青少年引起阴囊疼痛的最常见原因为睾丸扭转、附睾炎、睾丸炎和阴囊损伤。其他引起阴囊疼痛的疾病有绞窄性腹股沟疝和附睾扭转。突发疼痛提示血管病变，可能是睾丸扭转。睾丸扭转的患者几乎都有恶心和（或）呕吐的症状。无发热不能除外附睾炎或睾丸炎。由创伤性损伤引起的疼痛通常在患者就诊前已经缓解。

认识到有阴囊病变的患儿经常诉下腹痛或腹股沟痛是十分重要的。诉腹痛的患者应常规行生殖器检查；反之，对诉阴囊痛的所有患者均应进行腹部检查以除外腹膜炎、肠梗阻和腹部包块等病变。

在睾丸扭转的诊治过程中时间是至关重要的。通常，睾丸扭转在症状出现 3h 内复位，预后良好。发病 8h 后救治成活的几率低于 25％，如果持续缺血 24h 以上，救治成活的几率就微乎其微了。

急诊手法复位可以使睾丸在手术复位前得以存活。当扭转发生时，通常睾丸上极向对侧扭转。手法复位过程中，操作者用拇指和食指固定病变睾丸向同侧方向旋转 360 度，如果症状缓解，继续旋转 360 度或更多，因为通常睾丸扭转多为 720 度。睾丸很少向反方向扭转，因此，如果手法复位开始时患者疼痛和肿胀加剧，就应改变旋转方向。使用镇静剂和麻醉剂可以使复位过程顺利进行。尽管手法复位后仍需实施手术矫正（双侧睾丸固定术），但急诊手法复位有助于挽救病变睾丸。

临 床 要 点

1. 所有腹痛患者均应进行全面的生殖器检查。
2. 睾丸扭转是外科急症，不能因实验室和放射检查而延误外科处理。
3. 急诊科手法复位可以防止睾丸坏死。

（赵海燕译 刘俊江校）

参 考 文 献

1. Fein JA：Pathology in the privates：Acute scrotal swelling in children and adolescents. Pediatr Emerg Med Rep 2：47-56，1997.
2. Lewis AG，Bukowski TP，Jarvis PD，et al：Evaluation of acute scrotum in the emergency department. J Pediatr Surg 30：277-282，1995.
3. Chamberlain RS，Greenberg LW：Scrotal involvement in Henoch-Schönlein purpura：A case report and review of the literature. Pediatr Emerg Care 8：213-215，1992.
4. Gedalia A，Mordehai J，Mares AJ：Acute scrotal involvement in children with familial Mediterranean fever. Am J Dis Child 146：1419-1420，1992.
5. Cattolica EV：preoperative manual detorsion of the torsed spermatic cord. J Urol 133：803-805，1985.
6. Knight PJ，Vassy LE：The diagnosis and treatment of the acute scrotum in children and adolescents. Ann surg 200：664-673，1984.
7. Cass AS：Testicular trauma. J Urol 129：299-300，1983.

病例 70　反应迟钝

Kevin M. Takakuwa　Jill M. Baren

患者男性，55 岁。其女儿发现他不省人事躺在地上，急叫 911 送来急诊科。患者家住三楼，门窗紧闭，房屋内无风扇及空调设施，救护人员估计室内温度为 48.9℃，虽然患者身上无汗，但衣服已被汗水浸透。既往有充血性心衰、酒精滥用和抑郁症史。

体格检查

生命体征：T 42.2℃，P 132 次/分，R 16 次/分（鼻腔插管辅助呼吸），BP 80/44mmHg。皮肤：干燥。五官：双侧瞳孔扩大，对光反射微弱。胸部：双肺呼吸音清。心脏：心律规整，心动过速，无奔马律及杂音。腹部：未见异常。四肢：无水肿。神经肌肉：昏迷，Glasgow 昏迷评分 3 分。

实验室检查

全血细胞计数：无异常。血生化：钠 124mmol/L，钾 5.3 mmol/L，氯 96mmol/L，碳酸氢盐 15mmol/L，尿素氮 19mg/dl，肌酐 1.7mg/dl，血糖 159mg/dl。尿检：潜血、尿糖和尿蛋白均阳性。血气分析（气管内插管、氧浓度为 100%）：pH 7.26，$PaCO_2$ 38mmHg，PaO_2 400mmHg。CK 1086U/L，CK-MB 1.3ng/ml，肌钙蛋白 0.9ng/ml。凝血系列：PT 13.8s，INR 1.3，PTT 24.4s。肝功能：正常。心电图：窦性心动过速，QRS 波增宽，左束支传导阻滞。胸部 X 线检查：心脏扩大。非强化头颅 CT：正常。

问题

实施复苏术病情稳定后，患者下一步最关键的治疗是什么？尿检结果异常的原因是什么？为什么会有肌酸激酶升高？

诊断和治疗

典型热射病（中暑）。因为高热几乎能使任何器官系统发生永久性损害，因此必须快速降温。

讨论

热射病的定义是：机体内部的温度升高超过 40℃并伴随有中枢神经系统的功能紊乱。临床表现为脱水，但出汗并不排除该病的诊断。该病有两种形式：典型（或非劳力性）热射病和劳力性热射病。典型热射病是由于暴露在高温环境中所致，多发生在体温调节机制受损的情况下。劳力性热射病是由于个体（已经适应或没有适应高温环境的个体）长时间在高温环境中锻炼或活动而引发的。两种不同类型热射病的临床特点各不相同（见下表）。当体温调节中枢受损导致机体正常体温平衡被破坏时会使体温升高出现高热。热休克蛋白的变性以及异常表达导致多器官系统的细胞损伤。

典型热射病和劳力性热射病临床表现的特点

	典型	劳力性
好发年龄	老年人	年轻人
健康状态	慢性疾病、精神分裂症、酒精中毒	健康
活动水平	久静坐	强体力活动
发病季节	每年的高温期	不一定
肾功能	尿少	急性肾衰竭伴有横纹肌溶解
凝血障碍	轻微	DIC
出汗情况	可以无汗	通常有汗
乳酸性酸中毒	通常没有	通常有

所有器官系统中，中枢神经系统最易受到损伤。症状表现为疲乏、兴奋、虚弱、行为改变以及判断力减弱、木僵、谵

安、瘫痪、幻觉、癫痫发作和昏迷。肾、心脏、肝、肺、血液系统和胃肠道对高热损伤也很敏感，高热能造成永久性细胞损伤或功能障碍。整个机体的损伤程度不仅仅与最高的体内温度相关，而且与暴露时间有关。延长暴露时间既增加致病率又增加病死率。

机体对高热的早期反应包括心动过速和呼吸急促，前者是机体试图将体内血液输送至外周，通过皮肤血管扩张散热的结果，后者在典型热射病中表现为呼吸性碱中毒，但在劳力性热射病中也可能是对乳酸性酸中毒的一种代偿机制。劳力性热射病患者常有脱水。令人惊讶的是，据报道仅有 1/4 的热射病患者有低血压，低血压提示预后不良。

一旦确认存在高热和中枢神经系统紊乱，必须立即进行降温处理。降温处理可采用多种方法。非侵入性冷却技术有蒸发、浸洗以及冰袋降温法。侵入性方法包括用低温液体灌注胃肠道、腹膜甚至心包。专家推荐用蒸发散热降温以避免寒颤的发生，寒颤是机体抵御寒冷的正常保护性反应。患者应裸体，用温水喷洒全身同时用电风扇吹拂。如果降温过程中发生寒颤，就应提高室内温度和水温并进行皮肤按摩。为了避免过冷却，当体内温度低于 39℃时就应停止降温。药物如对乙酰氨基酚（扑热息痛）和丹曲林钠等不能加速降温过程，因为其只能在体温调节机制正常时才起作用。

需与热射病鉴别的疾病很多，尤其是中枢神经系统症状未能改变时，应与恶性高热、精神抑制药恶性综合征、酒精戒断综合征、抗胆碱能药物中毒、兴奋剂中毒、水杨酸药物中毒、脑膜炎、脑炎、脓毒症、脑脓肿、脑恶性疟疾、癫痫状态和甲状腺危象相鉴别。

临 床 要 点

1. 对有多种疾病、精神疾病及老年患者均应高度怀疑中暑，因为他们缺乏远离高温环境的适应性行为反应。
2. 退热药无助于降低热射病患者的体温。
3. 引起热射病不一定需要很高的环境温度。代谢减低或中毒患者可丧失正常的散热机制。

（赵海燕译　吴寿岭校）

参 考 文 献

1. Bouchama A，Knochel JP：Heat stroke. N Engl J Med 346：1978-1988，2002.
2. Gaffin SL，Moran DS：Pathophysiology of heat-related illnesses. In Auerbach PS（ed）：Wilderness Medicine，4th ed. St. Louis，Mosby，2001，pp 240-289.
3. Moran DS，Gaffin SL：Clinical management of heat-related illnesses. In Auerbach PS，ed：Wilderness Medicine，4th ed. St. Louis，Mosby，2001，pp 290-316.

病例 71 下肢枪弹伤

Zachary F. Meisel John Pryor

患者男性，19 岁。主因左下肢被枪击而受伤，伤口中等量出血而被警察送往急诊科就诊。既往体健。

体格检查

T 36.7℃，P 105 次/分，R 18 次/分，BP 120/80mmHg。一般状况：神志清楚，表情焦虑。皮肤：皮温正常，干燥。头颅和五官：无创伤。颈部：正常。胸部：两肺呼吸音清晰，两侧一致。心脏：心动过速，心律规则，未闻及奔马律及杂音。腹部：无膨隆及外伤，腹软，无压痛。后背及会阴部：无外伤。直肠：张力正常，潜血阴性。四肢：左小腿中段后外侧可见一长约 2cm 的伤口，有少量出血，伤口周围可见一无搏动性小血肿（见图）；无血管杂音，无震颤，骨骼未见畸形，未见其他伤口。可触及双侧足背动脉和胫后动脉搏动。神经系统：Glasgow 昏迷评分（GCS）15 分，四肢能活动，肌力正常，感觉检查未见异常。

实验室检查

血细胞计数：正常。血生化：正常。右胫腓骨正侧位 X 线检查：未见骨折，在腘窝下方 5cm 小腿中线处发现一 2.0cm×1.5cm 的完整子弹，余未见异常。踝臂指数（左腿：左臂）：0.7（正常≥0.9）。左下肢动脉造影：腓动脉因外伤所致内膜不规则，血管外无造影剂渗出，无血栓，无夹层，末梢动脉血液供应良好。

问题

怎样解释患者的心动过速？在危险期，该种损伤可以引起哪些迟发的并发症？

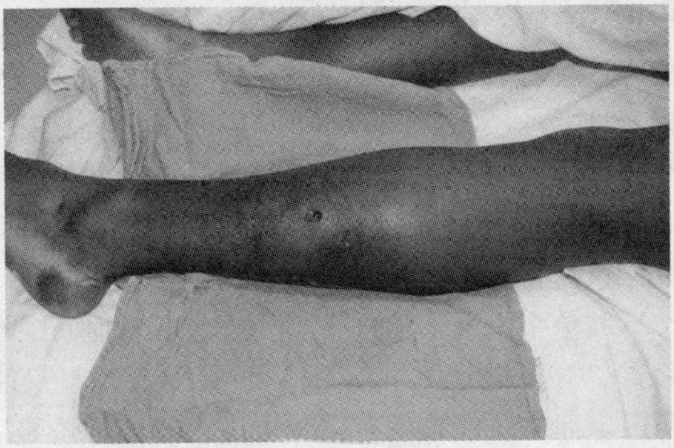

诊断和治疗

贯通伤所致外周血管损伤。早期治疗包括静脉输注晶体液以扩容，收住院，密切观察有无肢体缺血和（或）骨筋膜室综合征。如果患者 5 年之内未接受过破伤风强化免疫，则应予破伤风免疫治疗。

讨论

在美国，枪弹伤是致残、致死的重要原因。火器伤产生的巨大能量通过较小的表面积传递，从而产生特殊的损伤类型。所有的火器伤患者均应迅速进行系统的检查，以防止遗漏因重要血管和脏器损伤所致的快速血液循环衰竭。由于子弹的伤道决定着组织损伤的形式，而伤道常较为隐蔽，故有些伤口可能被遗漏。由于多处枪伤较为常见，部分伤口院外人员甚至伤者本人都未能发现。外周和浅表的损伤就能够导致肢体缺血和（或）骨筋膜室综合征。已经证实，早期发现和治疗肢体缺血与肢体伤残率相关。

所有枪伤患者均应立即送至医院急诊科以行系统规范的检查。通过对该患者的初步检查发现其双侧股动脉和足背动脉均可触及。但是患者存在心动过速，伤口及其周围血肿非常接近血管。迅速对患者的伤情进行再次评估，充分暴露其后背、腋窝以及会阴部并进行仔细检查。若患者有活动性出血，则应立即行指压止血。

创伤患者多有心动过速，尽管焦虑和疼痛可以使心率轻度增快，但应警惕有无早期休克的存在。失血性休克的代偿期，血容量减少15%～30%（750～1500ml），可仅表现为轻微心动过速并且血压正常。适宜的做法是建立较大的静脉通路（14～16号的血管插管）并快速补充1～2L晶体液，然后对患者的伤情进行快速再评估。

对于下肢单个贯通伤的进一步检查包括对血管、神经和骨关节的检查。对患侧肢体早期行X线摄影检查不仅能够显示子弹的伤道，而且还能发现有无骨折。火器伤，尤其是高速火器伤引起的骨折，属开放性骨折，需要抗生素治疗、创面灌洗并施清创术。

检查伤肢的主要目的是明确有无动脉损伤。查体对明确主要动脉有无损伤十分重要。一旦有主要动脉损伤则应立即行手术治疗。根据检查结果可分为："硬指征"（动脉损伤明确指征）和"软指征"（动脉损伤可疑指征）（见表1）。本病的治疗原则如下：

表1　动脉损伤的指征

硬指征	软指征
搏动性出血	现场中、重度出血
扩大性或搏动性血肿	脉搏逐渐减弱
可触及震颤或闻及杂音	伤口/伤道临近大动脉
无脉（末梢动脉损伤）	周围神经功能障碍

- 如果患者存在任何一项动脉损伤的硬指征，则应立即外科干预，进行手术探查并修复损伤动脉。快速血管成形术（伤后6h以内）是最有效的挽救患肢方法。血管造影术仅在如枪弹伤、四肢多发伤等存在大面积潜在损伤时实施。
- 如果患者不存在任何动脉损伤的硬指征和软指征，重要的动脉损伤可除外，不必进行进一步的检查。
- 如果患者存在动脉损伤软指征，应进行进一步检查。关于潜在的"隐性"动脉损伤的诊断和治疗尚存在很大的争议。目前，血管造影术对于诊断动脉损伤的敏感性可达100%。最近，非侵入性的踝臂指数已被成功地运用于临床，以筛选贯通伤中隐性动脉损伤的患者（见表2）。

表2 踝臂指数的测量

1. 将血压计的袖带缠绕在伤肢的远端
2. 用彩色多普勒检测仪测量踝部的收缩压（足背动脉和胫后动脉）
3. 测量健侧上肢的收缩压
4. 计算踝部与上肢收缩压的比值

单纯大静脉损伤不伴相应动脉损伤时极少出现大出血。如果有活动性出血，可将损伤的静脉进行结扎，但是通常出血仅在四肢活动时才会比较明显。因此，所有下肢枪伤的患者在出院前均应做行走试验检查。

肢体的血管损伤可以导致组织缺血。当组织发生再灌注时，释放毒性细胞因子，可导致组织进一步损伤。骨筋膜室综合征——肢体骨筋膜室内组织压增高而使室内神经和肌肉血运受损导致其缺血的一系列症侯群，是枪弹伤最常见的并发症。若患者伴有剧痛（疼痛程度超过受伤程度）或水肿则表明有早期骨筋膜室综合征发生。骨筋膜室综合征的后期体征包括伤肢苍白、脉搏消失、瘫痪。骨筋膜室综合征是一种外科急症，应紧急行筋膜切开减压术。怀疑隐性血管损伤的患者需要住院观察有无缺血及骨筋膜室合征的发生。一些有动脉损伤的患者需要预防性行筋膜切开术以防止骨筋膜室综合征的发生。

如果证实贯通伤导致主要神经损伤，则应根据临床条件行紧急的神经修补术或择期手术。此类患者在住院期间通常需要接受多种内科和专业治疗。

下肢远端贯穿伤的患者如无血管和骨关节的损伤可安全出院，但应密切随访。高度怀疑血管损伤的患者需安排血管外科和创伤外科医生紧急会诊并收入院。该患者被诊断为隐性外周血管损伤，入院后行非手术治疗，进行一系列明确有无缺血和（或）骨筋膜室综合征的检查。该患者于48h后痊愈出院。出院时左腿的肌力、功能和感觉均正常。患者出院后3周在门诊再次行血管造影检查，结果显示伤口已全部愈合。

临 床 要 点

1. 患者失血量达血液总量的30%后才出现生命体征的异常，因此对于身体状况良好的创伤患者也应警惕低血容量性休克的发生。
2. 不能忽视四肢贯通伤患者早期异常发现，即使其可表现为正常化。对所有阳性发现均应进行追踪以寻找隐性损伤。
3. 所有枪弹伤的患者均应充分暴露行全面检查，即使损伤仅局限于四肢的患者也应如此，这样可以发现躯干、背部、腹部或胸部等处在早期检查时遗漏的损伤。
4. 在每个四肢贯通伤患者出院前，医生均应讨论隐性血管损伤的潜在症状、体征以及周围血管损伤的晚期并发症。

（赵海燕译　吴啸波校）

参 考 文 献

1. Arrillaga A，Bynoe R，Frykberg E，et al：Practice management guidelines for penetrating trauma to the lower extremity. The EAST Practice Management Guidelines Work Group，2002. www. east. org Accessed May 2003.
2. Modrall J，Weaver F，Yellin A：Diagnosis and management of penetrating vascular trauma and the injured extremity. Emerg Med Clin North Am 16：129-144，1998.
3. Nassoura Z，Ivatury R，Simon R，et al：A reassessment of Doppler pressure indices in the detection of arterial lesions in proximity penetrating injuries of extremities：A prospective study. Am J Emerg Med 14：151-155，1996.
4. Shackford S，Rich N：peripheral vascular injury. In Feliciano D，Moore E，Mattox K（eds）：Trauma，3rd ed. Stamford，CT，Appleton & Lange，1996，pp 819-851.
5. Fryberg E：Advances in the diagnosis and treatment of extremity vascular trauma. Surg Clin North Am 75：207-223，1995.

6. Frykberg E, Dennis J, Bishop K, et al: The reliability of physical examination in the evaluation of penetrating extremity trauma for vascular injury: Results at one year. J Trauma 31: 502-511, 1991.
7. Johansen K, Lynch K, Paun M, et al: Non-invasive vascular tests reliably exclude occult arterial trauma in injured extremitise. J Trauma 31: 515-522, 1991.

病例72　多尿、烦渴、嗜睡

Vivian Hwang　Philip R Spandorfer

患者男性，18岁。主因多尿、烦渴、嗜睡由父母送来急诊科。家属称患者在数天前烈日炎炎的一天中大部分时间在户外活动，回来后自感炎热、眩晕以及虚弱。两天前出现烦渴，固体食物的摄入量减少，前天夜里曾多次起床排尿。追问病史，家属称患者曾呕吐两次，呕吐物中无血液，无胆汁。家属否认其有发热、腹泻及其他系统症状。既往体健。

体格检查

生命体征：T 37.6 ℃，P 140 次/分，R 36 次/分，BP 114/74mmHg。一般状况：病态肥胖，嗜睡但能唤醒。头颅和五官：呼之能睁眼，瞳孔正大等圆，光反射灵敏，眼球活动自如，黏膜干燥，口咽无分泌物，双侧鼓膜正常。颈部：无抵抗。胸部：双肺呼吸音清晰。心脏：心动过速，心律规则，无杂音及奔马律，未闻及心包摩擦音。腹部：肥胖，无膨隆，触软，有弥散性压痛，无腹膜刺激征，无内脏肿大，肠鸣音正常。四肢：无发绀，无杵状指（趾），无水肿，四肢温暖，毛细血管充盈时间＜2s。皮肤：无皮疹。神经系统：嗜睡，能唤醒，能正确遵医嘱活动，但目光凝视在静脉输液器上不移开，对人物和地点的定向力尚可，但不能正确区分时间和所处位置，余神经系统检查正常。

实验室检查

全血细胞计数：血红蛋白 17.0g/dl，白细胞 9700/μl，血小板 262 000 /μl。血生化：钠 135 mmol/L，钾 5.9 mmol/L，氯 85 mmol/L，碳酸氢盐 26 mmol/L，尿素氮 21 mg/dl，肌酐 1.7 mg/dl，血糖 1813 mg/dl，酮体 ＜ 1∶2。动脉血气分析：

pH 7.23，PCO_2 58mmHg，PO_2 369 mmHg（*原文如此——译者注*），BE -5；血浆渗透压 409mOsm/L（正常值 275～295 mOsm/L）。尿液分析：比重 1.037，pH 5.5，尿糖＞1000mg/dl，酮体阴性，硝酸盐和白细胞均阴性。心电图：窦性心动过速，心率 140 次/分，电轴正常，非特异性 T 波改变。

问题

什么疾病血糖如此高却无酮症？

诊断

高渗性非酮症糖尿病昏迷（Hyperglycemic hyperosmolar nonketotic syndrome，HHNK）。

讨论

高渗性非酮症糖尿病昏迷是一种危及生命的糖尿病急症，以高血糖、高渗透压及脱水为特征，是非胰岛素依赖性糖尿病的特征表现。与糖尿病酮症酸中毒（diabetic ketoacidosis，DKA）不同，患者无典型的酮体升高，仅有轻微的酸血症。

HHNK 好发于老年人。平均发病年龄为 60 岁，但发病年龄范围广泛，甚至见于儿科患者。约 2/3 的 2 型糖尿病（非胰岛素依赖性）患者首发症状为 HHNK。

感染、心肌梗死、脑卒中或胃肠道出血等疾病可引起 HHNK。其他引发 HHNK 的疾病包括胰腺炎、硬膜下血肿、肺栓塞、肾衰竭、热射病、严重烧伤以及内分泌失调。另外，还有其他因素包括：服用有升高血糖作用的药物，如糖皮质激素；服用脱水作用的药物，如噻嗪类利尿剂；糖尿病患者不遵医嘱。

HHNK 的临床表现是由极度脱水引起的。首先是血糖升高，血糖升高可以引起渗透性利尿，使体内游离水丢失的同时引起钠、钾、镁、磷等电解质的丢失。由于游离水的丢失超过电解质的丢失，结果是血容量减少，渗透压增高。患者可以有少量的酮体，但一般而言，酮体的升高程度不及 DKA。尽管存在争议，但目前仍认为 HHNK 患者体内的胰岛素足以抑制脂肪组织释放游离脂肪酸，但不足以促进细胞对葡萄糖的利用。另外，高渗透压本身可通过阻止脂肪分解，使作为酮体生成底物的游离脂肪酸处于低水平，从而抑制酮体生成。

HHNK 患者症状隐袭，包括烦渴、多尿、疲乏、视物模糊和体重减轻。当患者有精神状态改变时应进行治疗。事实上，多达 25%的患者有昏迷。有趣的是，目前发现精神状态改变的严重程度与高渗透压的程度和高渗透压发生的速率相关。如果渗透压低于345～350 mOsm/L时，昏迷的病因决不是HHNK，应考虑其他原因引起的昏迷，认识到这一点非常重要。其他与HHNK有关的神经系统表现包括巴宾斯基征阳性、眼球震颤、失明、幻视、肌肉抽搐、单侧或双侧视野缺损、严重的吞咽困难、急性尿潴留、急性四肢麻痹和癫痫发作。无胃肠道系统症状，而DKA时胃肠道系统症状多见。

当怀疑HHNK时应首先做血清电解质、全血细胞计数、动脉血气分析、尿常规以及心电图实验室检查，对这些患者要进行全面检查以除外其他潜在疾病，也应完成诸如胸部X线检查、尿培养、血培养、淀粉酶、脂肪酶、肝功能以及心肌酶等项检查。

典型HHNK患者的血糖＞600mg/dl，渗透压＞320 mOsm/L，pH＞7.3，碳酸氢盐＞15 mmol/L。血清钠的测量值比实际值低，实际血钠值可以通过计算获得：当血糖浓度大于200 mg/dl时，血糖浓度每增加100 mg/dl，血清钠增加1.6 mmol/L。血清钾、镁、磷的水平通常正常或升高。但是，当HHNK患者开始进行治疗后，这些电解质将从细胞外转移至细胞内，使血清中的浓度降低。

静脉内补液是治疗HHNK的主要手段。患者失水量可达机体总水量的20%～25%，对成人而言约9L水。HHNK的治疗首选生理盐水。如果患者的血压过低，应快速静脉输入生理盐水2L。如果患者的血压和尿量正常，可考虑输入0.45%的盐水。通常，在治疗的前4h内，需给患者输入3～4L的液体。一般而言，应在前12h内补足机体失液量的50%，余下的50%在其后的24～36h内缓慢补足。

补充液体能通过稀释作用而降低血糖浓度，故胰岛素治疗并非必须。然而HHNK患者对胰岛素的反应良好，可以0.05～0.1U/（kg·h）的小剂量开始静脉输注。当血糖水平降至250mg/dl时，应立即将胰岛素的滴速减半并且静脉输入5%葡萄糖溶液。

补钾是治疗HHNK的另一重要措施。在HHNK治疗期间血钾水平将会降低，一旦排尿，就应根据初始血钾水平以

10～40mmol/h 的速度静脉补钾。通常，在 HHNK 的初始治疗期间不必要补磷，除非有特别严重的低磷酸盐血症。另外，除非 pH 低于 7.0 否则不必要使用碳酸氢盐。

HHNK 的并发症及其治疗包括以下几方面：大血管栓塞、DIC、横纹肌溶解和脑水肿。脱水可使患者易于发生血管闭塞性疾病和凝血功能异常。失代偿的糖尿病患者可能发生非创伤性横纹肌溶解，其特征为肌酸激酶水平大于 1000U/L。血浆渗透压升高和（或）肌酐水平升高的患者极易发生横纹肌溶解。成人 HHNK 患者极少发生脑水肿，该并发症多见于儿童 HHNK 患者，并且是儿童 HHNK 患者最主要的死亡原因。据估计，成人 HHNK 的病死率为 10%～17%，大多死于伴发疾病，如心肌梗死。尚无研究证明，缓慢纠正高血糖和高渗透压的益处，治疗目标是迅速将渗透压降至 320 mOsm/L 以下，使血糖降至 250～300mg/dl。

在急诊室给予该患者生理盐水 4L 静点 3h，以 0.05U/(kg·h) 开始小剂量静脉输入胰岛素。患者被收入 ICU 进一步治疗，5 天后，患者精神状态恢复正常出院。

临 床 要 点

1. **HHNK 是一种可以危及生命的糖尿病并发症，其临床表现为：高血糖、高渗透压、脱水。常见于非胰岛素依赖性糖尿病患者。**
2. **某些疾病常能加重 HHNK，所以应查找有无并发的感染、心肌梗死或脑卒中等疾病。**
3. **HHNK 的治疗包括静脉内补液、小剂量静脉输入胰岛素和补充电解质。**
4. **HHNK 的并发症及其需要治疗的问题包括大血管栓塞、DIC、横纹肌溶解和脑水肿。**

（赵海燕译　吴寿岭校）

参考文献

1. Magee MF，Bhatt BA：Management of decompensated diabetes：Diabetic ketoacidosis and hyperglycemic hyperosmolar syndrome. Crit Care Clin 17：75-106，2001.
2. Gottschalk ME，Ros SP，Zeller P：The emergency management of hyperglycemic-hyperosmolar nonketotic coma in the pediatric patient. Pediatr Emerg Care 12：48-51，1996.
3. Pope DW，Zun LS：Hyperosmolar hyperglycemic nonketotic coma. In Harwood-Nuss AL，Linden CH，Luten RC，et al (eds)：The Clinical Practice of Emergency Medicine，2ne ed. Philadelphia，Lippincott-Raven，1996，pp 723-725.
4. Wang LM，Tsai ST，Ho LT，et al：Rhabdomyolysis in diabetic emergencies. Diabetes Res Clin Pract 26：209-214，1994.
5. Fulop M，Rosenblatt A，Kreitzer SM，Gerstenhaber B：Hyperosmolar nature of diabetic coma. Diabetes 24：594-599，1975.

病例 73　突然意识丧失

Steven Larsen

患者男性，79 岁。主因突然意识丧失而来急诊科。患者在图书馆看书时突然意识丧失，目击者称患者无癫痫发作。在急救人员赶到现场之前，其意识已自行恢复。在急诊科，患者无任何症状。既往体健，否认胸痛、气短或心悸史。

体格检查

生命体征：T 36.3℃，P 83 次/分，R 18 次/分，BP 157/83mmHg。皮肤：温暖，干燥。五官：正常。颈部：无抵抗，颈总动脉搏动（＋＋），未闻及杂音。胸部：两肺呼吸音清。心脏：心前区无抬举样搏动，无震颤，心尖搏动无弥散，心律规则，未闻及杂音、心包摩擦音及奔马律。腹部：腹软，无压痛，无反跳痛和肌紧张。直肠：潜血阴性。四肢：正常。神经系统：意识清醒，警觉，能正确的判断人物、地点和时间。两侧颅神经（II～XII）无异常。肌肉：无肌萎缩，肌张力和肌力均正常。感觉：全部感觉功能正常。小脑：正常。步态：正常。

实验室检查

全血细胞计数：正常。血生化：正常。心电图：正常窦性心律，各间期正常，无急性缺血性改变。

问题

患者意识丧失的原因是什么？在未明确病因的情况下让患者回家，这样做安全吗？让患者留院以及进一步检查的指征是什么？

诊断和治疗

不明原因的晕厥。基于心源性晕厥可能性较大，处理措施包括：让患者住院行心电监测并进行进一步评估。

讨论

晕厥是指突然意识丧失，不能保持自主体位。晕厥病因非常广泛，有预后良好的也有危及生命的（见表 1）。临床医师面对的挑战是甄别良性晕厥和致命性疾病。心源性晕厥常缺少临床表现，其一年死亡率为 18%～33%。

表 1　晕厥的原因

血管舒缩性/血管性晕厥
血管迷走神经性
情境性
颈动脉窦综合征
直立性低血压
循环血量减少
出血
神经系统疾病
短暂性脑缺血发作
锁骨下窃血
偏头痛
蛛网膜下腔出血
癫痫发作
药物
精神疾病
心源性
器质性心脏病/瓣膜病
心肌缺血/梗死
心律失常

准确诊断晕厥的病因具有挑战性。只有 50%～70%的晕

厥患者能及时明确病因。诊断晕厥的基石仍是详细的病史和全面的体格检查。在明确病因的晕厥病例中，依靠病史和体格检查就能及时确诊的占 50%～80%。只有当患者的临床症状有所提示时，全血细胞计数或血电解质等辅助检查才有价值。例如，在急性胃肠道出血或糖尿病患者出现精神状态改变的情况下，全血细胞计数或血糖检查较随机筛查更有诊断价值。与此相似，头部 CT 扫描和脑电图检查只有在神经检查异常或有癫痫发作时才有意义。尽管 12 导联心电图检查仅对小部分患者有诊断价值，但在评价晕厥过程中仍应将其作为初始的筛选检查。

一旦确定晕厥的病因，治疗方案也就明确了。良性病程如脱水等在急诊科就可纠正。急性的危及生命的疾病则需住院进一步治疗。对尚未明确病因的患者，很难决定是让其住院检查还是在门诊评估。既然心源性晕厥的发病率高，临床医生就有必要对可能存在的心脏疾病进行危险分层。目前已建立了四个诊断标准以评估心源性晕厥患者的危险性（见表 2）。这些危险因子越多，患心源性晕厥的潜在危险就越大。但即使仅一个危险因素也足以提示存在心脏疾病。具备任何一项危险因素的患者，如出现无法解释的晕厥应收住监护病房以进行进一步评估。

表 2　心源性晕厥的危险因子

年龄＞45 岁
室性心律失常的病史
充血性心力衰竭的病史
心电图异常（非特异性 ST-T 段改变除外）

该患者的病史及体格检查未能明确晕厥的原因，故被安排在监护病床，约 2h 患者出现呼吸、心跳停止，经静脉植入临时起搏器抢救成功后立即送往心导管室放置永久性心脏起搏器。

临床要点

1. 许多晕厥患者在到达急诊科时表现健康，无任何症状；此时，急诊科医生不应被其假象所迷惑，应对其行进一步检查并收入院。
2. 如果病史和体格检查不能提供诊断依据，那么在急诊科昂贵和全面的检查通常也很难对诊断有所帮助。
3. 危险分层可以帮助识别潜在心源性晕厥患者。

（赵海燕译　郑晓明校）

参考文献

1. Panciolo AM，McNeil PM：Syncope. In Bosker，ed. Textbook of Adult and Pediatric Emergency Medicine. Atlanta GA，American Health Consultants，2000.
2. Kapoor WN：Evaluation and management of the patient with syncope. JAMA 268：2553，1992.
3. Linze M，Yang EH，Estes NA et al：Diagnosing syncope. Part 1. Value of history，physical examination and electrocardiography. The Clinical Efficacy Project of the American College of Emergency Physicians. Ann Inter Med 126：989，1997.
4. Martin TP，Hanusa Kapoor WN：Risk stratification of patients with syncope. Ann Emerg Med 29：4，1997

病例 74　呕吐、间歇性震颤、拒绝行走

Amy L. Puchalski　Kathy N. Shaw

患儿女性，18 个月龄。主因间断性呕吐 1 个月而就诊于急诊科，呕吐物非血性，非胆汁性。呕吐次数渐进性增加。1 周前，其母将其放在地上时，发现患儿只能站立而拒绝行走。出现易怒，可抚慰。过去的数周内，患儿似乎喜欢闭眼，但当她睁眼时，其眼睛好像在来回摆动。3 个月来，患儿体重减轻了约 1kg，既往体健，无发热及外伤史。

体格检查

生命体征：T 37.6℃，P 130 次/分，R 22 次/分，BP 116/72 mmHg。一般状况：时有哭闹，安慰后可停止。五官：无外伤体征，双眼紧闭，偶尔睁开时，有水平震颤；双瞳孔等大正圆，对光反射灵敏。颈部：头向左侧歪斜，无脑膜刺激征。腹部：无膨隆，软，未及包块，肝脾未触及。神经系统：左侧外展神经麻痹，四肢肌张力正常，深部腱反射（＋＋），无阵挛，无躯体共济失调，拒绝行走。

实验室检查

全血细胞计数：白细胞 8 600/μl，血红蛋白 10.9 g/dl，血小板 384 000/μl。头部核磁共振：脑干周围脑膜影像轻度增强，未见占位及脑积水。脑脊液：白细胞 1 个，红细胞 60 个，蛋白质＜10mg/dl，葡萄糖 50 mg/dl。

问题

你认为下一步应做什么检查？本病最可能的诊断是什么？

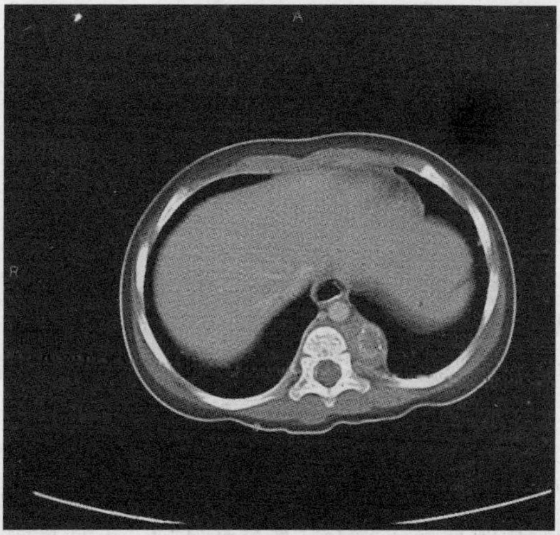
A
R

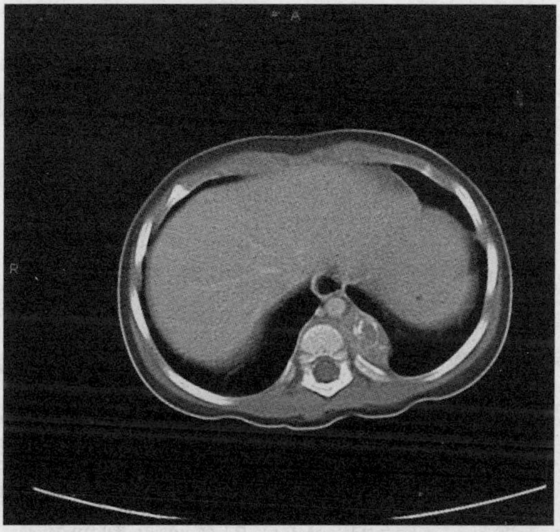
A
R

诊断

据进一步检查，胸片显示心脏后有一高密度影；胸部 CT 示脊柱左侧有一钙化影，延续至肾上腺水平（见图）。该患儿诊断：神经母细胞瘤、继发性斜视眼阵挛-肌阵挛综合征。

讨论

斜视眼阵挛-肌阵挛综合征（Opsoclonus-myoclonus，OM），也被称为“舞蹈眼、舞蹈足综合征”，以双眼向各个方向快速、重复、无意识的活动为特征。它可能伴随四肢肌阵挛及小脑共济失调。在儿童中，此病主要伴随于病毒性脑炎或神经母细胞瘤。当该病伴随于神经母细胞瘤出现时，被认为是副癌综合征。神经母细胞瘤既是婴幼儿中最常见的肿瘤，也是儿童中最常见的颅外恶性病变，占儿科所有恶性肿瘤的 8%～10%。60%～75%的患者就诊时已存在转移。低度恶性的神经母细胞瘤的存活率是 90%。神经母细胞瘤的患儿中有 2%～4%出现 OM 症状，主要见于良性肿瘤、低恶性肿瘤、脊柱旁原发肿瘤和 N-myc 基因缺乏者。

一般认为免疫介导是神经母细胞瘤患者 OM 症状的病因。有学者认为肿瘤表达抗原可能与神经元的抗原相似，针对恶性肿瘤的免疫反应产物也会损害患者的神经系统。Antunes 等对 64 名患有神经母细胞瘤儿童的血清进行了研究，其结果支持这一理论。81%的患有神经母细胞瘤继发 OM 的患儿可检测出抗神经元 IgG 抗体，而只有 25%的原发性 OM 患儿阳性。Connolly 等进行的小样本研究表明，9 名患神经母细胞瘤继发 OM 的患儿均有针对浦肯野细胞的 IgM 或 IgG，而对照组无同样的抗体。此外，目前对 OM 应用免疫抑制剂治疗有效，进一步支持了 OM 症状的免疫介导理论。

OM 的典型临床病程是数周至数月，有时在肿瘤能被检测到之前就已经有表现。患儿可以首先出现行为改变如易怒。然后逐渐出现步态异常，进一步发展为明显的共济失调和特异性的眼球运动。甚至在肿瘤切除后，OM 症状仍持续存在。尽管大多数神经母细胞瘤继发 OM 的儿童经过抗肿瘤治疗后可以存活，但他们却不幸地承受由 OM 所致的神经发育缺陷带来的巨大痛苦。在对 29 名因患神经母细胞瘤而引起 OM 症状的患儿进行的回顾性研究中，62%的患儿最终消除了 OM 症状，但有 69%的患儿仍然遗留神经功能缺损（Russo 等）。Mitchell 等对 17 例患儿的研究显示：所有患儿都有神经认知发育迟缓或异常，包括语言表达或精细和粗大运动技巧方面的损害、对抗性行为以及睡眠问题。神经系统预后评价的类似研究显示：在 OM 治疗前该症状群的持续时间与神经损害的程度无关（Hayward 等）。

依照以往的理论，OM 的治疗包括用泼尼松、促肾上腺皮质激素进行免疫抑制治疗，静点免疫球蛋白、环磷酰胺，偶尔应用血浆置换疗法。几乎没有资料评价哪种治疗方法对减轻 OM 的症状最有效。对 OM 症状的治疗是否会减轻神经系统损害的程度也尚不清楚。该患儿采用手术方法切除了肿块，术中检查未发现肿瘤转移的证据。肿瘤切除后，其 OM 症状仍然存在，并开始应用环磷酰胺和泼尼松进行化疗。出院时，该患儿的眼部症状逐渐缓解，易怒症状已消失。

临 床 要 点

1. 对有斜视眼阵挛-肌阵挛综合征的患儿应进行胸腹部影像学检查和尿香草扁桃酸/高香草酸（VMA/HVA）的检查，以除外神经母细胞瘤。
2. 神经母细胞瘤继发斜视眼阵挛-肌阵挛综合征患者通常恶性度低、预后良好。
3. 继发性斜视眼阵挛-肌阵挛综合征的患儿通常会遗留有特异性的神经发育缺陷后遗症。

（孙丽霞译　崔永鹏校）

参 考 文 献

1. Mitchell WG，Davalos-Gonzalez Y，Brumm VL，et al：Opsoclo-

nus-ataxia caused by childhood neuroblastoma：Developmental and neurologic sequelae. Pediatrics 109：86-98，2002.

2. Hayward K，Jeremy RJ，Jenkins S，et al：Long-term neurobehavioral outcomes in children with neuroblastoma and opsoclonus-myoclonus-ataxia syndrome：Relationship to MRI finding and anit-neuronal antibodies. J Pediatr 139：552-9，2001.
3. Antunes NL，Khakoo Y，Matthay KK，et al：Antineuronal antibodies in patients with neuroblastoma and paraneoplastic opsoclonus-myoclonus. J Pediatr Hematol Oncol 22：315-320，2000.
4. Wheeler DS，Starr SR：Case 2：Neuroblastoma as a cause of opsoclonus. Pediatr Rev 19：281-283，1998.
5. Connolly AM，Pestronk A，Mehta S，et al：Serum autoantibodies in childhood opsoclonus-myoclonus syndrome：Analysis of antigenic targets in neural tissues. J Pediatr 130：878-884，1997.
6. Russo C，Cohn SL，Petruzzi MJ，Alarcon PA：Long-term neurologic outcome in children with opsoclonus-myoclonus associated with neuroblastoma：A report from the pediatric oncology group. Med Pediatr Oncol 28：284-188，1997.
7. Hammer Ms，Larsen MB，Stcak CV：Outcome of children with opsoclonus-myoclonus regardless of etiology. Pediatr Neurol 13：21-24，1995.

病例 75　胸痛

Iris Reyes

患者男性，74 岁，中国人，不会讲英语。主因胸痛 2 天由其家人送到急诊室。其孙女用笨拙的英语解释说他已经胸痛 2 天。她的叙述很难听懂，但能够说明其祖父过去有“心脏病”。

体格检查

生命体征：T 37℃，P 80 次/分，R 18 次/分，BP 174/96 mmHg。皮肤：温暖潮湿，于上背部及胸部可见多处线条状青紫斑（见图，与儿童外伤相似）。五官：正常。颈部：无颈静脉怒张，无抵抗。胸部：听诊两肺呼吸音清。心脏：心律不齐，无杂音及心包摩擦音。腹部：软，无压痛，余正常。四肢：双足部指凹性浮肿。神经肌肉检查：正常。

实验室检查

心电图：房颤，电轴正常，无 ST-T 改变。全血细胞计数：正常。血生化：血肌酐升高为 1.7mg/dl，其余指标均正常。心肌酶：CK 580ng/ml，相对指数为 4，肌钙蛋白 2.0U/L。胸片：正常。

问题

当祖孙俩不能讲流利的英语时，你是否相信孙女转述的病情？你用什么方法加强与患者的沟通？你会向当局报告这个家庭虐待老人吗？

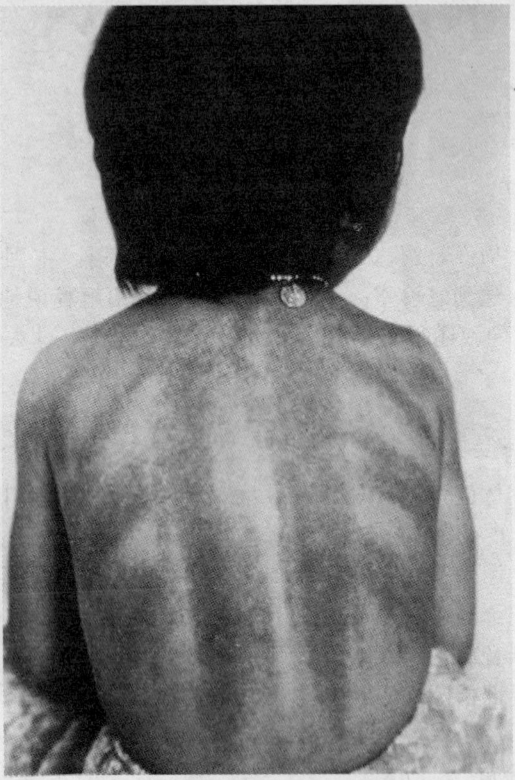

诊断

心肌梗死。就医延迟可归因于不同的文化背景对疾病的看法，有限的英语水平也是疾病不能得到迅速、正确治疗的一个原因。民间医疗方法可能造成医生对患者体征的误解。

讨论

医务工作者在工作中正面临着来自于不同文化背景、不同语言、对疾病的诊治有不同看法的患者的巨大挑战。2000 年人口普查数据显示在美国少数民族和外来人口数明显增长。每天都有许多这样的患者来急诊科就诊。

2002 年 3 月，医学会一项报告强调指出，美国的医疗保健存在着显著的人种和种族的差异。在一些情况下，这些差异可能与治疗结果较差有关。例如，这些差异可表现为：与美国白人相比，黑人心脏导管手术的转诊率较低，西班牙的骨折患者使用止痛剂不恰当等。部分医务人员陈旧的观念、偏见及临床不确定因素都可能导致治疗偏差。医学会在报告中建议加强医患交流，以减少在对不同人群治疗时的障碍。

2001 年 3 月，美国健康与人类服务部少数民族健康办公室发表了一份报告，制定了对不同文化、不同语言的患者提供恰当的医疗服务的国家标准。这份报告提出了一些建议、指南以及公立医院和其他代理机构所必须遵守的规则。例如，对于英语水平有限的每一位患者，这些医疗机构必须免费提供语言援助，包括双语人员和翻译员的服务。这些翻译服务必须全面及时地提供给每位患者，以便选择最恰当的治疗。

医疗文化服务包括搜寻大量有关患者的文化背景，这些文化背景包括对健康与疾病的看法、治疗习惯、决策方式、活动范围以及患者在家庭中的社会地位。在本病例中，患者多处外伤并非殴打所引起。这源于东南亚传统的刮痧疗法——用一枚硬币反复刮体表以期将身体疾病刮向体表——这就形成了红色斑块或条纹。这种替代疗法常见于儿童，并很容易让人误解为儿童虐待。熟悉患者的思想观念和详细准确的病史对恰当的解释疾病及选择有效的治疗方法是必不可少的。

临床要点

1. 在所有医疗机构，对语言障碍的患者提供训练有素的床旁或电话翻译服务，可使患者的治疗结果趋于完善。
2. 应该认识到患者的思想观念和所选择的治疗方法可能与你不同。
3. 对特殊种族、人种或宗教背景不同的患者应避免泛化；不同的人群对卫生保健有不同的观念和信仰。

（孙丽霞译 尚小明校）

参考文献

1. Smedley BD，Steta AY，Nelson AR，eds：Unequal Treatment：Confrontin Racial and Ethnic Disparities in Health Care. Washington，DC，National Academy Press，2003.
2. U. S. Department of Health and Human Services，Office of Minority Health：A practical guide for implementing the recommended national standards for culturally and linguistically appropriate services in health care. 2001. http：//www. omhc. gov/clas/guide/.
3. Brach C，Fraser I：Can cultural competency reduce racial and ethnic disparities? A review and conceptual model. Med care Res Rev 57：181-217，2000.
4. Carrillo JE，Green AR，Betancourt JR：Cross-cultural primary care：A patient-based approach. Ann Intern Med 130：829-834，1999.

病例 76 胆汁性呕吐

Paul Ishimine

患儿男性，出生后 5 天。主因 2h 前呕吐一次，呕吐物呈绿色，且哭闹不止来急诊科就诊。该患儿孕期正常。为正常分娩，无并发症。其母诉患儿哺乳困难，频繁溢乳。

体格检查

生命体征：T 37.4℃（肛温），P 148 次/分，R 52 次/分，BP 68/44 mmHg。一般状况：躁动不安。头颅和五官：黏膜湿润，前囟平坦未闭合。胸部：两肺呼吸音清。心脏：心率及心律正常，可闻柔和的收缩期杂音。腹部：腹软，全腹压痛，肠鸣音消失；脐带残根正常。外生殖器：包皮环切术后，睾丸下降至阴囊，无触痛；未触及疝囊。直肠肛门：黄绿色粪便，潜血阴性。四肢：正常。皮肤：无异常。

实验室检查

全血细胞计数：白细胞 15 200/μl，分叶核中性粒细胞 72%，带状核细胞 8%。血生化：电解质、尿素氮、肌酐均正常。腹平片：可见多个气液平面，腹腔内无游离气体，肠管少量积气。

问题

你认为该患儿下一步应如何处治？对一名呕吐烦躁的婴儿应除外哪些疾病？

诊断与治疗

先天性肠扭转不良。新生儿胆汁性呕吐可以认为是腹部疾病的一个重要症状。应立即请外科会诊同时准备进行上消化道气钡双重对比造影。

讨论

肠梗阻占新生儿胆汁性呕吐的31%～38%。胆汁性呕吐可作为肠梗阻诊断的重要症状。胆汁性呕吐的鉴别诊断包括以下几种外科疾病（见表）。这个症状提示应进行积极的检查。实验室检查结果通常为正常或非特异性的改变。腹平片对于发现典型表现如十二指肠闭锁引起的"双泡"征（胃及十二指肠近端的扩张）很有价值。然而，对有明显消化道症状的新生儿，腹平片检查常可能是轻度异常或正常的。因此，对胆汁性呕吐的患儿应进行上消化道气钡双重对比造影检查。尽管该患儿的腹平片无特异性变化，但突发胆汁性呕吐和腹痛仍应考虑先天性肠扭转不良。

先天性肠扭转不良是由于胚胎期肠管不正常的旋转而引起。妊娠前3个月，中肠以肠系膜上动脉为轴心逆时针旋转，最初固定于盲肠和Treitz韧带。"扭转不良"一词通常用于描述不完全旋转、中肠肠袢不旋转以及其他的旋转异常。

许多先天性肠扭转不良的患者可能终生无症状。部分先天性肠扭转不良患者在青少年和成年时因慢性腹痛或发育迟缓而得到诊断。然而，大多数患者在出生后一年内，而且常常在一个月内出现肠扭转不良的临床症状。引起这些症状的机理为：(1）腹膜索带压迫十二指肠与胆总管交汇处以下部位，导致特征性的胆汁性呕吐；(2）中肠扭转（肠襻扭转），尤其当扭转发生在胆总管汇入十二指肠内以下部位，也会导致胆汁性呕吐；(3）肠系膜扭转导致肠黏膜局部缺血，继而引起严重的腹痛及躁动。

先天性肠扭转不良患者的体格检查可以是正常的（当患者无肠梗阻及肠系膜局部缺血时），也可以有明显的腹胀和腹痛。如果缺血时间过长，就会导致肠系膜坏死，随后发生出血、腐烂、腹膜炎、代谢性酸中毒，最终导致全身衰竭。严重的肠坏死可以在数小时内发生。对于局灶性肠坏死可行手术切除，但可能会引起短肠综合征，该综合征需要长期的胃肠外营养。而广泛的肠管坏死可危及生命。这就意味着需要对可疑肠梗阻的患者进行早期诊断，对有胆汁性呕吐的新生儿在除外其他疾病前，首先考虑到先天性肠扭转不良的可能。

尽管腹平片可以提示先天性肠扭转不良，但影像学检查仍首选上消化道气钡双重对比造影。然而作为外科急症，对病史和体征疑为肠扭转并出现中毒症状的患者，可以直接行剖腹探查手术，而不必进一步行诊断性检查。对确诊（或明显可疑）的肠扭转患者的治疗为手术复位。在手术准备期间，应给患者进行补液、胃肠减压及广谱抗生素等治疗。

该患者经上消化道气钡双重对比造影后确诊肠扭转，立即行手术治疗。扭转复位后小肠的血液供应得到恢复，无肠管坏死。该患者病情恢复良好，痊愈出院，无明显后遗症。

胆汁性呕吐的病因

十二指肠、空肠或回肠闭锁
先天性巨结肠症
特发性
先天性肠扭转不良
胎粪性肠梗阻
胎粪性便秘

临 床 要 点

1. 存在胆汁性呕吐的新生儿应立即进行检查，因为其可在几小时内发生肠坏死。
2. 新生儿胆汁性呕吐必须与“溢乳”明确区分。后者非常普遍，通常为良性疾病引起，如胃肠反流。
3. 对新生儿烦躁和其他非特异性症状与体征必须引起重视。脓毒血症、代谢紊乱、先天畸形都是可能的病因。

（孙丽霞译　刘四清校）

参 考 文 献

1. Godbole P，Stringer MD：Bilious emesis in the newborn：How often it is pathologic? J Pediatr Surg 37：909-911，2002.
2. Clark LA，Oldham KT：Malrotation. In Ashcraft KW，Murphy JP（eds）：Pediatric surgery. Philadelphia，WB Saunders，2000，pp 425-434.
3. Lilien LD，Srinivasan G，Pyati SP，et al：Green vomiting in the first 72 hours in normal infants. Am J Dis Med 140：662-644，1986.

病例 77　鞭炮爆炸伤

Sandra Schwab　Elizabeth R. Alpern

患儿男性，6 岁。主因被 M-80 型鞭炮炸伤而被直升飞机急送入院。患儿炸伤后被其母亲发现。创伤抢救小组早已接到通知并做好准备，在患儿到达后立即在急诊科进行抢救。患儿哭诉右上肢和右手剧痛，视觉、听觉消失。

体格检查

生命体征：T 37.2℃（肛温），P 144 次/分，R 21 次/分，BP 144/56 mmHg。

初步检查：气道：通畅。呼吸：自主呼吸，双肺呼吸音清晰、一致。循环系统：心率正常，律齐，未闻及杂音，双侧桡动脉及股动脉搏动有力。毛细血管充盈试验正常。综合情况：能按指令作出正确反应。四肢能自主活动。

再次检查：一般状况：哭闹，痛苦病容。头颅：面部多处表浅爆炸伤痕，双眼睑散在点状烧伤。右眼：瞳孔圆形，对光反射正常，角膜和结膜未见异常，无异物。左眼：瞳孔形状不规则，对光反射迟钝，角膜有线样擦伤（见图 1）。耳部：耳廓、外耳道及鼓膜未见异常。胸部：多处表浅点状烧伤。腹部：腹软，无压痛。四肢：右手第 1～3 指部分撕脱伤，3～5 指及手掌皮肤脱套伤（见图 2）；左上肢和左手未见异常。双侧桡动脉搏动有力。外生殖器：尿道外口未见血迹。肛门：未见异常。背部：无压痛，未见爆炸伤痕。

实验室检查

全血细胞计数：正常。手部 X 线检查：拇指自末节指骨离断伴有近节指骨骨折。食指自近节指骨离断伴有第 2 掌骨干骨折，中指自近节指骨离断伴有第 3 掌骨干骨折。其余手指未见异常。胸片：正常。

问题

患者除了手部损伤外，是否存在其他重要损伤？在急诊科处理该损伤时，应首先采用何种治疗措施？

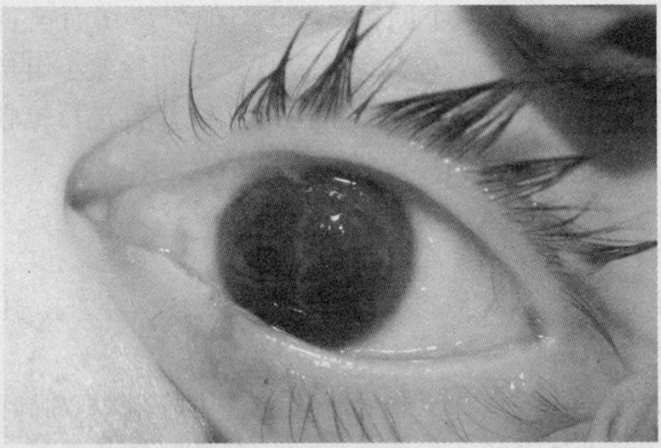

图 1

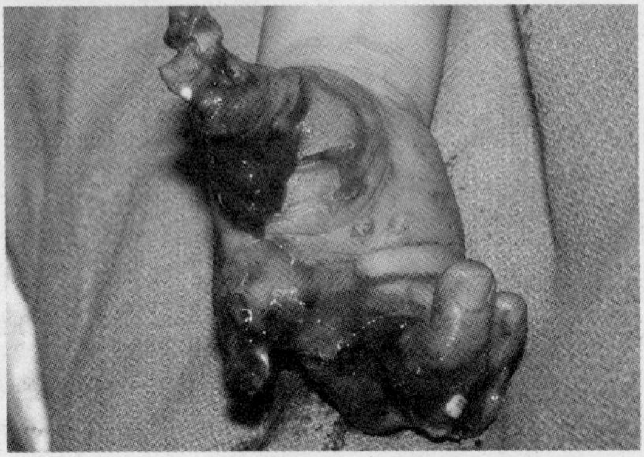

图 2

（图片由宾夕法尼亚大学医院眼科 Scott Goldstein 医生提供）

诊断

左眼球伤，应采用防护罩给予保护，止痛，镇静以防止眼内压升高，急请眼科会诊。

讨论

该患者为多发伤，包括手指撕脱伤和眼球伤，需紧急处理。在处理多发伤时，应全面了解患者病情，通过初步检查和再次检查，做出适当的诊断和进行全面的治疗。

美国消费品安全委员会采用全国损伤电子监测系统对每年因鞭炮爆炸导致受伤和死亡的病例进行追踪。2001 年约 9500 名患者因鞭炮爆炸伤而就诊。其中有近 50%的伤者为 15 岁以下的儿童，5～14 岁的儿童占总数的 35%，并且男女比例大于 3∶1。此类损伤多由鞭炮、焰火、瓶装火药所致。与平常认为父母看护可降低爆竹损伤的观点相反，54%的受伤儿童其父母在爆炸现场。

此类损伤中，手和眼最易受累，发病率最高。大约三分之一的眼伤患者将永久性失明。大约 29%的儿童主要以眼外伤为主。

眼外伤可分为闭合型眼外伤与开放型眼外伤，闭合型眼外伤的眼球壁保持完整，而开放型眼外伤为眼球壁的全层均受累。更为特殊的是源于钝性冲击的眼球破裂伤，钝性冲击导致眼内压升高，最后引起眼球破裂（由内向外损伤机制）。在本病例中，患儿存在冲击伤和一侧眼球壁裂伤，为贯通伤，属另一类型的开放型眼外伤。存在入口和出口的裂伤，可定义为穿透性损伤。存在异物是开放型眼外伤的另一个证据。

发生眼外伤时应警惕是否存在开放型眼外伤。角膜和巩膜的裂伤、瞳孔形状不规则、眼前房出血均为开放型眼外伤的表现。患者早期可表现为疼痛和视力下降。

如果可疑眼外伤，应立即停止眼部检查，采用防护罩覆盖眼部，覆盖范围应超过眼眶。严禁滴入滴眼液和抗生素眼药，它们对眼内组织有毒性。应立即请眼科医生会诊。

此外，应避免患儿有可导致眼内压升高、眼内容物溢出的行为，包括保持患儿平静、止痛以避免哭闹。医生应尽量避免不必要的操作和不适的检查。

对于该患儿的处理，立即采用防护罩覆盖左眼，并给予吗啡和咪哒唑仑止痛镇静治疗。右手用盐水纱布覆盖，冲洗和包扎胸部的浅表点状烧伤创面。经骨科和眼科医生会诊后，急送手术室进行眼科检查和手部清创截指术。眼科检查在全麻下进行，发现左角膜裂伤和眼前房出血。另外，虹膜有一点状伤口。其他检查包括眼部超声及CT检查，明确无眼内异物和视网膜剥脱。该患儿最后出现外伤性白内障（需要进一步手术治疗），最终失明。另外左手1～3指自掌骨处完全截指，后期多次行清创术和皮肤移植术。

临床要点

1. 对所有多发伤患者的检查均包括初步检查和再次检查，以确定有无危及生命、危及肢体存活的损伤及其他损伤。
2. 鞭炮爆炸伤的伤者中，儿童约占50%，手和眼最易受伤。
3. 在诊治冲击伤导致的眼外伤中，应警惕有无开放性眼外伤的存在，尤其是在发现角膜裂伤、瞳孔形状不规则和眼前房出血的情况下。
4. 如果可疑为开放性眼外伤，应立即停止眼部检查，采用较大防护罩覆盖眼部，立即请眼科医生会诊。采取各种措施避免眼内压的升高。

（孙丽霞译　吴啸波校）

参考文献

1. Green M，Race P：2001 Fireworks Annual Report：Fireworks-Related Deaths，Emergency Department Treated Injuries and Enforcement Activities During 2001. US Consumer Product Safety Commission 2002.
2. American Academy of Pediatrics，Committee on Injury and Poison

Prevention，2000-2001：Fireworks-related injuries to children. Pediatrics 108：90-191，2001.

3. Rychwalski PJ，O'Halloran HS，Cooper HM，et al：Evaluation and classification of pediatric ocular trauma. Pediatr Emerg Care 15：277-279，1999.
4. Smith GA，Knapp JF，Barnett TM，Shields BJ：The rockets'red glare，the bombs bursting in air：Fireworks-related injuries to children. Pediatrics 98：1-9，1996.

病例 78　神志改变

Lauren daly　Joseph Zorc

患儿女性，12 个月龄。主因嗜睡、呕吐、饮食减少 3 天就诊。其母陈述患儿近 2 周来烦躁，3 天来嗜睡、呕吐，呕吐物中无血性及胆汁样物质，每日呕吐数次。既往体健，否认有发热、腹泻、咳嗽、流涕、皮疹、误吸、外伤或癫痫样发作史。

体格检查

生命体征：T 37.3℃，P100 次/分，R 22 次/分，BP 92/56mmHg，外周血氧饱和度 98%。一般状况：仅在疼痛性刺激时可唤醒。头颅和五官：头颅正常，无外伤，前囟已闭合。双侧瞳孔等大等圆，但反应迟钝，4mm→3mm。口腔黏膜干燥。颈部：柔软。心脏：心律齐，无杂音。呼吸：正常。腹部：柔软，右上腹部可疑包块，肠鸣音正常。直肠：潜血阴性。皮肤：无皮疹，毛细血管充盈时间：4s。神经系统检查：Glasgow 昏迷评分 9 分（疼痛后睁眼、哭泣、退避反应），肌张力降低，深腱反射（++），两侧对称。

实验室检查

全血细胞计数：正常。血生化：钠 140mmol/L，钾 4.2mmol/L，氯 102mmol/L，二氧化碳 20mmol/L，尿素氮 10mg/dl，肌酐 0.3mg/dl，血糖 135mg/dl。肝功能正常。血清/尿毒物筛查：结果未回报。血培养：结果未回报。

问题

急诊应如何处理?

治疗

该患者最主要的治疗问题是要注意气道、呼吸和循环。需要用特殊措施保护气道。患者有脱水的体征，但没有心率增快。需立即进行心脏、呼吸监测，并建立静脉通路。

讨论

有多种疾病可导致儿童的神志改变。其严重程度不同，所需的干预措施也不同。因此需要一套有序而有效的方法使患者病情稳定，并恰当地鉴别诊断。稳定病情的主要方法为对反应迟钝患者立即进行气道（airway）、呼吸（breathing）和循环（circulation）的处理（the ABCs）。根据神志改变的可疑病因和下一步的检查计划决定是否对患儿进行气管插管。例如，对已诊断癫痫的患者在发作后仅需少量支持治疗如吸氧、密切观察等。而急性头部外伤的患儿病情很容易恶化，需要积极气道干预。应记录 Glasgow 昏迷评分，以便追踪患者神志的变化，评估是否需要增加气道支持。对神志改变儿童的初步处理也包括评价“Ds”——葡萄糖（dextrose）和伤残（disability）。因此，必须立即测定血糖。低血糖是儿童神志改变的一个常见原因，最常见的是原本健康的儿童长时间禁食导致酮症低血糖。

神志改变的经验治疗包括应用纳洛酮拮抗可能的误食鸦片。纳洛酮可给予拮抗负荷剂量（0.1mg/kg，总量至 2mg），因为儿童不存在撤药综合征。与之相反，不应凭经验给予氟马西尼（苯二氮䓬类拮抗剂）治疗神志改变，因为其可加重癫痫发作，并可与其他未考虑到的毒物如环类抗抑郁剂相互作用。对儿童通常不考虑维生素 B_1 替代治疗，因为只有长期的营养不良（如成人酗酒者）才导致维生素 B_1 缺乏症。

一旦病情稳定，重点应转移到鉴别神志改变的病因。为便于记忆，用单词“VITAMINS（维生素）”表示儿科常见神志改变病因（见表）。

临床医生应掌握这些鉴别诊断，有针对性地采集病史和查体。病史主要包括接触到的药物和其他毒物、家庭环境最近的变化（如新来的保姆）等，后者可能与潜在的头部外伤和虐待有关。需要进行全面体格检查，尤其要注意生命体征、颅神经和神经科检查、腹部检查。肠套叠是儿科特有的神志改变病因，常表现为反复腹痛、呕吐、血便、腹部包块。如果怀疑肠套叠，应进行钡灌肠，因为即使临床检查和腹平片正常也不能排除该诊断。

根据病史和体格检查，对不同患者应进一步进行不同的检查。电解质、肝肾功能、血氨水平、静脉血气分析等有助于判断导致神志改变的很多代谢性疾病，但先天性代谢障碍需要进一步的检查。反应迟钝者要先进行影像学检查（通常是普通头颅 CT 扫描），然后才考虑进行腰椎穿刺。颅内占位性病变可表现为精神状况差而没有局灶性神经定位体征。

神志改变的病因：VITAMINS 记忆法

血管（**V**ascular）	脑梗死、脑实质/蛛网膜下腔出血、动静脉畸形、静脉窦血栓形成
感染（**I**nfections）	脑膜炎、脑炎、败血症、脑脓肿、细菌毒素（如志贺杆菌）
外伤（**T**rauma）	硬脑膜下/ 硬脑膜外出血、脑震荡后、“摇晃婴儿综合征”、其他非意外性外伤
毒物（**A** lot of toxins）	药物（如苯二氮䓬类、巴比妥类、鸦片类、环类抗抑郁剂）、酒精、一氧化碳
代谢（**M**etabolic）	低血糖、糖尿病酮症酸中毒、缺氧后脑病、低氧血症、酸中毒、低钠血症、脱水、尿毒症、先天性代谢障碍
肠套叠（**I**ntussusception）	
肿瘤（**N**eoplasms）	脑肿瘤、阻塞性脑积水
癫痫（**S**eizure）	发作后状态、临床/亚临床状态、癫痫小发作

本例患者有可疑腹部包块，且有呕吐，应考虑肠套叠。钡灌肠结果阴性。再次临床和 X 线检查提示包块为粪便。进一

步回顾分析，患者有进行性颅内压增高的体征，包括持续性呕吐、心率慢（尽管有脱水征）、瞳孔反应迟钝。头颅 CT 提示脑肿瘤伴阻塞性脑积水，诊断得以明确，随后急诊放置了脑室腹膜分流管，并进行了化疗和放疗。

临床要点

1. 对于神志改变的患者，可应用鉴别诊断流程图，如 VITAMINS 记忆法，指导采集病史和体格检查。
2. 对于神志改变患者不应使用氟马西尼进行经验性治疗，因其可以加重癫痫，或与其他毒物相互作用。
3. 对于神志改变患者，只有在影像学检查证实没有颅内肿物后，方可进行腰椎穿刺。

（洪江译　孟庆生校）

参考文献

1. Hasbun R, Abrahams J, Jekel J, et al：Computed tomography of the head before lumbar puncture in adults with suspected meningitis. N Engl J Med 345：1727-1733, 2001.
2. Zorc J J：A lethargic infant：Ingestion or deception? Pediatr Ann 29：104-107, 2000.
3. Pershad J, Monroe K, Atchison J：Childhood hypoglycemia in an urban emergency department：Epidemiology and a diagnostic approach to the problem. Pediatr Emerg Care 14：268-271, 1998.
4. Hoffman RS, Goldfrank LR：The poisoned patient with altered consciousness：Controversies in the use of a ‘coma cocktail’. JAMA 247：562-569, 1995.

病例 79　左臀部枪击伤

Allison R. Silver

患者男性，20 岁。由警察护送至急诊室。患者在汽车中左侧臀部被歹徒枪击。其诉伤口疼痛、左足麻木。既往无特殊病史、手术史，家族史无特殊记载，无药物过敏史，否认有吸烟、饮酒及药物滥用史。

体格检查

生命体征：T 37.6℃，P120 次/分，R 16 次/分，BP 106/58mmHg，血氧饱和度 99%（吸室内空气）。一般状况：发育良好，无急性痛苦面容。头颅和五官：正常。肺：正常。心脏：心动过速，心跳偶不规则，心尖部 2/6 级收缩期杂音，无摩擦音及奔马律。腹部：正常。泌尿生殖器：正常。直肠：正常。四肢：左股后/臀部可见 2cm 长的伤口，伤口周围及股部前侧有压痛。外周血管脉搏正常。骨盆：稳定。神经系统检查：深部腱反射（双侧踝关节、膝关节、跖反射）（++），左下肢的腰髓 4～5 节分布区针刺觉和轻触觉减退。左足肌力：屈/伸 3/5 级，内屈/外展 0/5 级，其他正常。踝臂指数：左足背动脉 1.17，左胫后动脉 0.96，右足背动脉 0.83，右胫后动脉 0.87。

实验室检查

全血细胞计数：正常。血生化：正常。心电图：见图 1。腹部和骨盆床旁 X 线片：左髋附近软组织内可见异物（见图 2）。胸部 X 线片：见图 3。急诊床旁超声：腹腔内无游离液体，右心室内有异物，心包腔内无积液。腹部/盆腔 CT 扫描：左髋附近可见大块变形的子弹碎片，左股血管损伤，未见其他病变。

问题

何种单一诊断可解释这些表现（心房扑动、右心室内子弹碎片、无明显心肌损伤、髋周围子弹碎片）？

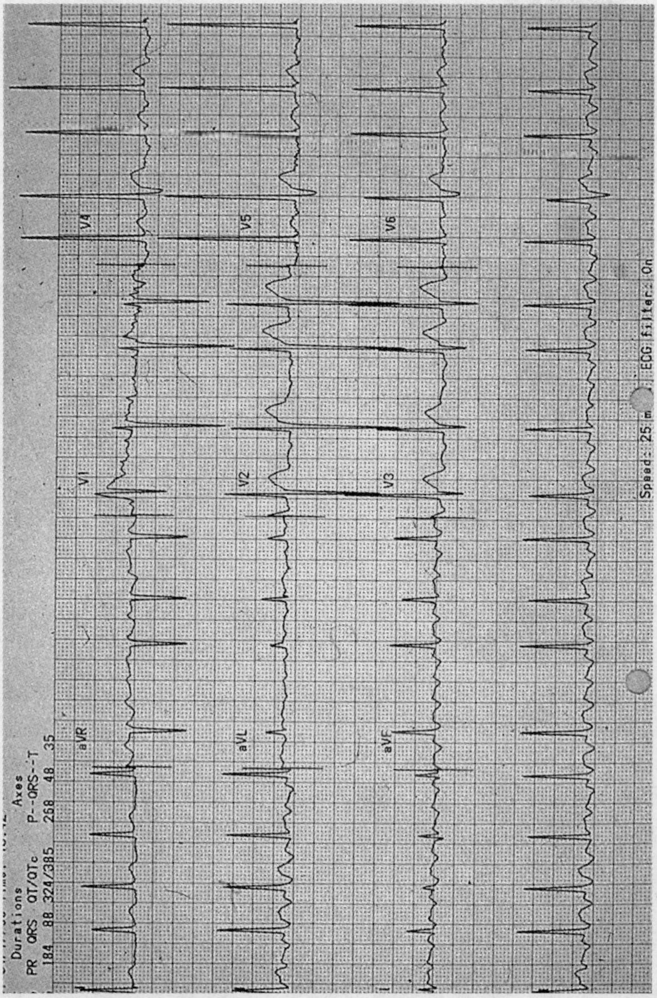

图 1

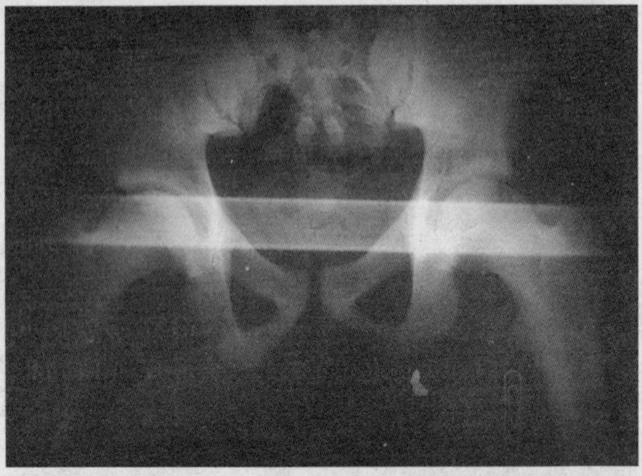

图 2

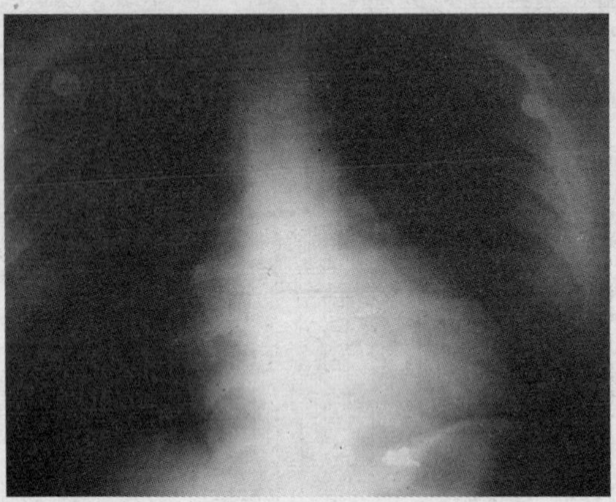

图 3

诊断

子弹栓塞

讨论

诊断证据如下：

1. 仅遭一次枪击，未见子弹出口。

2. 骨盆 X 线片示子弹变形，子弹击中骨骼，其中一块碎片进入了股静脉，因此 CT 扫描可见血管损伤。

3. 胸部 X 线片可见异物有运动伪影。

4. 超声未见心肌损伤。子弹从盆腔静脉随血流进入了右心室，引起心律失常。

子弹栓塞于 1834 年首次报道。自此以后至少有 180 例的报告，而最近病例数增加，这是因为市民私有枪支增多，导致枪击伤增加。因为其中很多枪是小口径枪［约＜0.56cm (0.22 英寸)］，因而增加了子弹栓塞的几率，因为子弹直径越小，重量越轻，便越容易进入血管。

决定子弹是否造成损伤以及子弹停留在何处的因素主要包括：子弹的动能、重量和形状、进入机体部位、患者的体位和血压等。在下列几种情形应怀疑子弹栓塞的可能：

1. 未见子弹出口伤。

2. X 线片上未见子弹。

3. 子弹位于某个奇怪的或新的位置。

4. 子弹“消失”。

5. 在 X 线片上可见异物有运动伪影，与心影轮廓重叠。

6. 周围血管脉搏消失。

如子弹停留在心脏，并不一定要取出，因其常常是良性的。心脏异物的不良影响主要有：心包积液、瓣膜病、血栓形成、心律失常、心脏外栓塞、心脏神经症/精神病。但大多数专家认为，如子弹在心腔中游离、较锐利、大于 5mm 或位于左侧心腔，就应该取出。过去唯一的外科方法是行正中胸骨切开术（进行体外循环或非体外循环）。而最近可以采用经皮经静脉取异物的方法，并获得了成功。

对本例患者用圈套导管经右颈内静脉切开途径取出了子弹（见图 4）。用 100J 的能量将房扑转复为窦性心律，在就诊 24h 后出院。

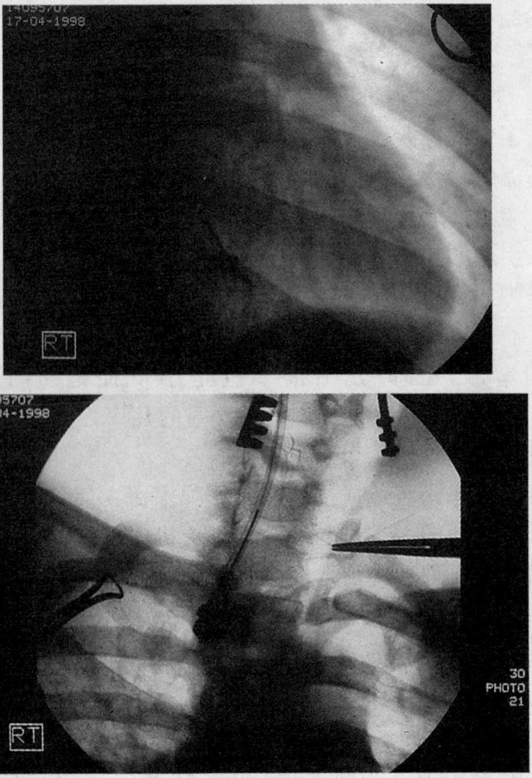

图 4

临 床 要 点

1. 要高度怀疑子弹栓塞，否则肯定要漏诊。
2. 如果子弹不在其预期的位置，仔细检查患者辅以 X 线检查。
3. 在远离子弹入口的部位出现异常症状，提示要寻找子弹栓塞。

（洪江译　刘会仁校）

参 考 文 献

1. Berkan O，Gunay L：An unusual case of birdshot embolism. Circulation 66：707-708，2002.
2. Kalimi R：Bullet embolization from the left internal iliac vein to the right ventricle. J Trauma 52：772-774，2002.
3. Wales L：Delayed presentation of right ventricular bullet embolus. Ann Thorac Surg 72：619-620，2001.
4. Obermeyer RJ：Embolization of bullet to the right ventricle. Am J Surg 179：189，2000.
5. Roberts JR，Hedges JR，eds：Clinical Procedures in Emergency Medicine，3rd ed. Philadelphia，WB Saunders，1998.
6. Rajmani K，Fisher M：Bullet embolism. N Engl J Med 339：812，1998.
7. Headrick JR Jr，Mugosa M，Carr MG：Venous bullet embolism：Controversies in management. Tenn Med 90：103-105，1997.
8. O Neill PJ，Feldman DR，Vugic Ⅰ，Byrne TK：Trans-jugular extraction of bullet embolus to the heart. Military Med 161：360-361，1996.
9. Mattox KL，Beall AC Jr，Ennix CL，Debakey ME：Intravascular migratory bullets. Am J Surg 137：192，1979.

病例 80　低钙性惊厥

Aaron Donoghue

患儿男性，8 个月龄。主因上肢抽搐而被送到急诊室就诊。其母述患儿两上肢抽搐，持续 2～3min，并观察到其呼吸异常，但无发绀。否认有发热、呕吐、腹泻、呼吸道症状、外伤或误食史。最近 10 天因相似的症状而两次被送至急诊室。但未进行特殊的检查。

体格检查

生命体征：T 37.1℃，P 148 次/分，R28 次/分，BP 97/71 mmHg。一般状况：神志清，无痛苦面容。头颅和五官：口腔黏膜湿润。胸部：双肺呼吸音清。心血管：S_1 和 S_2 正常，未闻及杂音。腹部：软，无压痛，无脏器肿大。泌尿生殖器：正常男性生殖器。四肢：脉搏正常，左腕轻度畸形，活动左上肢时患儿哭泣。皮肤：皮温正常，干燥，无皮疹。神经系统检查：颅神经正常，肌力 5/5 级，深腱反射（＋＋）。

实验室检查

血生化：钠 137mmol/L，钾 5.3mmol/L，氯 107mmol/L，二氧化碳 20mmol/L，尿素氮 3mg/dl，肌酐 0.2mg/dl，血糖 86mg/dl，钙 4.7mg/dl（正常值 9～11mg/dl），磷 5.5 mg/dl（正常 2.5～4.5mg/dl），镁 1.6 mmol/L（正常值 1.3～2.0mmol/L），碱性磷酸酶 663 U/L（正常值 150～420U/L），离子钙 0.65mmol/L（正常值 0.95～1.35mmol/L）。腕部 X 线片：见图 1。心电图：见图 2。

问题

对该患儿应如何治疗？

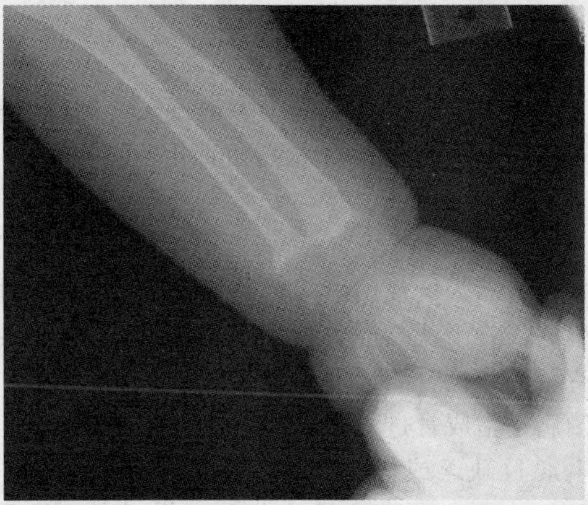

图 1

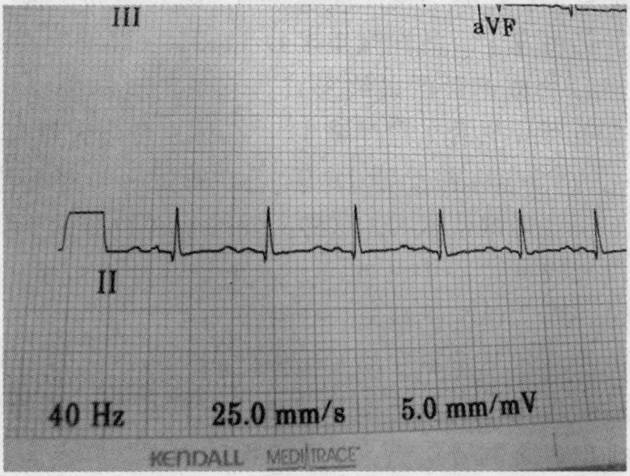

图 2

处理

收入远程监测室治疗（因为心电图 QT 间期延长），静脉和口服补钙，并用维生素 D_2（麦角骨化醇）治疗。

讨论

该患儿诊断为佝偻病，其表现有低钙血症、碱性磷酸酶升高、典型的长骨干骺端呈八字形外张和凹陷的 X 线影像。该患儿还有尺骨和桡骨病理性骨折（见图 1）。

佝偻病是指成骨过程中骨组织的无机盐不能沉积，常常是由于维生素 D 缺乏或代谢障碍。在二十世纪早期，几乎均为维生素 D 摄入不足所致。目前在工业化国家，因在食物中补充了维生素 D，营养不良性佝偻病很少见，但如饮食不当或缺少阳光，仍可发生。活性维生素 D（1,25-二羟维生素 D）是体内维生素 D 合成途径的最终形式，它是由食物中摄取的维生素 D 和经光化学转化的维生素 D_3（人体皮肤内天然存在），在肝内转化为 25-羟基维生素 D，随后在肾进一步羟基化，最终形成 1，25-二羟维生素 D。这种活性维生素 D 有助于肠道对钙的吸收以及成骨过程中钙的沉积。正是这种维生素 D 合成途径的不足，而非单纯钙缺乏，导致了佝偻病。

肤色较深的儿童更容易发生佝偻病。冬季日照减少时，年幼儿更易出现佝偻病。其他导致佝偻病样改变的慢性疾病有：引起磷排出过多的肾疾病、肾小管性酸中毒、肝疾病、罕见的遗传性维生素 D 合成途径酶及受体缺乏等。一项关于尼日利亚儿童的病例-对照研究发现在饮食中钙摄入量无明显差别，但佝偻病患儿的一级亲属中患佝偻病者较多，且患儿的平均哺乳时间较短。

佝偻病患儿的临床表现差异很大，包括骨骼畸形或损伤、生长缓慢、X 线检查结果异常以及低钙血症导致的症状如癫痫或手足搐搦。因营养性佝偻病致严重低钙血症可引起喘鸣、喉痉挛和扩张型心肌病。佝偻病时，骨骼系统表现最明显，出现异常的部位与患儿的年龄以及骨骼生长最快的区域有关。新生儿先天性佝偻病患儿，头颅最易受影响（方颅）；婴儿中，肋骨（佝偻病性串珠肋）和上肢的长骨可能受影响最大；在小儿能行走前，下肢长骨改变和弓形弯曲不易观察到。X线改变最有诊断意义，表现为骨骺增宽且不规则、干骺端凹陷伴骨质疏松。实验室检查的结果与疾病不一致，明显的低钙血症并不常见。碱性磷酸酶常常中度升高，经过治疗后可缓慢恢复正常。务必牢记不同佝偻病患儿的病史、实验室检查、X线改变等可有较大差异。Narchi等在一项包括21例青少年佝偻病患儿的系列研究中发现，其中19例有低钙血症，但在进行X线检查的18例患儿中，只有8例（44%）符合佝偻病的变化。对低钙血症患儿，一定要排除是否对心脏产生明显影响（如QT间期延长）；如果存在严重影响，则应进行远程心脏监测。

治疗佝偻病取决于其基础病因，但多数情况下需同时补充钙和维生素D。一般不需住院治疗，除非就诊时有低钙血症的症状。维生素D治疗无效者应当进行内分泌系统检查以寻找维生素D治疗无效的原因。大多数佝偻病患儿在治疗2～4周内骨骼开始出现恢复性变化，总体预后良好，可以完全恢复。

至于本例患儿，进一步询问病史发现其仅接受母乳喂养，而其母亲严格素食。给予口服碳酸钙，静脉补充葡萄糖酸钙，每日补充维生素D_2；收住远程监测病室，但未发现明显的心脏事件。对骨骼系统全面检查发现，双腕病理性骨折，双侧股骨和胫骨呈明显的佝偻病性改变。对其双腕制作了石膏模型，在其实验室检查结果正常后逐渐减少了静脉补钙剂量。住院7天后出院，继续口服碳酸钙和维生素D。

临 床 要 点

1. 在所有社会和经济阶层的儿童中均有佝偻病的发生。
2. 低钙血症的致命性并发症包括喉痉挛、QT间期延长和癫痫。
3. 纠正严重的低钙血症需要住院治疗。

（洪江译　吴寿岭校）

参 考 文 献

1. Narchi H，El Jamil M，Kulayat N：Symptomatic rickets in adolescence. Arch Dis Child 84：501-503，2001.
2. Hale DE：Endocrine emergencies. In Fleisher G，Ludwig S，eds：Textbook of Pediatric Emergency Medicine. Philadelphia，Lippincott Williams & Wilkins，2000.
3. Thacher TD，Fisher PR，Pettifor JM，et al：Case-control study of factors associated with nutritional rickets in Nigerian children. J Pediatr 137：367-373，2000.
4. Abdullah M，Bigras JL，McCrindle BW，Mustafa A：Dilated cardiomyopathy as a first sign of nutritional vitamin D deficiency rickets in infancy. Can J Cardiol 15：699-701，1999.
5. Haltermab JS，Smith SA：Hypocalcemia and stridor：An unusual presentation of vitamin D-deficient rickets. J Emerg Med 16：41-43，1998.
6. Barness LA，Curran JS：Nutrition. In Behrman RE，Kliegman RM，Arvin Am（eds）：Nelson Textbook of Pediatrics. Philadelphia，WB Saunders，1996.

病例 81　机动车事故后腹部、后背部疼痛

Lauren Daly　Elizabeth R. Alpern

患者女性，7 岁。主因机动车碰撞后腹部、后背部疼痛来急诊室就诊。其所乘的小汽车撞上了停着的拖车。当时其坐在汽车的后座上，只系腰部安全带。是否曾有意识丧失不清楚，但就诊时神志清，并诉腹部和下后背疼痛。

体格检查

生命体征：T 32.7℃（口腔），P 106 次/分，R 24 次/分，BP 100/59mmHg，外周血氧饱和度 98%（呼吸室内空气）。一般状况：神志清，痛苦面容。头颅和五官：鼻有活动性出血，头部无划伤及畸形，两侧瞳孔正大等圆，光反射灵敏，眼外肌运动正常，口无外伤。颈部：颈椎托制动。心脏：正常。肺：正常。后背：腰椎 1～5 节轻度压痛。腹部：软，双侧下腹部有轻度压痛、反跳痛和轻度肌卫，下腹部红色擦伤（见图）。四肢：无创伤。神经系统检查：Glasgow 昏迷评分 15 分，肌力 5/5 级。

实验室检查

全血细胞计数：正常。电解质和肝功能：正常。胸片、腹平片、骨盆 X 线片：正常。

问题

该患者一系列的症状提示何种损伤综合征？应进一步进行哪些检查以确诊？如何预防这些损伤？

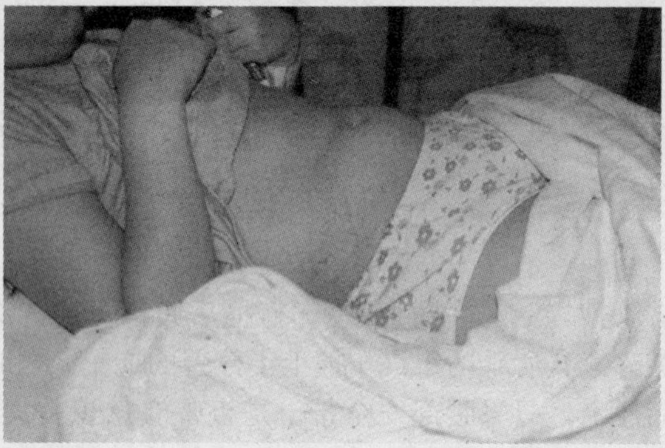

答案

安全带综合征；进行腹部CT和腰椎的X线检查；根据年龄和身材选择合适的儿童安全带。

讨论

“安全带综合征”见于儿童乘坐的机动车发生交通事故时，是因为其只系腹部安全带或型号不合适的腹肩安全带而造成的一种损伤综合征。该综合征最早报告为成人病例，但随后儿童病例更常见，其发生率约占所有机动车交通事故中系安全带儿童的0.2%，占所有交通事故后来医院急诊就诊的系安全带儿童的1.5%。该综合征的损伤特点是下腹部/盆腔区擦伤（“安全带征”）、腹腔内脏器损伤、腰椎损伤等三联征。虽然各种腹腔脏器损伤均可以发生，但常见的是胃肠道穿孔（尤其小肠）。

在初次检查时可能难以发现胃肠道穿孔。因为肠管小的裂口可以引起缓慢渗漏，初次腹平片或CT扫描可能无明显的游离气体或液体。即使造影也可能不易发现，因为造影时造影剂可能未完全透过损伤的肠壁。由于这种情况以及最近文献报道的腹壁血肿时常伴有腹腔脏器损伤，因此，即使这些患者首次腹部X线片是正常的，也应当收住院进行系列的腹部检查。本例患者腹部CT诊断为十二指肠血肿、空肠缺血性损伤、腹直肌鞘血肿。

安全带是按照成人的体型设计的，儿童用时为了舒服会向座位前方移动，安全带因此常会高至儿童的腹部，而不是系于盆腔上。安全带位置不合适会导致在交通事故时对儿童产生一种冲击力，使腰椎严重前屈，肠管在安全带和腰椎之间嵌顿，导致肠管血肿或穿孔。脊柱的极度前屈也可以导致腰椎的压缩性骨折或 Chance 骨折。本例患者由于持续性背部疼痛最后进行了磁共振成像（MRI）检查，结果发现腰 3 和腰 4 挫伤。

为儿童选择合适的安全带要根据年龄和体重因素。婴儿应放在面向后方或可移动的婴儿安全座上，直至长大到 1 岁或 9kg（20 磅）重以上。面向后方的婴儿安全座绝不能放在带气囊汽车的前座上。所有对于儿童最安全的地方是后座。体重大于 9kg、1 岁以上的儿童，可以坐在面向前方的儿童安全座。直至身高和体重超过了安全座的允许范围。一旦达到儿童安全座的身高和体重上限，应该坐在根据安全带位置而加高的座位（通常适合 18～36kg 的儿童），直至其身高和体重适合使用汽车安全带。此时腹肩安全带较舒适地跨过胸部；腹带较低，正好跨过大腿。儿童应达到一定的坐高，可以背靠座背，腿部的膝盖可以自然舒适弯曲。

最近文献报道不适当应用腹带或腹肩安全带（而不是用加高安全座）的儿童发生头部外伤的几率可增加 4 倍，可能由于儿童为了舒适将肩部安全带放在后面所致。与这些资料相一致，本例患者也发生了鼻骨骨折。

临 床 要 点

1. 对在交通事故中系腹部安全带的儿童，一定要排除腹部和腰椎损伤。

2. 即使初次 X 线影像检查是正常的，对于有“安全带征”的儿童也应收住院进行系列的腹部检查。

3. 应用腹部安全带不当的儿童与按照年龄和身材选择合适的安全带者相比，其发生头部损伤的危险性增高。

（洪江译　孟庆生校）

参考文献

1. American Academy of Pediatrics Committee on Injury and Poison Prevention：Selecting and using the most appropriate car safety seats for growing children：Guidelines for counseling parents. Pediatrics 109：550-553，2002.
2. Durbin D，Arbogast K，Moll E：Seat belt syndrome in children：A case report and review of the literature. Pediat Emerg Care 17：474-477，2001.
3. Chandler CF，Lane JS，Waxman KS：Seatbelt sign following blunt trauma is associated with increased incidence of abdominal injury. Am Surg 63：885-888，1997.
4. Albanese CT，Meza MP，Gerdner MJ，et al：Is computed tomography a useful adjunct to the clinical examination for the diagnosis of pediatric gastrointestinal perforation from blunt abdominal trauma in children? J Trauma 40：417-421，1996.
5. Hardacre JM，Weat KW，Rescorla FR，et al：Delayed onset of intestinal obstruction in children after unrecognized seat belt injury. J Pediat Surg 25：967-969，1990.

病例 82　癫痫发作后拒绝救护车运送

C. Crawford Mechem

患者男性，33 岁。因其在住宅前发作了一次癫痫，其妻呼叫了急救车。当急救人员到达时，患者处于发作后状态。患者妻子陈述其原有癫痫病，但今日发作时间较以往延长，因此呼叫了急救车。在查体时患者神志恢复。患者陈述平时服用苯妥英治疗癫痫，但有时可能漏服。他承认今日喝了两杯啤酒。

体格检查

生命体征：P 96 次/分，R 16 次/分，BP144/88mmHg，T（未测，救护车上无温度计）。皮肤：无外伤。头颅和五官：呼气中有轻度酒精味，无外伤。胸部：呼吸音清。心脏：心律齐，无杂音及奔马律。腹部：无压痛。四肢：无外伤。神经肌肉系统：查体合作，对周围人、物、时间和周围环境定向力正常。未见明显的运动障碍。当急救人员完成检查时，患者突然站起大叫"我不想去医院，你不能强迫我！"

实验室检查

院前检查资料较少。血糖 112mg/dl，外周血氧饱和度 99%（呼吸室内空气）。

问题

如果急救人员同你（在线值班）联系，应如何处理？如果把患者留在现场而不是让急救人员违背患者意愿将患者运走，将会有什么危险？

处理

仔细评估患者的精神状况，判断其是否具有拒绝治疗的行为能力，然后决定是尊重患者的意愿，还是违背患者的意愿进行治疗。

讨论

在优越的医疗条件下处理拒绝治疗的患者尚且十分棘手，在急救人员（EMS）所处的相对独立的环境中，这些情况可能更难处理。如果遭遇患者对抗或有暴力行为，急救人员可能无法立即采取法律支持的强制措施，而且可能也无法咨询在线值班的医生。患者拒绝治疗或拒绝救护车运送到医院可能给患者带来不良后果，并且涉及到急救系统的责任。若患者未被送到医院，其病情有可能发生恶化甚至死亡，从而导致放弃治疗患者或不正常死亡的法律纠纷。同时若违背患者意愿将其强行送往医院，急救系统又可能会遭受非法殴打或限制人身自由的指控。

大多拒绝院前治疗的患者预后良好，然而，患者拒绝治疗并不意味着其病情不太严重或没有潜在的生命危险。对拒绝急救人员运送到医院的患者结局的研究表明，一小部分患者在随后数天因又出现同样的问题而再次呼叫急救系统。这些患者多数被送往急诊室治疗。其中一些被收入院治疗，一些最终死亡。因此，急救系统应建立针对患者拒绝治疗的书面规则和方法，而且常常需要咨询律师和执法机构。这将确保对这些情况进行合理处置，既保证患者的安全，又减小医疗责任。

正如患者有权利同意治疗一样，患者也有权利拒绝治疗，即使其决定不符合医务人员的专业观点。评估患者有决定拒绝治疗的行为能力，其必须具备以下条件：（1）神志清楚，对人物、地点、时间和环境定向力好；（2）能够理解疾病的严重性；（3）理解所要给予的治疗、治疗的益处、拒绝治疗的风险（包括永久性残疾或死亡的可能）；（4）告知其他可选择的治疗。患者的行为能力可受潜在急症、严重的疼痛、中毒（如醉酒）、基础智力和教育水平等因素的影响。

评估患者是否具有作出医疗决定的行为能力时，必须考虑到急症的严重程度、疾病的体格检查以及其他一些因素。有胸痛、低血压、出大汗而又拒绝治疗的老年患者，其发生不良后果的危险要比手部轻微擦伤患者高得多。对于病情严重的患者，急救人员一定要说服其接受治疗并运送到医院。同样，急救人员务必要判断病情严重患者作出医疗决定的行为能力。在多数情况下拇指扭伤和醉酒患者如拒绝治疗，经过适当的指导和记录，可以较安全地离开。虽然酒精使其大脑功能受损，但醉酒者拒绝治疗的不良后果并不严重，而且，违背患者的意愿将之送到医院所产生的风险要超过其获益。反之，胸部枪击伤患者，如神志清楚、血流动力学稳定，但拒绝治疗，在多数情况下，需要违背其意志将其送到医院；如其神志正常，但其所表达的愿望不合情理，与多数人的想法不一致，其是否具备作出决定的行为能力值得怀疑。

所有拒绝治疗患者的病例必须认真记载，包括当时的环境、患者的生命体征、体格检查、患者神志的详细情况、有无中毒物或致痛性损伤等。急救人员也应记录向患者所解释的治疗的益处及拒绝治疗的危险，还有其他可选择的治疗。最后，如果认定患者有能力拒绝，其应当签署拒绝治疗意见书，并应鼓励其随诊，如果症状再次发生或病情恶化，应当再次呼救急救系统。应当联系在线值班医生参与处理决定，然后才能离开患者。研究表明，如果医生对拒绝治疗的患者进行劝说，多数情况下患者会改变主意。医生参与的意见，也应当记载于病历中。

对该患者，急救人员联系了在线医生进行讨论，他们均认为该患者具有拒绝被运送到医院的行为能力。根据有关方案，医务人员告知患者拒绝运送到医院的危险，并让其签署了拒绝治疗意见书。建议患者到其初级保健医处随访，并告知其妻子，如患者病情恶化应再联系急救系统。

临床要点

1. 具备行为能力的患者有权利拒绝治疗，即使急救人员不同意该决定。
2. 针对在院前急救时拒绝治疗的处理原则也适用于急诊室。
3. 当患者拒绝运送到医院时，应当与患者家庭成员或朋友一起劝说患者。通过这些人的劝说，患者常常同意接受治疗。
4. 涉及患者拒绝治疗的所有人员，均应详细记载于病历中。

（洪江译　吴寿岭校）

参考文献

1. Mechem CC，Barger J，Shofer FS，Dickinson ET：Short-term outcome of seizure patients who refuse transport after out-of-hospital evaluation. Acad Emerg Med 8：231-236，2001.
2. Weaver J，Brinsfield K，Dalphond D：Prehospital refusal of transport policies：Adequate legal protection? Prehosp Emerg Care 4：53-56，2000.
3. Cohn BM，Azzara AJ：Medical treatment：Consent and refusal. In Legal Aspects of Emergency Medical Services. Philadelphia，WB Saunders，1998，pp 33-50.
4. Moss ST，Chan TC，Buchanan J，et al：Outcome study of prehospital patients signed out against medical advice by field paramedics. Ann Emerg Med 31：247-250，1998.
5. Schmidt TA，Mann C，Federiuk CS，et al：Do patients refusing transport remember descriptions of risks after initial advanced life support assessment? Acad Emerg Med 5：796-801，1998.
6. Alicandro J，Hollander JE，Henry MC，et al：Impact of interventions for patients refusing emergency medical services transport. Acad Emerg Med 2：480-485，1995.
7. Zachariah BS，Bryan D，Pepe PE，Griffin M：Follow-up and outcome of patients who decline or are denied transport by EMS. Prehosp Disaster Med 7：359-364，1992.

8. Holroyd B, Shalit M, Kallsen G, et al: Prehospital patients refusing care. Ann Emerg Med 17:957-963, 1988.

病例 83　右髋着地摔伤

Angela M. Mills　Jill M. Baren

患者男性，75 岁，住在老年公寓。主因失去平衡摔倒后右髋疼痛来诊。摔倒时右髋着地。否认有其他症状。

体格检查

生命体征：T 36.3℃，P 85 次/分，R 18 次/分，BP125/70mmHg。皮肤：无损伤。头颅和五官：正常。胸部：呼吸音清晰。心脏：心律齐，未闻及奔马律和杂音。腹部：正常。四肢：右腿缩短、外旋，大转子和股骨近端有压痛。膝：无压痛。神经血管：双侧足背动脉搏动一致，感觉正常。右髋关节 X 线影像：见图。

问题

如何评估外伤性髋部疼痛？髋部骨折如何分类、如何处理？

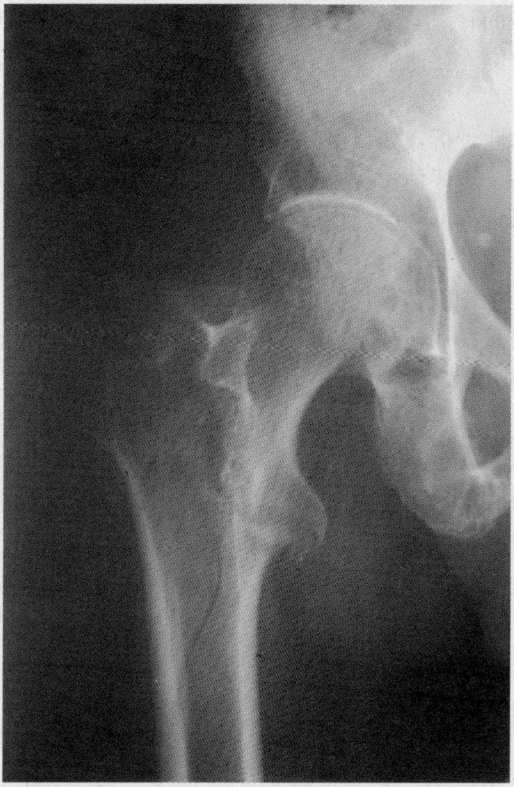

诊断

右侧转子间骨折

讨论

年轻健康成人中，多数髋部骨折是由严重外伤（机动车交通事故、从高处摔倒）所致。老年人常由于存在骨骼疾病（如骨质疏松），轻度外伤即可引起髋部骨折。

评估外伤性髋部疼痛包括详细询问病史、全面的体格检查、合适的 X 线检查。髋关节检查包括：观察有无畸形、青肿或划伤；触诊有无形状不规则及压痛；主动和被动活动范围；全面的神经血管评估。如因髋部疼痛不能持重或行走，则需进一步的评估。标准的髋关节X线检查包括后前位（AP位）和侧位。在评估外伤后髋部疼痛时，医生应当决定是否需要进行盆腔、股骨和膝关节的X线检查。若不能行走，则高度怀疑隐性骨折，如果平片未发现骨折，需用核磁共振或骨核素扫描进一步评估。

髋部骨折可分为囊内骨折和囊外骨折。囊内骨折包括股骨头骨折和股骨颈骨折，囊外骨折包括转子骨折、转子间骨折、转子下骨折。股骨颈骨折最常见于老年骨质疏松患者，其可发生严重的并发症，如非血管性坏死、骨折不愈合、深部感染（骨髓炎或化脓性关节炎）、肺栓塞等。转子间骨折多见于老年女性骨质疏松患者，导致患肢外旋、缩短，由于大量失血还可导致血流动力学不稳定。转子下骨折常常由从高处摔倒时直接钝性外伤所致，老年及年轻患者均可发生。这些骨折也可发生血流动力学不稳定、不愈合、脂肪栓塞。多数髋部骨折需要外科治疗，应尽早请骨科医生会诊。

该患者的X线影像显示右转子间粉碎性骨折延伸至股骨。转子间骨折在股骨的大、小转子间延伸，此处血液循环较为丰富。体格检查可见髋部肿胀、青肿、活动或持重时疼痛。这些骨折中绝大多数需要进行内固定手术治疗以尽快恢复活动能力，减少死亡率。手术后第1年的病死率为10%～30%。远期并发症包括感染、力学功能丧失、骨内植入物移位等。

本例患者收入骨科病房，进行了开放性复位术和右转子间髋关节骨折内固定术。患者很快恢复出院，定期理疗。

临 床 要 点

1. 对外伤后髋部疼痛、不能持重或行走而 X 影像无骨折的患者，必须进一步检查以除外隐性骨折。
2. 对严重外伤性髋部骨折（骨盆骨折）或髋关节脱位的患者必须除外其他损伤（腹腔内、后腹膜、泌尿生殖系损伤）。
3. 髋部骨折时血流动力学不稳定提示伴随血管损伤，需要积极治疗。

（洪江译　刘会仁校）

参 考 文 献

1. Gurr DE, Gibbs MA: Femur and hip. In Marx JA, Hockberger RS, Walls RM, et al, eds: Rosen's Emergency Medicine, 5th ed, vol 1. St. Louis, Mosby, 2002.
2. DeLee JC: Fractures and dislocations of the hip. In Rockwood JC Jr, Green DP, Bucholz RW, eds: Rockwood and Green's Fractures in Adults, 4th ed, vol 2. Philadelphia, JB, Lippincott, 1996.
3. Koval KJ, Zuckerman JD: Hip fractures Ⅱ: Evaluation and treatment of intertrochanteric fractures. J Am Acad Orthop Surg 2: 150-156, 1994.

病例 84　发热、呕吐、腹泻

Philip R. Spandorfer

患儿女性，20 个月龄。主因 1 天来呕吐 5 次被送至急诊室就诊。其呕吐物为非血性，最后一次呕吐物呈绿色。而且腹泻 9 次，呈稀水样便，无血便。其母陈述其每次喝水后全部呕吐出，就诊前 1h 触之有发热感。尿量无法估计，因为每次更换尿布时均有稀便。其日间请人照料，但父母不知其疾病接触史。既往体健，近期无旅行或吃新的食物史。

体格检查

生命体征：T 38.2℃（直肠），P 161 次/分，R 28 次/分，BP 95/54mmHg，W 16.2kg。一般状况：疲惫乏力面容，无中毒症状（见图）。头颅和五官：有眼泪，眼球无凹陷，口腔黏膜干燥，无脑膜刺激征。肺：双侧呼吸音清晰。心脏：心动过速，但节律规整，未闻及杂音。腹部：腹软，无压痛，无肝脾大，肠鸣音存在。四肢：毛细血管充盈时间 1.5s。神经系统：嗜睡，其余正常。

实验室检查

电解质：正常范围。血糖：68mg/dl。尿液分析：正常。

问题

最可能的诊断是什么？该患者的脱水程度如何？最佳治疗是什么？

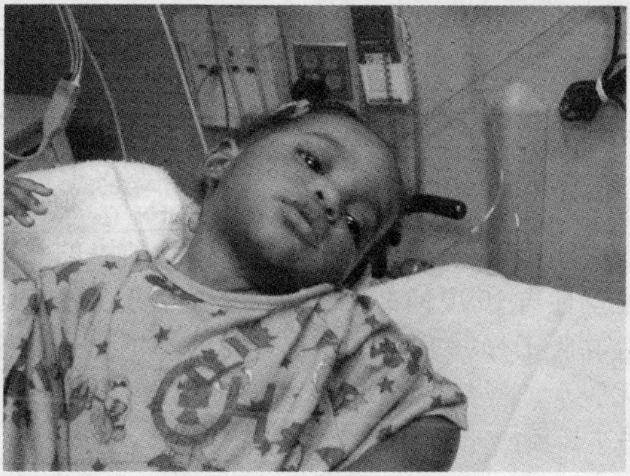

诊断

急性胃肠炎伴中度脱水，应给予口服补液疗法。

讨论

急性胃肠炎是儿科患者脱水的最主要病因之一。急性胃肠炎是根据腹泻伴或不伴呕吐作出的临床诊断。仅表现为呕吐的患者也倾向于诊断为急性胃肠炎，然而，由于未发生腹泻，故不存在肠炎。有很多疾病常常仅表现为呕吐，可能被误诊为胃肠炎，其中重要的有脑肿瘤、头部外伤、任何病因引起的颅内压增高、肺下叶肺炎、阑尾炎、胰腺炎、肝炎、疝气、泌尿系感染/肾盂肾炎、睾丸/卵巢扭转。不要将仅有呕吐诊断为胃肠炎，这可以减少因误诊引起的致病率。

一旦确诊胃肠炎，准确判定脱水程度很重要。一些组织如世界卫生组织（WHO）和美国儿科学会（AAP）建立了几种分类方法，将脱水分为轻度脱水（1%～4%）、中度脱水（5%～9%）和重度脱水（≥10%）。虽然这些分类方法广为应用，但尚没有前瞻性研究评估其效度和信度。一些患者的临床表现可能存在较大的重叠，其一些表现符合轻度脱水，而另一些表现符合中度或重度脱水。

Gorelick 等对常用评估脱水患者的表现进行了前瞻性研

究，并推出了一套新的分类方法，目前已证实该评分系统对预测脱水程度的效度和信度较好。该系统根据10项临床表现对患者进行评估，每存在1项表现给1分（见表）。若患者评分为0分，则无脱水，1～2分为轻度脱水，3～6分为中度脱水，7～10分为重度脱水。虽然这种评分系统有用，但在临床中很难记全10项表现。有学者发现根据这10项中的4项进行评估，其准确性与10项标准一样。这4项表现为患病面容、无泪、口腔黏膜干燥、毛细血管充盈时间＞2s。若无这4项表现，则无脱水；若存在1项，则为轻度脱水；存在2项，则为中度脱水；3项或4项，则为重度脱水。

脱水10分评分法（根据阳性预测值的降序排列）

临床表现	敏感度（95%CI）	特异度（95%CI）	PPV	NPV
皮肤弹性降低	0.35(0.23～0.49)	0.97(0.92～0.99)	0.57	0.93
毛细血管再充盈时间＞2s	0.48(0.35～0.61)	0.96(0.90～0.99)	0.57	0.94
病容	0.59(0.46～0.71)	0.91(0.84～0.95)	0.42	0.95
无泪	0.67(0.53～0.78)	0.89(0.82～0.94)	0.40	0.96
呼吸异常	0.43(0.30～0.56)	0.86(0.78～0.91)	0.37	0.94
粘膜干燥	0.80(0.67～0.89)	0.78(0.70～0.85)	0.29	0.99
眼睛深陷	0.60(0.47～0.72)	0.84(0.76～0.90)	0.29	0.95
桡动脉脉搏异常	0.43(0.30～0.56)	0.86(0.78～0.91)	0.25	0.93
心动过速（＞150次/分）	0.46(0.32～0.61)	0.79(0.72～0.87)	0.20	0.93
尿量减少（父母陈述）	0.85(0.73～0.93)	0.53(0.44～0.62)	0.17	0.97

CI：可信限；PPV：阳性预测值；NPV：阴性预测值

引自：Gorelick MH，Shaw KN，Murphy KO：Validity and reliability of clinical signs in the diagnosis of dehydration in children. Pediatrics 99：e6，1997.

对轻中度脱水患者的首选治疗是口服补液疗法（ORT）。

包括 WHO、美国儿科学会（AAP）、美国疾病控制和预防中心（CDC）、加拿大儿科学会在内的很多组织均支持对轻中度脱水的患儿用口服补液疗法。口服补液疗法，即根据计算出的液体总量按一定的时间间隔，少量、多次饮用。宜应用合适的口服补液盐（ORS）。对多数患者，50～100ml/kg 可以纠正急性胃肠炎的失水量。具体的时间间隔可以根据患者的补液反应而变化。其中一种方法是口服补液盐每 5min 一次，4h 内补足。另一种方法是每分钟口服 5ml，1～2h 补足。可以用注射器注入，也可以用小瓶或小杯饮。如患者拒绝饮用，就可用注射器注入。

口服补液疗法利用了在小肠中钠和葡萄糖同时运输的机制促进水、电解质和葡萄糖的吸收。这种同时转运的机制在优化的当量比率（1mol 钠∶1mol 葡萄糖）时起作用。合适的口服补液溶液中钠∶葡萄糖比率为 1∶1（WHO）～1∶3（儿科协会）。

如果患儿拒绝服用口服补液盐，或补液量小于呕吐或腹泻量，则可以经静脉补液。ORT 与经静脉补液相比，有以下优点：简单、无痛、能在院外服用、今后如再发生脱水还可使用、患者恢复速度快、在常规补液的同时还可补充葡萄糖等。尤其是最后一点很重要，因为大约 1/3 的中、重度脱水的患儿也存在低血糖症。

本例患者考虑为病毒性胃肠炎。根据上述脱水评分方法，该患者为中度脱水（脱水评分 4/10 或 2/4）。教给其父母应用口服补液的方法，每 5min 给予儿科补液盐（Pedialyte）10ml，虽然给前几次量有些困难，但患者服用数次后病情好转。治疗 2h 后，病情明显改善，未再发生呕吐，并开始排尿。其父母可以在家继续给其治疗。经随访，患者大约继续腹泻了 4 天，当其拒绝饮水时，其父母间断给予口服补液疗法。几天后其病情显著改善，1 周后体力恢复到以前水平。

临 床 要 点

1. 仅有呕吐不能诊断为胃肠炎。要诊断为急性胃肠炎，必须有突然腹泻伴或不伴呕吐。
2. 口服补液疗法需计算特定的补液量，通常经口服入或注入，在一定的时间内补足。
3. 口服补液是纠正患者脱水迅速易行的方法。
4. 口服补液疗法在对脱水患者早期治疗的同时补充了葡萄糖。

（洪江译　王志彬校）

参 考 文 献

1. Atherly-John YC，Cunningham SJ，Crain EF：A randomized trial of oral vs intravenous rehydration in a pediatric emergency department. Arch Pediatr Adoles Med 156：1240-1243，2002.
2. Gorelick MH，Shaw KN，Murphy KO：Validity and reliability of clinical signs in the diagnosis of dehydration in children. Pediatrics 99：e6，1997.
3. American Academy of Pediatrics，Provisional Committee on Quality Improvement，Subcommittee on Acute Gastroenteritis：Practice parameter：The management of acute gastroenteritis in young children. Pediatrics 97：424-436，1996.
4. World Health Organization：The Treatment of Diarrhea：A Manual for Physicians and Other Senior Health Workers. WHO/CDD/SER/80. 2 Rev. 3. Geneva，World Health Organization，1995.
5. Hirschhorn N，Lindenbaum J，Greenough WB Ⅲ，Alam SM：Hypoglycemia in children with acute diarrhea. Lancet 2：128-132，1996.

病例 85　血便

Worth Everett

患者女性，64 岁。主因大量血便来急诊室就诊。其在家中、来急诊室的途中以及在急诊室均排出大量肉眼血便。否认有其他症状。既往有高血压及风湿性关节炎史。为止痛服用萘普生。

体格检查

生命体征：T 37.5℃，P 110 次/分，R 18 次/分，BP 170/100mmHg。一般状况：无痛苦面容。皮肤：皮温正常，粉红色，无出汗。头颅和五官：眼结膜粉红色，口腔黏膜湿润。心脏：心动过速，心律齐，未闻及杂音和奔马律。胸部：两侧呼吸音清晰。腹部：无压痛，无肌卫，无肿块，肠鸣音正常。四肢：无水肿及发绀，桡动脉及股动脉搏动（++）。直肠指诊：肉眼血便，有黑色血凝块，缓慢渗出。神经系统检查：清醒，神志清，正常。

实验室检查

全血细胞计数：血红蛋白 10g/dl，血小板 346 000/mm^3。血生化：正常。血凝分析：正常。心电图：窦性心动过速，无心肌缺血及心肌梗死。洗胃液：清亮，无血性或咖啡样物质。肛镜检查：无肿块，无息肉及肛裂，可见大量暗红色血块。核素扫描：在乙状结肠可见活动性出血灶。

问题

该患者下消化道出血最可能的病因是什么？首先应给予什么治疗？应进行哪些诊断性检查？

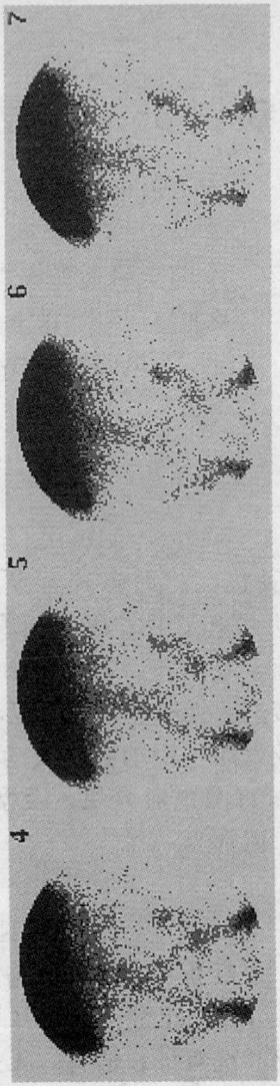
4
5
6
7

诊断和治疗

源于乙状结肠憩室血管的下消化道出血。首先要使血流动力学稳定。诊断方法有：肛镜、结肠镜、出血点核素扫描、血管造影。

讨论

Trietz 韧带远端部位的消化道出血称为下消化道出血。虽然下消化道出血不及上消化道出血常见，但随着人口老龄化，其发生率也逐渐增加（与年龄有关）。结肠是常见的出血部位，但鼻、口咽部、食管等部位出血严重以及胃/十二指肠出血较快时，由于大量血液的导泄作用，也可表现为肉眼血便。虽然憩室血管出血和动静脉畸形是主要的解剖学因素，但应考虑其他病因（见表）。

成人下消化道出血的病因

憩室
血管发育不良
肿瘤/息肉
炎症性肠病
药源性（抗凝剂、非甾体类抗炎药）
感染（细菌性、病毒性、寄生虫性）
大量上消化道出血

血便，不论是便血（酱油样便或鲜红色便）还是黑便（黑焦油样便），是检查的主要发现或患者的主诉。大便的次数和颜色可有助于判断出血的严重程度。多次鲜红色便提示部位靠下或上消化道出血迅速，而黑便提示出血部位靠上，血液在胃肠道中停留时间较长。既往的胃肠道内科及外科问题、目前所服药物均应考虑。患者的其他病史临床价值较小。

大多数下消化道出血为间歇性，80%能自行缓解。但这并不排除要进行全面的体格检查和辅助检查。检查同时应注意使血流动力学稳定。应建立两条大管径的静脉通路，补充晶体液（生理盐水或乳酸林格氏液）。应验血型并进行交叉配血，以备紧急输血。其他血常规检查包括全血细胞计数和血凝分析。老年患者以及有冠心病史、心肌缺血的症状、休克的患者应进行心电图检查，以观察有无继发性心肌缺血/梗死。通常要观察直立位的生命体征，但除了监测血流动力学和全血细胞计数外，其他体征的临床意义较小。肛镜是能鉴别极远端消化道出血部位如内痔、直肠黏膜撕裂、直肠息肉/肿块等迅速而简便的方法。洗胃液分析是快速评估胃出血特别有用的方法。

应及时请消化科医生会诊，指导诊断和治疗。如下消化道出血已停止，可进行结肠镜检查。除了分析可能的出血部位外，还可以直接观察整个结肠有无可疑的肿块和病灶。该方法既可用于诊断，也可用于治疗。但是大量出血以及需要肠道准备限制了急诊使用。对仍出血者，可进行血管造影，血管造影也是既可用于诊断，也可用于治疗。当找到出血灶后，可进行栓塞治疗。该检查为有创性，有其独有的致病风险。

病情稳定的患者也可以进行锝出血点扫描，用放射性核素标记红细胞或胶态硫以识别出血速度大于 0.1ml/min 的出血灶。在静脉注射示踪剂后，对腹部和盆腔连续摄影。如有必要可进行 24h 的延迟静态相扫描。关于扫描“阳性结果”的定义意见不一。对活动性出血，在腹部/盆腔区正常血管和器官分布外发现早期的示踪剂显影（称为“羞红”），则考虑为阳性。出血点扫描的结果可为血管造影栓塞治疗或行结肠镜检查作参考。

所有检查方法的诊断阳性率为 40％至 95％不等。大量的出血和血流动力学不稳定者应请外科医生会诊。急性胃肠道出血时腹部 CT 检查没有价值。

本例患者在急诊室排了几次酱油样便，但血流动力学仍稳定。请来消化科医生会诊，并进行了出血点核素扫描检查。在乙状结肠发现活动性出血灶（见图：在腹主动脉分叉的远端左侧髂动脉的血管外有示踪剂显影）。对该患者成功地进行了血管造影指导下的出血血管栓塞术，并输注了 2 单位的红细胞。

患者收住 ICU，病情稳定，2 天后出院。随访时结肠镜检查发现肠憩室。

临 床 要 点

1. 80%以上的下消化道出血病例可自行缓解，然而多数患者为间断出血，因而需要进行诊断性检查。
2. 女性患者要鉴别出血部位为阴道还是直肠。
3. 诊断方法包括结肠镜检查、出血点核素扫描、血管造影，并请消化科医生会诊。这些检查的阳性率为 40%～95%。
4. 病情稳定的患者可进行无创性出血点核素扫描，扫描结果有助于指导治疗性血管造影和结肠镜检查。

（洪江译　刘四清校）

参 考 文 献

1. Peter DJ，Dougherty JM：Evaluation of the patient with gastrointestinal bleeding：An evidence based approach. Emerg Med Clin North Am 17：239-261，1999.
2. Bono MJ：Gastrointestinal emergencies：Lower gastrointestinal tract bleeding. Emerg Med Clin North Am 14：547-556，1996.
3. Emslie JT，Zarnegan K，Siegel ME，Beart RW：Technetium-99m-labeled red blood cell scans in the investigation of gastrointestinal bleeding. Dis Colon Rectum 39：750-754，1996.

病例 86　摔倒后肩部疼痛

Anthony W. Rekito　William H. Shoff

患者男性，23 岁。主因骑自行车撞倒后感右肩疼痛来急诊室就诊。患者陈述其在骑车途中发生碰撞而失去控制、摔倒在地，其右手及右臂着地。否认有意识丧失、头部外伤及其他不适。既往体健。

体格检查

生命体征：P 105 次/分，R 18 次/分，BP 118/66mmHg，血氧饱和度 100%（呼吸室内空气）。一般状况：右肩疼痛致痛苦面容，右上肢固定。颈部：无触痛，活动自如。胸部：无触痛，呼吸音清晰。心脏：心律齐，未闻杂音和奔马律。腹部：无压痛，肠鸣音活跃。背部：无压痛。四肢：右肩部畸形，用左手扶托右前臂。左肩及右肩活动受限，右手掌不能触及左肩。神经系统检查：无定位体征。皮肤：双膝和双肘轻度擦伤。

实验室检查

受伤右肩后前位和肩部穿胸位 X 线影像（复位前后）：见图（由宾州大学医院 AJ Dean 医生提供）。

问题

该患者受到何种损伤？如何处理可减轻其痛苦？还应考虑哪些损伤？

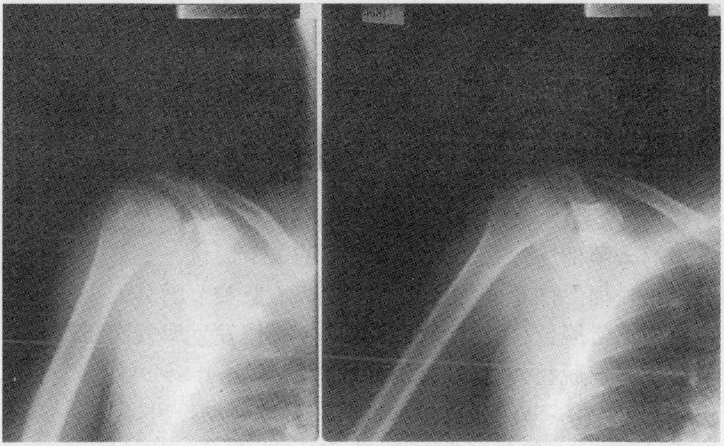

复位前　　　　复位后

后前位

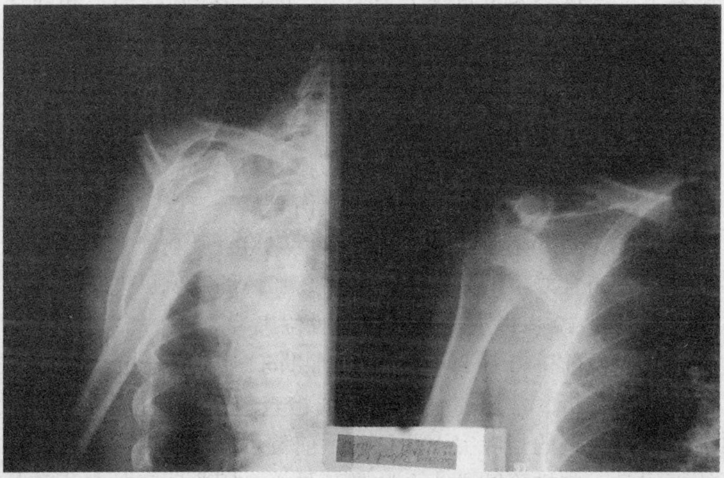

复位前　　　　复位后

肩部穿胸位

诊断和治疗

右肩关节前脱位伴大粗隆骨折。采用闭合复位和制动治疗。

讨论

肩关节前脱位是急诊室最常见的关节脱位。关节复位方法有多种，但要注意避免各种并发症。盂肱关节因其大小与形状特点而最常脱位。其关节囊较薄弱，受伤发生率较高。肩关节脱位中，前脱位占95%以上，而后脱位占1.5%～4%，下脱位<1%。肩关节脱位发生率的分布呈双峰型，男性20～30岁和女性60～80岁分别为高峰。

肩关节前脱位的患者通常表现为伤肢的轻度外展和内旋。受伤机制是外展、外伸、外旋力量综合作用的结果，正如倒地时上肢处于外展状态。这种损伤的另一少见原因是对后肩的直接拳击。体格检查可见“方肩”，失去了正常圆钝的三角肌轮廓。触诊可发现肱骨头在锁骨的前下方（喙突下脱位）。对外展和内旋有抵抗，因而不能触及对侧肩部。

应该进行详细检查以排除相关的损伤。腋动脉损伤虽然少见，但可发生，通过比较双侧桡动脉搏动来判断。必须检查上臂外侧皮肤的感觉以鉴别腋神经损伤（4%～12%）。腋神经的运动纤维支配三角肌，在关节复位后应检查其功能。神经血管障碍不是闭合复位的禁忌证。10%～15%的病例可发生肩袖损伤，尤其是40岁以上肩关节初次脱位患者。

在复位前进行X线检查，可有助于判断脱位的类型及评估相关的骨折。常规的肩关节X线检查包括后前位和穿胸位。前脱位最典型的是喙突下脱位，后前位可以见到，穿胸位时可能更明显。应排除肱骨头及肱骨颈骨折，因为明显的骨折移位是闭合复位的禁忌证。若诊断明确（脱位复发且外伤小），一些急诊医生可能在复位前不进行X线检查，因为检查并不影响治疗。其他可能发生的骨性损伤有肩峰骨折、喙突骨折、关节盂缘骨折（骨性Bankart损伤）、大粗隆撕脱性骨折（10%

～15%)、肱骨头后外侧压缩性骨折（Hill-Sachs 损伤，11%～50%)。

有几种安全、有效的闭合复位法。选择何种复位法应根据术者的熟练程度和患者的舒适度。应给予镇静剂，以使患者彻底放松和无痛。Stimson 技术是使患者俯卧在牵引器的边缘，将伤肢垂向地板，从腕或臂悬挂 2.2～6.8kg 重物，保持缓慢持续牵引。该技术需要 20～30min，轻度旋转肱骨以使关节复位。肩胛操作技术，也需要患者置于俯卧位，将伤肢悬挂牵引与地板垂直。一旦开始牵引，患者放松，则术者用一只手稳住肩胛骨的上方，而另一只手把肩胛下角向内推向脊柱。外旋法是将患者置于仰卧位，患肢完全外展，肘部屈曲 90°，术者缓慢外旋患肢，若疼痛可暂停，直至肩关节复位。牵引-反牵引技术是将患者置于仰卧位，将巾单包裹上胸及脱位侧的腋下，助手给予反牵引，然后术者用小单包裹前臂，肘部弯曲 90°，沿轴向牵引。无论应用何种技术，如患肢轻度延长，复位即刻可突然听到和触及“喀啦”声，则可认为复位成功。

复位后的处理包括进行 X 线检查证实复位，并寻找复位前影像学检查不明显的隐性骨折。复查神经血管功能和运动范围，并记载检查结果。要用肩关节固定器或吊带制动肩关节，直至骨科随访。患者离开诊室前要给予口服止痛药。

肩关节后脱位要少见得多，初诊时 50%以上被漏诊，因为 X 线影像可能是正常的。损伤常常是肱骨外展、内旋、屈曲时，受伤力过大引起。诱发事件包括癫痫发作、电击、摔倒等，体格检查可发现前肩平坦，喙突突出。在后肩的肩峰下甚至可触到肱骨头。神经血管损伤少见。在后前位 X 线片上，表现不明显。在前关节盂唇和肱骨头之间寻找距离大于 6mm 的部位，称为“枪筒样改变”。在穿胸位影像较容易诊断肱骨头后脱位。此时一定要请骨科医生会诊，因为这种损伤较少见。一旦漏诊，数周至数月后关节后脱位复位困难，通常需要外科手术干预。

肩关节下脱位（上举性肱骨脱位）极为罕见，其为肱骨与肩峰过度外展所致。患者表现为上肢固定在头上 110°～160°外展，肘部屈曲，将手置于头上或头后。需要请骨科医生会诊，协助处理。这种脱位的并发症包括软组织严重的损伤、肱骨近端骨折、肩袖分离等。

临 床 要 点

1. 90%以上的肩关节脱位为前脱位，特别是喙突下脱位。
2. 在特定的临床情况下，复位前可不必进行 X 线检查。
3. 所有患者均要检查腋神经分布区的感觉。

（洪江译　李可宾校）

参 考 文 献

1. Daya MR：Shoulder trauma. In Ferrera PC，Colucciello SA，Marx JA，et al，eds：Trauma Management：An Emergency Medicine Approach. St. Louis，Mosby，2001.
2. Shuster M，Abu-Laban RB，Boyd J：Prereduction radiographs in clinically evident anterior shoulder dislocation. Am J Emerg Med 17：653-658，1999.
3. Wen DY：Current concepts in the treatment of anterior shoulder dislocations. Am J Emerg Med 17：401-407，1999.
4. McNamara R：Management of common dislocations. In Roberts JR，Hedges JR，eds：Clinical procedures in Emergency Medicine，3rd ed. Philadelphia，W. B. Saunders，1998.

病例 87　弥漫性红皮疹

Jill M. Baren

患儿男性，2 岁。主因 2 天前突然出现红色皮疹就诊。皮疹开始出现于面部，然后扩散到手、足、躯干和四肢。病变开始为圆形，现已变成各种形状。患者也有轻度上呼吸道感染伴发热，口唇和口腔黏膜疼痛。无呼吸困难，家庭中无疾病接触史。

体格检查

一般状况：清醒，轻度燥动，无脱水征，无痛苦面容。皮肤：手、足、面部、躯干和四肢可见弥漫性红色斑丘疹（见图）。病灶呈多形性，多数为圆形，部分呈“靶样改变”（见图）。头颅和五官：舌、颊黏膜、唇有浅溃疡，但口腔无疱疹，口唇及口周的溃疡有疱疹，并有结痂。

问题

最可能的诊断是什么？什么感染最可能与该病有关？

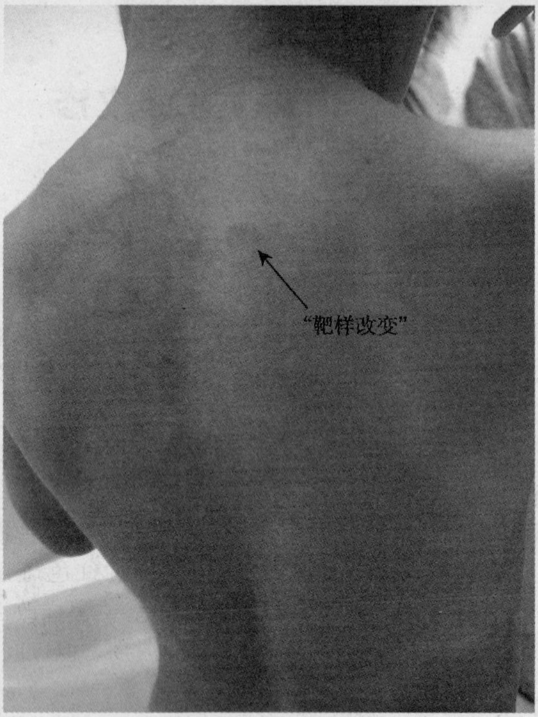

诊断

轻型多形红斑伴单纯疱疹病毒感染

讨论

多形红斑是急诊科常见的一种皮疹。目前认为皮疹是一种免疫性疾病，是接触某种抗原后引起的过敏反应。多形红斑的诱因极其繁多，但50％的病例找不到诱因。与多形红斑相关的药物有甲氧苄啶-磺胺甲噁唑、头孢克洛、苯妥英、青霉素等，食物（如坚果、扇贝类）、各种感染（病毒、细菌、原虫、真菌）也可能是诱因，特别是疱疹病毒、链球菌、支原体感染，常常与多形红斑有关。

患者在早期可能感瘙痒、烧灼感、不适感。皮疹对称分布，可以自身体任何一个部位开始，好发于手和足，可出现于手掌和足底。病灶开始可为孤立性，但以后常常融合。病灶也可以是混合型，常常是红斑和斑丘疹，也可以为小疱疹、大疱或荨麻疹。其特征性改变是中心正常的红斑，称为“靶样改变”，这种病变常可确诊该病。

有两种形式的多形红斑：轻型多形红斑和重型多形红斑。前者仅有皮肤受累或体表黏膜（如口腔）轻度受累，很少有全身症状；而后者皮肤和黏膜受累范围更广泛，有全身症状如发热、寒战或不适。黏膜明显受累，皮疹常表现为Stevens-Johnson综合征，必须当作真正的急诊看待，需密切观察，并输液治疗。

多形红斑的治疗主要是支持疗法，安慰患者及其家属，去除已知诱因，也应进行抗感染治疗。可以应用口服和局部用的抗组胺药以止痒。严重病例需要住院进行输液和止痛。

本例患者是轻型多形红斑，单纯疱疹病毒感染很可能使其加重。在急诊室开始用阿昔洛韦和止痒剂，然后让患者回家。病灶大约持续了3周，随访时患者无瘙痒感，主要为斑疹，有轻度色素沉着。4周内皮疹完全消失。

临 床 要 点

1. 多形红斑最常见的感染因素有疱疹病毒、支原体、链球菌。
2. 多形红斑伴有黏膜广泛受累（Stevens-Johnson 综合征）时病情常很严重，需要住院治疗。
3. 治疗多形红斑主要是支持疗法，但也应针对病因治疗。

（洪江译　李可宾校）

参 考 文 献

1. Gruskin K：Rash—maculopapular. In Fleisher GR, Ludwig S (eds)：Textbook of Pediatric Emergency Medicine, 4th ed. Philadelphia, Lippincott Williams & Wilkins, 2001, pp 507-508.
2. Hurwitz S：Clinical pediatric Dermatology：A Textbook of Skin

Disorders of Childhood and Adolescence. Philadelphia, WB Saunders, 1993.